AF342961

LA PRATIQUE

DE

L'HOMŒOPATHIE

SIMPLIFIÉE

TRAVAUX DU MÊME AUTEUR :

Traité méthodique et pratique de matière médicale et de thérapeutique, basé sur la loi des semblables. Paris, 1861, in-8, 808 p.   9 fr.

Clinique médicale homœopathique de Staouëli (Algérie), pendant l'année 1850. Paris, 1851, in-8, 250 p. 3 fr. 50

Dans l'état actuel de la science, le médecin peut-il, sans manquer à la morale médicale, négliger l'étude de l'homœopathie? Mémoire couronné par la Société homœopathique de Madrid. Paris, 1867, in-8, 35 p. 1 fr.

De l'Echelle des doses en thérapeutique. Paris, 1868, in-8.   1 fr. 50

Études élémentaires sur l'homœopathie. Paris, 1856, 1 vol. in-18, épuisé.

Coulommiers. — Typ. Paul BRODARD.

LA PRATIQUE

DE

L'HOMŒOPATHIE

SIMPLIFIÉE

PAR

Le Dʳ ESPANET

Auteur du *Traité de matière médicale et de thérapeutique,*
de la *Clinique homœopathique de Staouëli,* etc.

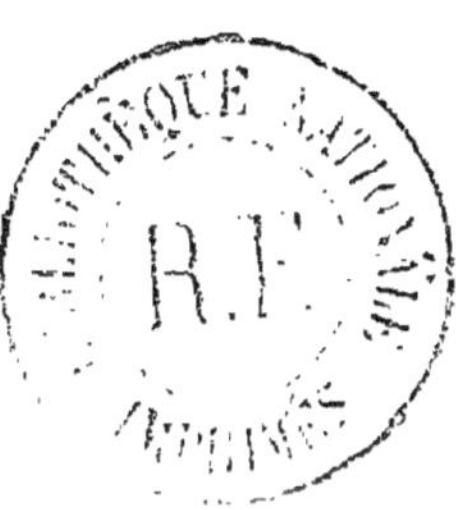

DEUXIÈME ÉDITION

Revue et augmentée.

PARIS

LIBRAIRIE J.-B. BAILLIÈRE & FILS

Rue Hautefeuille, 19, près du boulevard Saint-Germain.

Londres | **Madrid**
BAILLIÈRE, TINDALL AND COX | C. BAILLY-BAILLIÈRE

1879

Tous droits réservés

AVANT-PROPOS

En publiant cette seconde édition, nous considérons comme un devoir d'exprimer notre reconnaissance aux critiques bienveillants qui nous ont adressé leurs observations. Ils se convaincront, en examinant ce livre, que leurs conseils ont été mis à profit. Nous y avons ajouté une centaine de pages, tout en lui laissant sa forme d'un manuel portatif et commode à consulter. Indépendamment de nombreuses additions dont l'utilité se faisait sentir, nous avons remanié plusieurs articles et donné au traitement de la plupart des maladies un complément nécessaire en harmonie avec les progrès de la thérapeutique.

Décembre 1878.

PRÉFACE

DE LA 1re ÉDITION

Ce livre est destiné à remplacer nos *Etudes élémentaires*, dont l'édition est épuisée depuis longtemps, et que nous n'avons pas voulu rééditer, parce que leur cadre et leurs développements ne répondent plus aux besoins actuels.

La médecine est *l'art de guérir* et non de raisonner. Chaque page de notre livre attestera que nous comprenons ainsi son rôle. Nous nous sommes fait une loi de dire tout ce qui était vraiment utile et de laisser à l'écart tout ce qui eût été superflu.

Ce qu'il faut aujourd'hui, ce qui est demandé avec instance, c'est un manuel facile à consulter, exempt à la fois de détails inutiles et d'omissions regrettables, restreint quant à son volume, mais complet pour les indications utiles, en un mot *pratique* dans toute la rigueur du terme.

Nous croyons avoir rempli ce programme et

comblé la lacune si souvent signalée par les praticiens.

Que si l'on nous disait qu'il existe déjà plusieurs *Manuels* et que le nôtre vient faire double emploi, nous répondrions simplement qu'il suffira de le parcourir quelques instants pour décider la question. Il ne nous convient pas d'en dire davantage sur ce point.

Notre livre n'a pas été écrit au courant de la plume : il est le fruit d'une longue pratique et de consciencieux travaux. Eloigné de la vie active depuis plusieurs années, nous avons pu rassembler à loisir et étudier avec maturité les documents qui devaient en faire une œuvre sérieuse.

Nous appelons l'attention du lecteur sur la table qui le termine. Dans les livres de médecine même les plus volumineux, on cherche souvent en vain certains mots dont on désirerait avoir l'explication, certaines maladies dont on voudrait connaître l'histoire ou le traitement. Nous avons voulu échapper à toute critique sous ce rapport, et nous croyons pouvoir affirmer que *tous les mots* qui se rattachent à notre sujet, sans en excepter ceux qui sont d'une importance secondaire, auront leur place dans la *table* et un écho dans le corps du *Manuel*.

LA PRATIQUE

DE

L'HOMŒOPATHIE

SIMPLIFIÉE

NOTIONS PRÉLIMINAIRES

MODE D'ADMINISTRATION DES MÉDICAMENTS

Les médicaments sont préparés sous trois formes ; ils sont ou en poudre, ou liquides, ou en globules. Pour les poudres, la dose est de cinq à dix centigrammes (du volume d'un pois) ; pour les liquides, de deux à trois gouttes ; pour les globules, de cinq à six [1].

La dose, quelle que soit la préparation employée, est mise dans un verre d'eau, ordinairement de huit cuillerées à bouche, ce qui constitue une potion dont le malade prend une cuillerée matin et

---

[1] On trouvera, du reste, des renseignements très-complets sur tout ce qui se rattache à l'administration et au dosage des médicaments, dans la *Nouvelle Pharmacopée homœopathique*, publiée par le Dr Jahr et MM. Catellan frères, pharmaciens homœopathes à Paris.

soir dans les maladies chroniques ; une cuillerée trois ou quatre fois par jour, dans les maladies subaiguës ; une cuillerée toutes les deux heures, toutes les heures, dans les maladies aiguës (fièvres, névroses, névralgies, phlegmasies) ; une cuillerée tous les quarts d'heure et même toutes les cinq minutes, dans les maladies graves, à marche rapide (l'éclampsie, le croup, la péritonite, le choléra...).

Succession des médicaments. — Les médicaments doivent être pris l'un après l'autre dans les cas ordinaires (on les alterne, lorsque deux sont indiqués). Il faut administrer chaque médicament pendant un jour ou deux, quelquefois seulement pendant quelques heures, d'autres fois pendant des semaines ; cela dépend de l'acuité ou de la chronicité de la maladie et des effets produits. En général, il faut continuer l'usage du médicament qui se montre efficace ; il en est de même pour les médicaments alternés et pour ceux qui constituent le traitement d'une maladie chronique. Enfin, dans les traitements de longue durée, on doit mettre plusieurs jours d'intervalle entre les potions. Il est même convenable de suspendre de loin en loin toute administration de remèdes, pendant 8, 15 et 20 jours, afin de laisser s'épuiser et se compléter leur action.

Alternation des médicaments. — Lorsqu'on alterne deux médicaments, on fait une potion de l'un et une potion de l'autre ; et on administre une cuillerée tantôt de l'un, tantôt de l'autre, soit dans le même jour, pour les maladies aiguës, soit d'un jour à l'autre, pour les maladies subaiguës ou chroniques ; cependant il n'est pas rare que, dans ces maladies, on alterne deux médicaments de manière à administrer le matin de l'un, le soir de l'autre.

Intercalation d'un médicament. — Il est quelquefois bon de suspendre l'administration d'un médicament, pour en donner un autre pendant une ou plusieurs heures, et reprendre ensuite l'usage du précédent. C'est ce que l'on appelle intercaler un médicament. On en agit ainsi lorsqu'on veut combattre quelque symptôme prédominant et accidentel, afin de simplifier la marche de la maladie, ou lorsqu'on veut interrompre pour un temps l'usage d'un médicament qui est toujours indiqué, mais dont l'action tend à s'affaiblir par la continuité de l'impression à laquelle s'habitue l'organisme ; on donne alors intercalairement un médicament similaire, et souvent *Sulfur*, quand la maladie paraît stationnaire.

Enfin, les verres, les cuillers, les vases qui servent pour les potions, doivent être d'une propreté toute particulière, parfaitement lavés et essuyés, et placés à l'abri des odeurs.

Si l'on emploie des bouteilles, il faut les renouveler pour chaque médicament ; ici, le lavage ne suffirait pas.

Quelques-uns de nos lecteurs ont paru désirer de plus amples explications sur les doses et sur la manière de les administrer. Nous leur ferons observer que des détails plus nombreux et un choix précis des dilutions seraient sans utilité pour le médecin, et ne présenteraient aux autres personnes que des sujets d'interprétation embarrassants, ou des difficultés sans cesse renouvelées dans l'usage de leur provision de médicaments, ordinairement réduite à une boîte. Les règles pour le choix des doses et la manière de les administrer ne sont vraiment utiles qu'à la condition d'être formulées brièvement, et en termes assez généraux pour se plier à tous les cas et à toutes les circonstances. Nous conseillons plutôt de se tenir en garde contre les exagérations de plusieurs auteurs qui insistent sur des détails minutieux quant aux doses et à la succession des médicaments, affectant de voir partout des symptômes d'aggravation ou d'antidotisme, et multipliant ainsi comme à plaisir les difficultés de la pratique. Le choix de la dilution est secondaire; ce qui est surtout essentiel, c'est l'indication du médicament; s'il est vraiment homœopathique, il agira aux divers degrés d'atténuation. Ce principe doit servir de guide à tout le monde; le médecin seul sera juge des cas où il n'est point applicable.

LISTES DES MÉDICAMENTS

Les médicaments indiqués dans ce manuel peuvent être divisés en deux séries :

L'une comprend les plus importants ; ils sont au nombre de 78,

L'autre comprend ceux dont l'emploi est moins fréquent ; nous les avons toujours notés entre parenthèses, pour les distinguer des précédents ; ils sont au nombre de 75.

Si l'on désire s'en tenir aux médicaments les plus importants, une boîte à 78 suffira. Si l'on préfère avoir sous la main tous ceux qui sont indiqués, c'est une boîte à 153 qu'il faudra demander. Cette boîte, plus complète, donnera aussi la facilité d'exécuter les prescriptions que l'on trouve dans d'autres ouvrages.

Les personnes qui s'en tiennent à une seule dilution pour chaque médicament font bien d'avoir la 6e pour les végétaux et la 18e pour les minéraux. Celles qui veulent posséder une collection qui réponde plus complétement aux besoins de la pratique pourraient se munir de deux dilutions pour chaque médicament, les 6e et les 18e tant des substances végétales que des substances minérales. Et enfin, si l'on veut avoir trois dilutions, il faut demander la 6e, la 18e et la 30e.

Il est essentiel de prendre les boîtes dans les pharmacies homœopathiques SPÉCIALES, c'est-à-dire consacrées *uniquement* aux préparations homœopathiques, si délicates et souvent si difficiles. Et, parmi les pharmacies homœopathiques *spéciales*, il importe encore de choisir celles que l'opinion publique signale comme méritant une confiance absolue.

1re LISTE (LES 78 MÉDICAMENTS PRINCIPAUX)

Aconitum.
Agaricus muscarius.
Alumina.
Apis mellifica.
Argentum foliatum.
Arnica.
Antimonium crudum.
Arsenicum.
Aurum foliatum.
Baptisia tinctoria.
Belladona.
Bryonia.
Calcarea carbonica.
Cantharis.
Capsicum annuum.
Causticum.
Carbo vegetabilis.
Chamomilla.
Chelidonium majus.
China.
Chininum sulfuricum.
Cina.
Clematis erecta.

Cocculus.
Coffea cruda.
Colchicum autumnale.
Colocynthis.
Conium maculatum.
Corallium rubrum.
Crocus sativus.
Cuprum metallicum.
Digitalis purpurea.
Drosera rotondifolia.
Dulcamara.
Ferrum metallicum.
Graphites.
Hamamelis virginiana.
Hepar sulfuris.
Hydrastis Canadensis.
Hyosciamus niger.
Ignatia amara.
Iodium.
Ipecacuanha.
Kali carbonicum.
Kreosotum.
Lachesis.

Ledum palustre.
Lycopodium.
Mercurius corrosivus.
Mercurius solubilis.
Moschus.
Muriatis acidum.
Natrum muriaticum.
Nitri acidum.
Nux vomica.
Opium.
Phosphorus.
Phosphori acidum.
Platina.
Plumbum metallicum.
Pulsatilla.
Rhus toxicodendron.

Sabina.
Sambucus.
Secale cornutum.
Sepia.
Silicea.
Spigelia.
Spongia.
Stannum.
Staphysagria.
Stramonium.
Sulfur.
Tarentula hispanica.
Tartarus emeticus.
Thuya occidentalis.
Veratrum album.
Zincum metallicum.

2ᶜ LISTE (LES 75 MÉDICAMENTS MOINS USITÉS)

Æsculus hippocastanum.
Æthusa cynapium.
Aloë.
Ambra grisea.
Ammonium muriaticum.
Angustura spuria.
Argentum nitricum.
Arum triphyllum.
Asa fœtida.
Asarum Europæum.
Astacus fluviatilis.
Asterias rubens.
Aurum muriaticum.
Baryta carbonica.
Benzois acidum.
Bismuthum.
Bovista.
Bromum.
Cactus grandiflorus.
Cannabis sativa.

Carbo animalis.
Caulophyllum.
Cicuta virosa.
Coccinella septempunctata.
Coccus cacti.
Copaïva.
Croton tiglium.
Curare.
Cyclamen Europæum.
Euphorbium officinale.
Euphrasia officinalis.
Galium mollugo.
Gelseminum sempervirens.
Gratiola.
Guaïcum.
Jatropha curcas.
Kali bichromicum.
Kali hydriodicum.
Kalmia latifolia.
Lactuca virosa.

Magnesia carbonica.

Magnesia muriatica.

Manganum carbonicum.

Mercurius iodatus.

Mezereum.

Millefolium.

Natrum carbonicum.

Natrum sulfuricum.

Nux moschata.

Oleander.

Origanum vulgare.

Oxalis acidum.

Petroleum.

Phytolacca decandra.

Podophyllum peltatum.

Rana bufo.

Rhododendron.

Ricinus communis.

Sabadilla.

Sanguinaria Canadensis.

Selenium.

Senega.

Solanum nigrum.

Squilla.

Strontiana.

Sulfure de carbone.

Sulfuris acidum.

Tabacum.

Thlaspi bursa pastoris.

Uranium nitricum.

Uva ursi.

Vaccinium.

Valeriana.

Verbascum.

Viola tricolor.

LES MALADIES ET LEUR TRAITEMENT

Pour traiter une maladie et la guérir aussi promptement et aussi doucement qu'il est donné à la science de le faire, il faut connaître cinq choses :

1º Le malade : sa constitution, son genre de vie, ses dispositions particulières ;

2º La maladie : ses causes, ses symptômes, sa marche ;

3º Le médicament : ses effets physiologiques, pathologiques et toxiques ;

4º La loi thérapeutique qui établit les rapports nécessaires entre la maladie et le médicament ;

5º Les doses auxquelles il convient d'administrer les médicaments.

Entre toutes les méthodes thérapeutiques, l'homœopathie seule, par sa doctrine et sa pratique, réunit ces conditions indispensables de l'art de guérir ; elle seule possède la notion des médicaments et de leurs doses, et la notion de la loi qui régit leur application.

La loi *Similia similibus curantur*, formulée par Hahnemann d'après Paracelse, Stahl, Hippocrate et toute l'antiquité médicale, renoue, d'une part, la chaîne des traditions de l'art de guérir, et, de l'autre, établit le seul rapport possible, le rapport de similitude, entre les effets de la cause morbide ou la maladie, et les effets ou symptômes pathogénétiques des médicaments.

Comme conséquence logique de cette loi, les médicaments doivent être administrés à doses faibles et même infinitésimales, parce qu'ils agissent sur l'organisme affecté déjà par la maladie dans le sens de leur action, et que cette action s'exerce sur la vitalité et non sur la matière, ou plutôt sur la matière par la vitalité.

Cette méthode se présente avec toute la dignité et tous les priviléges de la science. L'homœopathie est une école qui a fait ses preuves ; elle a sa place dans la science et dans la société, et l'a conquise par ses succès. D'abord, elle établit l'art de guérir sur le fondement solide du principe hippocratique : *Natura morborum medicatrix,* — *C'est la nature qui guérit les maladies,* et restitue à ce principe toute sa fécondité, parce qu'elle aide, dirige, excite la nature, la force vitale, sans tourmenter ou affaiblir les organes.

En outre, les préceptes de clinique consacrés par l'autorité des âges supposent l'action *homœopathique* des médicaments : « *Ars, imitatio naturæ,* — *L'art est l'imitation de la nature.* » — « *Quo natura vergit eo ducendum,* — *La médecine doit agir dans le sens de la nature.* » — « *Non nisi parendo natura vincitur,* — *C'est en favorisant*

les tendances de la nature qu'on la gouverne. »
— « *Natura repugnante irrita sunt omnia*, —
On agit sans succès si l'on contrarie la nature. »
Aussi le médecin qui pratique l'homœopathie est-
il le véritable agent, l'interprète autorisé de la nature médicatrice : *Naturæ minister et inter-
pres.*

La nosographie que nous avons adoptée est
aussi simple que scientifique. Dans notre classification, nous avons compris non-seulement les *maladies* ou espèces morbides, mais encore les *affections*, c'est-à-dire les groupes de symptômes qui
constituent des manifestations ou des lésions de
ces maladies, comme la boule hystérique dans
l'hystérie, la flatulence dans la dyspepsie, l'anémie
dans les cachexies, etc. Les affections présentent
souvent une prédominance et des caractères qui
doivent leur faire trouver une place distincte dans
un livre comme celui-ci.

Voici cette classification : 1º *Fièvres.* 2º *Maladies pestilentielles.* 3º *Maladies constitutionnelles.* 4º *Diathèses.* 5º *Cachexies.* 6º *Phlegmasies.* 7º *Hémorrhagies.* 8º *Congestions, Fluxions,
Pléthore.* 9º *Hydropisies.* 10º *Névroses.* 11º *Névralgies.* 12º *Rétentions.* 13º *Déplacements.*
14º *Lésions.* 15º *Maladies virulentes.* 16º *Empoisonnements.* 17º *Maladies des âges.* 18º *Maladies
parasitaires.* 19º *Affections cutanées.*

Nous complétons notre travail jusqu'à la prophylaxie.

1ʳᵉ CLASSE [1]

FIÈVRES

Maladies caractérisées par un mouvement fébrile plus ou moins intense et par des affections diverses.

On distingue les *fièvres continues*, la *fièvre intermittente* et les *fièvres éruptives*.

FIÈVRES CONTINUES.

Elles sont au nombre de trois : la *fièvre éphémère*, la *fièvre synoque* et la *fièvre typhoïde*.

Fièvre éphémère. — Elle est caractérisée par des prodromes très-courts, par un mouvement fébrile continu, mais modéré, par une durée de un à trois jours, par une crise qui la termine et qui

---

1. L'ouvrage didactique le plus remarquable et le plus complet de l'école homœopathique est celui du Dʳ Jousset, *Éléments de médecine pratique.*

Comme répertoire complet des maladies, de leurs symptômes et des médicaments, nous citerons le *Nouveau Manuel de médecine homœopathique* du Dʳ Jahr. 8ᵉ édition. Cet ouvrage est divisé en deux parties : la première contient la matière médicale, la seconde le répertoire thérapeutique et symptomatologique.

consiste en une évacuation d'urine trouble, de sang, de crachats, ou une sueur..., par l'absence de convalescence et par la *sporadicité*, c'est-à-dire par l'absence de toute influence épidémique.

La courte durée ou l'absence des prodromes, la sensation de malaise et celle de brisure générale ressentie par le malade, ont fait donner à cette fièvre le nom de *courbature*.

TRAITEMENT [1]. — *Aconit.*

Fièvre synoque. — Elle est caractérisée :

1º Par des *prodromes* de moins d'un jour. Ces prodromes consistent en : anorexie, ou absence d'appétit, sensation de lassitude et de brisement, parfois nausées et même vomissements, ou diarrhée, et frissons erratiques ;

2º Par un mouvement fébrile intense et continu ;

3º Par une durée de trois à dix jours ;

4º Par une crise qui la termine ;

5º Par l'absence de convalescence, ou par le retour rapide de l'état de santé ;

6º Par la *sporadicité*, ou absence d'influence endémique ou épidémique.

On observe quelquefois, dans la période d'augment, du délire et quelques taches bleuâtres sur la peau ; et, pour crise, des pustules aux lèvres, une évacuation consistant en sueur, urines, épistaxis,

1. Voyez *Mode d'administration des médicaments.*

diarrhée, crachats ; la crise met fin à la maladie ; il n'y a pas de convalescence.

Dans les pays chauds, la fièvre synoque présente des symptômes *bilieux* : langue jaunâtre, bouche amère, sensibilité du foie ou évacuations bilieuses, ce qui lui a fait donner par quelques auteurs le nom de *fièvre bilieuse.*

Traitement. — *Aconit.* ; repos, diète légère. On donne *Belladona* dans la période d'augment contre le délire. *Mercur. sol.* est utile, surtout chez les jeunes sujets, contre l'exacerbation , c'est-à-dire contre l'acuité plus grande des symptômes de la période d'augment, quand cette exacerbation est nocturne. Lorsqu'il existe des symptômes bilieux, *Bryon.* suivie de *Nux vomica* les dissipent.

Fièvre typhoïde. — Elle est caractérisée par des prodromes d'une semaine et au delà, par un mouvement fébrile intense et continu avec redoublements, par une éruption de quelques taches lenticulaires sur l'abdomen, par une lésion intestinale consistant en l'inflammation des glandes de Peyer par une durée de trois à six semaines et plus, et par une convalescence longue.

La fièvre typhoïde est ou *endémique*, c'est-à-dire régnant en une région dans laquelle elle reste confinée, ou *épidémique*, c'est-à-dire se répandant en diverses régions dans lesquelles elle sévit en devenant contagieuse.

Cette fièvre se montre sous trois formes : 1° bénigne; 2° commune, 3° maligne.

Dans sa *forme bénigne*, la fièvre typhoïde présente ses symptômes les moins graves et les moins caractérisés : mouvement fébrile souvent irrégulier ou insignifiant ; durée de deux à trois semaines, se confondant avec les prodromes ; symptômes thoraciques ou abdominaux simulant une entérite, une bronchite, des affections articulaires analogues à une arthrite rhumatismale légère.

Sa *forme commune* présente ses symptômes les plus caractéristiques et l'affection successive des trois cavités cérébrale, thoracique et abdominale, mais avec des variétés qui lui ont fait donner le nom de *fièvre muqueuse* quand sa marche est lente et l'affection de l'encéphale moins prononcée, de *fièvre cérébrale* quand celle-ci prédomine, de *fièvre putride* ou *adynamique* quand les symptômes de *putridité* ou d'*adynamie* sont plus marqués ; ces symptômes consistent en chaleur fébrile intense, stupeur, prostration énorme, ballonnement du ventre, selles involontaires, sécheresse et enduit noirâtre des lèvres, des gencives, de la langue, tendance aux hémorrhagies, soubresauts des tendons.

C'est presque uniquement dans la forme commune de la fièvre typhoïde que l'on peut établir la durée des trois périodes : d'*augment*, d'*état* et de *déclin* ; la première est généralement d'un septenaire, la seconde d'un septenaire et demi ; la troisième est d'une durée variable. On observe souvent une évacuation critique aux 14e, 17e, 21e ou 24e jour ; elle consiste en une hémorrhagie, une sueur, un dépôt dans l'urine... Cette crise met fin au mouvement fébrile.

Sa *forme maligne* est caractérisée par un mouvement fébrile violent avec tendance à l'irrégularité, par une durée qui ne dépasse pas le second septenaire et par des symptômes de malignité. La *malignité* consiste : 1º en une marche insidieuse de la'maladie, qui présente d'abord une bénignité que divers phénomènes nerveux rendent suspecte et que remplace rapidement un danger imminent; 2º en symptômes de putridité; 3º en symptômes d'*ataxie* ou perversion des fonctions, c'est-à-dire : irrégularité grave dans la marche et la subordination des symptômes, et modifications rapides et sans cause connue du mouvement fébrile, de la chaleur vitale, de la sensibilité et de la contractilité.

Dans cette forme, la fièvre typhoïde présente diverses variétés : 1º *foudroyante*, par une marche très-rapide; 2º *ataxique*, par l'exagération des phénomènes ataxiques; 3º *lente nerveuse*, par la lenteur de la marche et la prédominance des phénomènes nerveux ; 4º *hémorrhagique*, par des hémorrhagies unies à la putridité et à l'ataxie.

La chaleur, dans la fièvre typhoïde, est à son maximum vers le 5e jour ; elle s'élève par degrés et avec des variantes jusqu'à 40 et près de 41º, pour diminuer peu à peu, en variant souvent d'un degré et plus le matin et le soir, suivant les rémissions et les exacerbations du mouvement fébrile.

Traitement. — Dans les endémies de fièvre typhoïde, il est bon de ne pas négliger les prodromes ; nous avons obtenu de bons effets de l'emploi de *Arsenic.* On doit aussi recommander le changement de résidence, un déplacement, pour aller, par exemple, d'une vallée sur une hauteur.

Dans la forme bénigne, *Arsenic.* est le médicament principal. On intercale *Bryonia* contre les symptômes de bronchite ; — *Mercur. sol.* et *Muriat. ac.*, contre les symptômes d'entérite et de diarrhée persistants ; — *Rhus* et même *Merc. cor.*, contre les phénomènes d'apathie et de stupeur commençante ; — *Digitalis*, contre les symptômes gastriques ou muqueux, quand il y a ralentissement du pouls ; mais on n'interrompt jamais pendant plus d'un jour de suite l'administration de *Arsenic.*

Dans la forme commune, *Rhus* et *Arsenic.* alternés constituent le fond du traitement et ont suffi quelquefois. En Angleterre, *Baptisia tinct.* est très-usité dans la 1re période. — On prescrit utilement *Bryonia* contre la céphalalgie frontale et la chaleur du début ; — *Bryonia* et *Phosp.*, contre les symptômes de pneumonie ; — *Bellad.*, contre les symptômes de méningite ; — *Stramon.*, contre le délire furieux ; — *Merc. sol.*, contre l'affection abdominale ; — *Phosph. acid.*, contre le météorisme.

On revient toujours à *Arsenic.*, qui est adapté

aux symptômes de putridité et au coma vigil ou *subdelirium*, consistant en rêvasseries, en sons inarticulés, en paroles inintelligibles, en gestes et en mouvements automatiques, avec possibilité chez le malade de répondre à une question lorsqu'on éveille fortement son attention. La *fuliginosité*, c'est-à-dire l'enduit noirâtre de la langue et des lèvres avec sécheresse, est aussi du ressort de *Arsenic*. Ce *syndrome* ou groupe de symptômes appelle également *Phosphor.*, particulièrement quand le malade reste la bouche ouverte. Le météorisme et la prostration exigent aussi l'emploi de *Muriat. ac.* et de *Carbo veget.*, ce dernier surtout lorsqu'il y a commencement de refroidissement du corps, stase sanguine ou bleuissement des extrémités, petitesse du pouls, en un mot commencement d'*algidité*, de *cyanose*.

Dans la forme maligne, *Arsenic.* reste le médicament principal; — on a recours à *Opium* et *Secale cor.* contre le coma, la somnolence plus ou moins profonde; — à *Phosphor.*, contre les hémorrhagies; indépendamment des indications précédentes.

Un excellent moyen de combattre la chaleur âcre, excessive, avec prostration et tendance à la putridité, à l'ataxie, c'est de laver rapidement le malade avec de l'eau très-froide, de l'essuyer et de le placer dans un autre lit. On peut aussi l'envelopper d'un drap trempé dans l'eau froide pendant quelques secondes et à plusieurs reprises. Ces moyens modifient et au besoin excitent la force de *réaction* par laquelle la stase sanguine cesse, la circulation se régularise, la chaleur revient à la peau ; ils tempèrent aussi ou dissipent les phénomènes nerveux graves. Nous nous sommes aussi très-utilement servi de lotions tièdes générales, dans des cas où le malade était dans un état voisin de l'agonie, sans connaissance, avec soubresauts des tendons, suppression des urines, selles involontaires, peau sèche et brûlante.

Le décubitus prolongé détermine parfois la mortification de la peau du sacrum. On doit s'appliquer à amoindrir ces effets de la compression et à s'opposer à la formation de l'*eschare*. L'usage de coussinets, des lotions d'eau fraîche, des onctions avec la teinture d'*Arnica*, est souvent utile. Lorsque l'eschare est formée, il est quelquefois nécessaire d'employer les mêmes moyens que pour le traitement des eschares gangréneuses du *Charbon*.

Le traitement que nous venons d'indiquer met généralement à l'abri des accidents graves, tels que : perforations intestinales, affections gangréneuses, paralysies consécutives, convalescences interminables. Dans cette maladie, une diète sévère serait nuisible. On doit de bonne heure, pourvu que la malade n'y répugne pas, recourir à l'eau vineuse, à l'eau d'orge vineuse, à des bouillons privés de graisse ; puis, dès que la période d'augment touche à sa fin, il convient de sustenter le malade par des crèmes, des consommés, du vin généreux.

FIÈVRE INTERMITTENTE.

Elle est caractérisée par la périodicité du mouvement fébrile, constituant des *accès* qui apparaissent à des époques déterminées ; ils sont séparés par des intervalles plus ou moins longs pendant lesquels la maladie cesse complètement (*apyrexie*), et tendent par leur répétition à une cachexie particulière, la cachexie paludéenne. Ces accès sont composés des trois *stades* : froid, chaleur et sueur. Lorsqu'ils surviennent tous les jours, c'est une *fièvre quotidienne;* tous les deux jours, une *fièvre tierce;* tous les trois jours, une *fièvre quarte.* Dans chacune de ces fièvres, les accès peuvent être doublés et constituer les fièvres double quotidienne, double tierce, double quarte.

La fièvre intermittente présente les formes éphémère, commune, continue, irrégulière, larvée et pernicieuse.

1º *Fièvre intermittente éphémère.* — Elle se montre au printemps, souvent en dehors de l'influence des miasmes paludéens. Elle disparaît ordinairement après deux ou trois accès tierces ou quotidiens, sans autre traitement qu'un changement de lieu ou de régime, et quelques soins hygiéniques.

2º *Fièvre intermittente commune.* — Elle règne surtout dans les contrées marécageuses ou soumises à de grands remaniements de terrains, et durant la belle saison. Ses accès sont plus ou moins réguliers et se succèdent avec le type sub-continu, quotidien ou même tierce.

3º *Fièvre intermittente continue.* — Elle règne endémiquement durant les chaleurs de l'été. L'un des .stades de l'accès manque quelquefois ; et les accès empiètent sur les intervalles apyrétiques, c'est-à-dire sans fièvre, et même sur l'accès précédent, pour se confondre après deux ou trois jours ; ainsi la fièvre affecte une marche continue avec redoublements, sous les apparences tantôt d'une fièvre typhoïde, tantôt d'une fièvre jaune. Mais elle se déclare quelquefois continue d'emblée. Lorsque les accès sont distincts et ne font qu'empiéter sur les intervalles apyrétiques ou sur les stades des accès eux-mêmes, la fièvre prend le nom de *sub-intrante* ou *sub-continue.*

4º *Fièvre intermittente irrégulière.* — On l'observe dans les pays chauds et paludéens, ou chez des sujets soumis depuis longtemps à la fièvre intermittente de forme commune. Elle présente tantôt deux accès en un jour, tantôt l'absence, tantôt l'interversion d'un stade : ainsi il peut se faire que le stade de froid ou de sueur manque, ou que l'accès commence par la chaleur ou la sueur et se termine par le froid ou la chaleur. Dans cette forme, il est rare que les accès surviennent à heure fixe; ordinairement, ils sont en avance ou en retard.

2.

5° *Fièvre intermittente larvée*. — Elle est caractérisée par un symptôme prédominant, parfois en l'absence de tout mouvement fébrile. Ce symptôme, qui consiste ordinairement en une névralgie ou une affection nerveuse, revient par accès.

6° *Fièvre intermittente pernicieuse*. — Elle est caractérisée par le type quotidien devançant et par la malignité. Elle débute d'une manière insidieuse par un premier accès léger, passant ordinairement inaperçu et consistant en un malaise fugace, un vertige, un vomissement, une sensation de froid. Le second accès devance de plusieurs heures ; et le troisième empiète souvent sur le dernier stade du second accès. Ce troisième accès est mortel si on ne lui oppose pas un traitement prompt et convenable.

Cette forme de la fièvre intermittente présente une foule de variétés caractérisées par un symptôme saillant ou une affection qui simule l'une des nombreuses maladies connues : le coma, le choléra, la dyssenterie, une phlegmasie... de là les noms de fièvre comateuse, soporeuse, léthargique, algide, cholérique, dyssentérique, cérébrale, apoplectique, pneumonique, hépatique, sudatoire, angineuse, convulsive. La fièvre intermittente pernicieuse se déclare presque indistinctement chez des sujets depuis longtemps travaillés de quelque autre forme de la fièvre intermittente, et chez des sujets qui n'y ont jamais été soumis ; elle sévit durant les grandes chaleurs de l'été, dans les contrées où la fièvre intermittente est endémique ; mais elle n'est pas rare, partout ailleurs, dans certaines conditions de température et de travaux d'assainissement, de mine et de culture.

Traitement. — *Ipeca* et *Nux vom.* alternés peuvent prévenir la fièvre intermittente dans les localités où elle est endémique. *China* conjure ensuite plus sûrement les accès.

Le traitement de chaque accès, dans chacun de ses stades, est une pratique très-efficace et éminemment homœopathique; on le continue durant les intervalles apyrétiques. La forme pernicieuse fait seule exception à ce précepte.

Stade de froid : *Ipeca*, s'il y a vomissements, horripilations, céphalalgie déchirante ; — *Veratrum*, froid excessif prolongé, diarrhée, anxiété, accablement ; — *Nux vom.*, symptômes gastriques, teint jaunâtre, nausées ou vomissements et constipation.

Stade de chaleur : *Aconit.*, peau sèche, chaleur brûlante, figure rouge ou jaune, tête lourde ou céphalalgie frontale ; — *Bellad.*, céphalalgie comme si la tête allait éclater, délire violent ; — *Aconit.*, si le délire consiste en une idée fixe ; — *Bellad.*, s'il y a hallucination ; — *Stramon.*, s'il y a délire furieux ; — *Ipeca*, fièvre ardente avec vomissements ; — *Nux vom.*, fièvre ardente avec retour facile des frissons ; — *Arsen.*, chaleur ardente, angoisse, soif excessive, retour des frissons dès que le malade boit ou se découvre ; — *China*, chaleur violente et turgescence de la peau, soif au moment où la sueur commence.

Stade de sueur : *Aconit.*, sueur faible avec grande chaleur et plénitude ou dureté du pouls ; — *Bryonia*, sueur tardive, persistance du mal de tête ; — *Sambucus*, sueur excessive ; — *Merc. sol.*, si cette sueur se prolonge. — On donne *Ipeca* s'il y a des symptômes gastriques prédominants.

Dans la fièvre subcontinue, sans intervalle apyrétique entre les accès, ce traitement doit être continué pendant deux ou trois jours.

Lorsque les accès sont séparés par des intervalles de plusieurs heures, on donne *China* après la sueur ; on doit préférer *Arsen.* si la fièvre est irrégulière.

Si la marche de la maladie n'est pas amendée, il ne faut pas attendre que les accès se rapprochent en s'aggravant ; on administre le *Sulfate de quinine mixte*, à la dose de 50 centigrammes, deux ou trois heures avant le moment présumé de l'accès ; on répète cette dose trois jours de suite.

(*Sulfate de quinine mixte.* Prenez parties égales en poids de *Sulfate de quinine* et de sucre de lait purifié, triturez pendant une demi-heure ; conservez le mélange pour l'usage.)

Si la fièvre est subcontinue, ou continue, on donne ces doses du médicament pendant un moment de rémission, ou durant la sueur, deux fois par jour.

Quand la fièvre est irrégulière et surtout opiniâtre ou ancienne, indépendamment du traitement des accès, on insiste, durant les intervalles apyrétiques, sur *Arsen.*, en donnant une dose de *Sulfur*, en une seule fois, à la fin du second et du quatrième jour; *Arsen.* est administré pendant ces quatre jours.

Dans l'intervalle des accès de la fièvre intermittente de forme commune, on administre *China* et quelques doses de *Ipeca* et de *Nux vom.* Pour la forme irrégulière, on remplace *China* par *Arsenic.* Les phénomènes congestifs cérébraux exigent l'emploi de *Bellad.*; les symptômes généraux consistant en pâleur, faiblesse musculaire, apathie, exigent *Merc. sol.*

Un grand nombre de substances jouissent de la propriété fébrifuge. Nous avons vu le *Cedron*, l'*Eucalyptus* et le *Capsicum Jamaïcum* couper bien souvent la fièvre, étant donnés à la dose de 2 ou 3 gouttes de la teinture-mère ou d'une basse dilution. On a employé *Fer.*, *Stan.*, *Plumb.* et d'autres métaux avec quelque succès. Plusieurs substances animales ont donné de bons résultats, entre autres *Mosch.*, *Castor.*, *Apis mel.* et *Tarentula.* Parmi les végétaux fébrifuges, nous citerons les *centaurées*, les *chardons*, le *persil*, l'écorce de *saule*, de *chêne*... mais ces médicaments ne peuvent point être employés rationnellement, parce qu'on ne connaît pas leur indication précise, ou homœopathique.

Le traitement de la fièvre intermittente larvée s'adapte à la périodicité et à l'affection. *Ipeca* et *Nux vom.* alternés pendant trois jours répondent aux affections névralgiques aussi bien qu'à la périodicité. *Moschus* s'est montré efficace contre les affections spasmodiques de cette forme de la maladie. Dans les cas rebelles, on a recours au *Sulfate de quinine mixte,* administré comme il est dit plus haut, et surtout à *Arsenic* 6e dilution.

Dans la fièvre intermittente pernicieuse, le *Sulfate de quinine* est donné pur, dès le premier accès, à la dose de 50 centigrammes, dose que l'on répète deux fois, à cinq heures d'intervalle l'une de l'autre.

Lorsque le premier accès n'a pas été traité, on doit administrer le sulfate de quinine quand même le second accès se montrerait, à quelque moment que ce soit ; on l'administre à la dose de 1 gramme, en réitérant cette dose cinq heures après la première. On attend qu'il se produise une rémission, un moment d'amendement des symptômes, pour administrer une troisième dose semblable. L'accès terminé, on donne une dose égale et on la répète le jour suivant.

On agit de la même manière quand le malade est sous le coup du troisième accès, lorsque les deux précédents n'ont pas été traités.

Quelquefois l'estomac ne supporte pas le *Sulfate de quinine ;* il faut en ce cas doubler chaque fois la dose pour l'administrer, partie en frictions sur l'épigastre et dans le creux de l'aisselle, partie en lavement, que le malade doit garder aussi longtemps que possible ; au cas contraire, on insiste sur les frictions. On rend le *Sulfate de quinine* soluble par l'addition de quelques gouttes d'acide sulfurique ou de suc de citron.

Les diverses variétés de la fièvre intermittente pernicieuse exigent quelquefois aussi le traitement de l'affection qui les caractérise, coma, dyssenterie, choléra.

La *cachexie paludéenne* se déclare quelquefois d'emblée, plus souvent après des accès répétés. Elle est caractérisée par l'engorgement de la rate, par la pâleur et la bouffissure des tissus, par des hydropisies ou par la diarrhée, ou des sueurs excessives, enfin par l'anémie, par le trouble et l'affaiblissement des facultés digestive et nutritive.

Le fond du traitement de cette cachexie consiste dans l'emploi de faibles doses de quinquina, quand il y a eu abus de ce médicament et surtout du *Sulfate de quinine*. On donne pour cela tantôt l'*Eau de quinquina* (quinquina concassé, 2 grammes à macérer dans un litre d'eau pendant vingt-quatre heures), à la dose d'un verre par jour en deux ou trois fois, tantôt *China* troisième et sixième dilution, à la dose de deux ou trois gouttes par jour. Ce traitement doit être continué pendant cinq à six semaines et repris plusieurs fois, pour administrer dans les intervalles des médicaments appropriés aux diverses affections; ainsi : *Arsen.*, s'il existe des mouvements fébriles par accès irréguliers et confus; — *Bellad.*, s'il y a des mouvements congestifs à la tête ; — *Iodium*, s'il y a maigreur et appétit insatiable ; — *Cina*, maigreur avec bouffissure ou sensation de froid, et appétit insatiable; — *Calcar. carb.*, absence d'appétit avec bouffissure et sueurs faciles; — *Nux vom.*, absence d'appétit avec maigreur ou irritabilité morale; — *Merc. sol.*, grand

abattement, découragement, faiblesse générale extraordinaire ; — *Natrum mur.*, irrégularité des
fonctions digestives et chaleurs fébriles par moments. — Enfin, dans tous les cas plus ou moins
opiniâtres, on administre de loin en loin *Sulfur,*
dont l'effet est d'exciter des mouvements fébriles,
même par accès, que l'on traite alors selon les indications qui se présentent, s'ils ne cessent pas spontanément.

FIÈVRES ÉRUPTIVES.

Il y en a huit : 1° *Rougeole;* 2° *Roséole;* 3° *Scarlatine;* 4° *Variole;* 5° *Vaccine;* 6° *Varicelle;* 7° *Urticaire;* 8° *Erythème noueux.*

Elles sont caractérisées par le mouvement fébrile
et par une éruption aiguë, ou exanthème. L'éruption consiste en boutons, taches, vésicules, pustules, se développant sur la peau et constituant un
exanthème. Elle est appelée *discrète*, quand les
éléments éruptifs, boutons, taches, etc., sont peu
nombreux et séparés les uns des autres; elle est
cohérente, quand ces éléments se touchent sans
se confondre; et *confluente*, quand ils sont pressés
et confondus.

Rougeole. — Caractérisée par l'inflammation de
la membrane muqueuse respiratoire et par une
éruption de petites papules irrégulières laissant
après elles une desquamation furfuracée de l'épiderme.

La Rougeole est contagieuse et n'affecte généralement qu'une fois le même sujet.

Elle présente trois formes : bénigne, commune et maligne.

La rougeole bénigne n'offre aucun danger et ne consiste souvent qu'en un coryza accompagné de peu de fièvre.

La forme commune débute, après deux ou trois jours d'incubation, par la fièvre et les symptômes du rhume. L'éruption se fait vers le 4e jour, à la suite d'une recrudescence souvent violente et avec délire. La fièvre se calme à mesure que l'éruption se complète. La desquamation a lieu vers le 4e jour de l'éruption.

La forme maligne est caractérisée par des symptômes de malignité avec rétrocession ou disparition plus ou moins complète de l'éruption, inflammations putrides, hémorrhagies.

TRAITEMENT. — *Aconit.* répond à la rougeole bénigne et à la fièvre ; — *Bryonia,* au mal de tête frontal violent du début, et au retard de l'éruption ; — *Ipeca,* aux convulsions et aux vomissements du début ; — *Pulsat.* et *Merc. sol.,* au coryza, à l'otite, à l'ophthalmie ; — *Bellad.* et *Stramon.,* au délire ; — *Ipeca,* aux hémorrhagies avec fièvre ardente ; — *Arsenic.,* aux symptômes graves, à la malignité ; — *Phosphor.;* à la prostration avec hémorrhagies.

On exige le séjour au lit tant que subsistent les traces de l'éruption, et le séjour dans la chambre jusqu'à la fin de la desquamation.

Roséole. — Caractérisée par une éruption de papules rouges distribuées par plaques. Elle est ordinairement bénigne et jamais maligne.

Il y a aussi une Roséole symptomatique de la dartre, de la syphilis, du rhumatisme.

TRAITEMENT. — *Ipeca* répond aux frissons et aux vomissements du début; — *Aconit.*, à la fièvre; — *Sulfur*, administré à la fin, peut prévenir une nouvelle éruption.

Dans la roséole symptomatique de la dartre et du rhumatisme, on préfère *Pulsat.* et *Bellad.*; — dans celle de la syphilis, *Bellad.* et *Merc. sol.*

Scarlatine. — Caractérisée par une angine et par une éruption de points rouges dont la réunion présente une teinte plus ou moins unie. Elle est contagieuse et plus grave que la rougeole par ses accidents et ses complications; elle présente comme elle trois formes : bénigne, commune et maligne.

Dans la forme bénigne, l'éruption et la fièvre sont très-marquées, mais régulières, et l'angine est légère. Dans la forme commune, l'angine et les vomissements apparaissent dès le début de la fièvre; l'éruption se fait au bout de six ou douze heures, persiste pendant sept à dix jours, et se termine par la desquamation, qui se répète plusieurs fois jusqu'au quarantième jour. Dans la forme maligne, on observe les symptômes les plus redoutables : éclampsie, ataxie, méningite, phlegmon diffus, angine gangréneuse, hémorrhagies avec phénomènes de putridité.

TRAITEMENT. — *Ipeca* et *Bryonia* sont adaptés aux vomissements et à la céphalalgie du début; — *Aconit.* et *Bellad.*, à la fièvre; — *Stramon.*, au délire; — *Mercur. sol.*, à l'angine; — *Lachesis*, aux symptômes de la forme maligne, aux hémorrhagies, aux affections gangréneuses. *Arsenic.* est son meilleur adjuvant.

Les accidents qui compliquent la scarlatine sont ordinairement des sources d'indications majeures : les convulsions initiales, pour *Ipeca* et *Bellad.*; — l'œdème de la glotte, pour *Lachesis* et *Merc. sol.*; — l'oppression et la toux, pour *Bryon.*, *Phos.*, *Dros.*; — les inflammations consécutives, pour *Sulfur* et *Merc. sol.*; — les convulsions albuminuriques ou consécutives, pour *Cantharis* et *Arsen.*; — les collections séreuses ou hydropisies, pour *Sulfur* et *Cantharis;* — la desquamation interminable et répétée, pour *Pulsat.* et *Mezereum;* — la toux opiniâtre, pour *Phosph.* et *Cantharis.*

Le malade doit garder le lit tant que la peau présente des rougeurs éruptives, et la chambre jusqu'à la fin de la desquamation. Lorsque la maladie a été grave, on conseille une alimentation restaurante dès que la fièvre a perdu de son acuité : bons bouillons, panades, crèmes, eau vineuse, gelées végétales de carottes, de pois chiches, gelées animales.

Variole. — Caractérisée par des pustules arrondies et ombiliquées, c'est-à-dire qui sont déprimées au centre.

Elle présente les trois formes : bénigne, commune

et maligne. Elle est contagieuse. Les pustules et la suppuration dont elles sont le siége sont une cause de gravité de la maladie, soit parce que les fonctions de la peau en sont troublées ou supprimées, soit parce qu'il se produit des désordres extrêmes à la suite de l'affaissement et de la rétrocession des pustules.

Dans la forme bénigne, la fièvre peut être violente, avec convulsions et vomissements, ou légère et exempte de ces accidents ; mais la marche de la maladie est régulière. Dans sa forme commune, la variole est cohérente ou confluente, et d'autant plus grave qu'elle est confluente.. L'*incubation*, c'est-à-dire le temps qui s'écoule entre l'infection et le début de la maladie, est de sept à huit jours ; la fièvre débute par : frissons, céphalalgie, vomissements, douleur souvent violente dans la moelle épinière (*rachialgie*) ; l'éruption commence vers le 4e jour, en même temps que la fièvre tombe, et la suppuration s'établit quatre jours après, au milieu d'un retour de la fièvre, qui est plus violente qu'au début et disparaît peu à peu, du 12e au 15e jour de la maladie. La suppuration s'accompagne du gonflement de la face et des extrémités, et d'une salivation [qui augmente pendant plusieurs jours. Bientôt des croûtes se forment par la dessiccation des pustules, tombent successivement, en se renouvelant plusieurs fois, souvent pendant six semaines, et laissent après elle des taches violacées qui disparaissent graduellement, et des cicatrices creuses bien connues et permanentes.

La forme maligne est tantôt discrète, mais toujours grave par les phénomènes généraux, tantôt confluente ; elle est caractérisée par l'ataxie, par la persistance de la fièvre pendant que l'éruption se fait, et par des hémorrhagies.

La variole, même de forme commune, laisse souvent après elle une affection chronique des paupières, une albuminurie ou une paraplégie éphémères, des abcès et des phlegmasies purulentes.

TRAITEMENT. — *Aconit.* et *Ipeca* sont indiqués par la fièvre, les vomissements, les convulsions du début ; — *Ipeca* et *Opium*, par la rachialgie, les vomissements, la céphalalgie ; — *Bryonia, Aconit.*, par la chaleur âcre de la peau, la fièvre, la céphalalgie, le retard de l'éruption ; — *Aconit.* et *Merc. sol.*, par la fièvre, l'éruption et la salivation ; — *Merc. sol.* et *Thuya*, par la suppuration des pustules ; — *Thuya* et *Hydrastis C.*, pour prévenir les formations des cicatrices ; — *Hepar sulf.*, puis *Silicea*, par la suppuration excessive et les abcès consécutifs ; — *Rhus* et *Tartar. emet.*, par l'affaissement des pustules, par la menace de rétrocession et par la suppuration languissante ; — *Bellad.* et *Stramon.*, par la violence de la fièvre et du délire ; — *Rhus* et *Opium*, par la torpeur générale et le coma ; — *Arnica* et *Arsen.*, par les symptômes asphyxiques et la lenteur de la circulation capillaire à la peau avec teinte noirâtre ; — *Arsen.* et *Phosph.*, par la diarrhée, le refroidissement et les hémorrhagies ; — *Lachesis* et *Phosph.*, par les hémorrhagies et le gonflement œdémateux. — *Arsen.* correspond aux symptômes d'ataxie, de putridité, de gangrène, — et *Sulfur* à la marche trop lente de la maladie, lorsqu'elle paraît être stationnaire.

Le danger provenant de l'interruption des fonctions de la peau est conjuré par l'aération du malade : on soulève fréquemment les couvertures de son lit, on ouvre les fenêtres de sa chambre, on met l'air pur en contact avec la peau, pendant quelques instants, plusieurs fois par jour; c'est d'ailleurs un excellent moyen d'exciter une réaction qui empêche les pustules de s'affaisser ou de rester stationnaires. Dans les cas graves de rétrocession, il n'y a peut-être pas de moyen plus efficace pour développer cette réaction que l'emploi du drap mouillé avec de l'eau froide, appliqué avec méthode. Enfin on fait lever tous les jours le malade durant quelques heures, dès que l'éruption s'est complétée. En outre, on l'alimente avec des bouillons et des potages nourrissants, sitôt que la fièvre se calme.

(Bien que la vaccine soit le meilleur préservatif de la Variole, il ne faut pas négliger l'usage du *Vaccinium* à titre de préservatif en temps d'épidémie. — Ce médicament s'est aussi montré plusieurs fois curatif de la variole; sous son influence, la maladie déclarée a été bénigne et sans gravité.)

Vaccine. — On peut vacciner un enfant dès le troisième mois. Si on le faisait plus tôt, on s'exposerait à un érysipèle grave. Le vaccin doit être pris sur un enfant sain, à une pustule de sept à huit jours. Du 3e au 4e jour de la vaccine, on observe une papule à l'endroit de la piqûre; le 6e jour, il s'y forme une vésicule qui grossit, devient ombiliquée, suppure, et parvient à son plus haut degré de développement au 8e jour. Le bras de l'enfant est douloureux; il survient un peu de fièvre; après quoi la pustule vaccinale se dessèche, tombe et laisse une cicatrice concave indélébile.

L'affaiblissement de la puissance préservatrice du vaccin paraît avoir été démontré; et l'on a recommandé d'y remédier par la revaccination tous les cinq ou six ans, en renouvelant le vaccin sur la vache.

Varicelle. — Caractérisée par des pustules arrondies, non ombiliquées. Le mouvement fébrile précède l'éruption de un ou deux jours. Cette éruption est généralement discrète, parcourt son évolution en sept ou huit jours et n'offre pas de danger. Cependant elle a plus d'une fois sévi épidémiquement et d'une manière maligne sous le nom de Varioloïde.

TRAITEMENT. — *Aconit,*, contre les frissons et la fièvre ; — *Bryonia*, contre le mal de tête et le retard de l'éruption ; — *Ipeca*, contre les vomissements ; — *Rhus* et *Thuya*, dans la période éruptive ; — *Hepar sulf.*, dans la période de suppuration. — *Hydrastis* est usité en Amérique dans tout le cours de la maladie.

Urticaire. — Caractérisé par des papules blanchâtres accumulées çà et là et formant des nodosités. L'éruption se fait au début d'un mouvement fébrile aigu accompagné d'anxiété, de vomissements et de céphalalgie. L'éruption fait cesser ces accidents et se complète en quelques minutes, pour disparaître avec la même rapidité. Elle reparaît ordinairement plusieurs fois en un jour ou plusieurs jours de suite. Pendant l'éruption, la peau est le siége d'ardeur et de prurit.

TRAITEMENT. — *Apis mel.* suffit dans la plupart des cas, et dans ceux où les papules s'accompagnent de gonflements œdémateux ; on préfère *Dulcamara* si les pustules sont roses et sensibles ; *Antimon. crud.*, si la chaleur du lit les rappelle avec le prurit. — On donne *Arsen.* si l'éruption se répète, surtout par périodes de plusieurs mois (on a aussi conseillé *Urtica urens* et *Astacus fluviatilis*).

L'urticaire a reçu aussi le nom de *fièvre ortiée*. Ii est quelquefois un symptôme de la goutte, et se reproduit de loin en loin, souvent chaque année ; *Causticum* est en ce cas un excellent adjuvant du traitement ; on le donne encore suivi de *Calcar. carb.* quand l'éruption s'est dissipée. L'urticaire est aussi une manifestation de la dartre ou de la scrofule : *Arsen.* et *Rhus* sont plus particulièrement adaptés à l'urticaire dartreux avec papules plus petites et plus pruriteuses, et auréoles rouges ; *Merc. sol.* et *Sulfur*, à l'urticaire scrofuleux dont les papules sont grandes et avec peu de prurit.

Érythème noueux. — Caractérisé par des papules grosses et rouges, dont l'éruption est accompagnée de douleurs articulaires. Il se comporte à peu près comme l'urticaire, est souvent irrégulier et plus ou moins chronique ou à éruptions fréquentes, et constitue une manifestation de la scrofule, chez les enfants.

Traitement. — *Bellad.* et *Apis mel.* répondent à tous les symptômes. Si les douleurs articulaires prédominent ou persistent, *Rhus* et *Thuya* sont indiqués. Lorsqu'il est une manifestation de la scrofule, *Puls.* et *Merc. s.* alternés sont préférables. On administre quelques doses de *Sulfur* et de *Grap.* intercalairement.

2ᵉ CLASSE

MALADIES PESTILENTIELLES

Caractérisées par la contagion et la gravité. Les unes sont épidémiques; ce sont : la *peste*, le *choléra*, le *typhus*, la *grippe*. Les autres sont endémiques ; ce sont : la *suette* et la *fièvre jaune*.

PESTE.

Caractérisée par la rapidité de sa marche et par des *bubons*, c'est-à-dire par l'inflammation des glandes ou ganglions lymphatiques. Dans toute épidémie de peste, l'on observe des cas légers, des cas foudroyants, et des cas où la maladie revêt sa forme commune avec fièvre très-aiguë, *bubons*, malignité et gangrène.

TRAITEMENT. — *Merc. solub.* alterné tantôt avec *Bellad.*, tantôt avec *Bryonia*, paraissent les mieux indiqués par le genre de fièvre et les bubons, mais il faut les donner au début. — Plus tard, *Arsen.* s'adapte aux symptômes malins ou ataxiques ; — *Opium* et *Arnica*, aux phénomènes cérébraux ; — *Lachesis* et *Phosph.*, aux phénomènes putrides et

hémorrhagiques ; — *Arsen.* et *Carbo veg.*, aux symptômes asphyxiques et adynamiques.

CHOLÉRA ASIATIQUE.

Caractérisé par des crampes, par des selles et
des vomissements d'un liquide aqueux mêlé de
petits grumeaux blancs, par l'affaissement gra-
duel et rapide du pouls, par l'*algidité* ou refroidissement de tout le corps, et par la *cyanose* ou teinte
bleuâtre et noirâtre de la peau. Le choléra se montre
sous les formes bénigne, commune et ataxique.

Dans sa forme bénigne, il constitue la *cholérine*, caractérisée par l'anorexie, la tension du
ventre, des selles le plus souvent aqueusés. Ce choléra bénin peut durer plusieurs jours ou plusieurs
semaines ; lorsqu'il se prolonge ainsi, il survient
du ballonnement du ventre, des crampes fugaces,
de l'accablement et des selles aqueuses.

Dans la forme commune, la prostration survient
rapidement, avec crampes musculaires, vomissements et selles caractéristiques, algidité, cyanose,
douleur brûlante à l'épigastre, disparition du pouls
et asphyxie.

Dans la forme ataxique, la maladie a une marche
irrégulière ; l'ataxie se montre promptement ; les
vomissements ou les selles, et quelquefois les uns
et les autres, cessent par intervalles, ou se produisent tardivement, ou ne se produisent pas du tout,
car le choléra est quelquefois foudroyant.

Traitement. — La cholérine exige l'emploi de
Ipeca contre les selles et les vomissements de matières bilieuses (quelques-uns emploient *Croton
tiglium*); — *Veratrum*, contre les selles et les vomissements aqueux. — *Veratrum* répond, dans
tous les cas, aux selles aqueuses, fréquentes, involontaires ou très-promptes; — *Phosph. ac.*, aux selles
aqueuses et un peu bilieuses et au ballonnement du
ventre. — Dès qu'un amendement s'est produit, on
administre *Cuprum;* on l'administre aussi intercurremment ; et, si la maladie se prolonge, on l'alterne avec *Veratrum.*

Dans les autres formes du choléra, *Cuprum* et
Veratrum alternés sont les principaux médicaments ; on les administre dès le début, de cinq en
cinq minutes. — *Arsen.* devient nécessaire contre
la douleur brûlante à l'épigastre, la soif inextin-
guible, l'angoisse et le progrès de l'algidité et de
la cyanose. — *Carbo veg.* répond à la disparition
du pouls, à l'haleine froide, à l'algidité, à la cyanose,
à l'asphyxie, à la mort apparente. — On revient à
Cuprum si les crampes se reproduisent ou prédominent, et à *Veratrum* s'il y a réapparition ou
fréquence des selles et des vomissements.

Dans la forme ataxique, lorsque les selles ou les
vomissements ne sont pas encore prononcés, ou
sont suspendus, ce que l'on appelle *choléra sec,*
on obtient des guérisons qui tiennent du prodige
par l'usage du camphre dissous dans l'alcool, ou
Esprit de camphre, à la dose de cinq à six gouttes
sur un petit morceau de sucre, introduit toutes les

deux à cinq minutes dans la bouche du malade, qui doit le mâcher et l'avaler avec sa salive. On en répète les doses pendant vingt minutes et même plus longtemps. Ce médicament a pour effet d'éteindre les symptômes ataxiques ou malins, et de provoquer une prompte réaction, caractérisée par le retour de la chaleur et par une sueur bienfaisante suivie d'un sommeil réparateur.

Lorsque la maladie est vaincue, la *réaction* se déclare ; elle est d'autant plus vive que la maladie a été plus grave ; mais elle est toujours moins violente chez les malades qui ont été traités homœopathiquement ; chez eux aussi, la durée de la maladie est fort abrégée, et les forces renaissent promptement dans une convalescence incomparablement plus courte. La réaction se prononçant, on donne : *Opium*, s'il y a engourdissement comateux ; — *Arnica*, s'il y a également torpeur cérébrale, mais avec quelques vomissements, ou chaleur âcre et incommode ; — *Aconit.*, si le pouls est fréquent avec de la dureté, et s'il y a céphalalgie ; — *Bryonia*, s'il y a oppression, ou point de côté, céphalalgie, chaleur âcre ; — *Hyosciamus*, si les urines restent supprimées ; — *Nux vom.*, s'il y a simplement dysurie ; — *Secale cor.*, si les selles sont encore décolorées et non bilieuses. — Enfin, à mesure que le mouvement fébrile se développe, on a recours à *Aconit.*, s'il est violent et si la peau tarde à devenir moite ; à *Belladona*, s'il y a du délire ; à *Bryonia*, s'il y a point de côté ou toux et oppression ; à *Nux vom.*, s'il y a constipation.

Il est d'observation que l'usage de *Cuprum* et de *Veratrum* alternés préserve très-ordinairement du choléra. C'est par un esprit d'innovation mal entendu que quelques médecins ont conseillé l'*Esprit de camphre* comme préservatif de cette maladie. L'esprit de camphre possède une autre propriété parfaitement constatée : c'est de faire avorter le choléra dès son début, avant que les selles et les vomissements se soient établis, alors que le malade est en proie à la frayeur que lui inspirent les crampes et les malaises qu'il ressent. L'*Esprit de camphre*, administré comme il est dit plus haut, dissipe ces crampes et ces malaises, fait même cesser les premières déjections, ranime les forces déjà abattues, et excite une chaleur restaurante suivie de sueur et de sommeil, signes certains de la guérison.

L'expérience la plus complète a prouvé, dès la première apparition de cette maladie, en 1832, que le traitement arrêté dès cette époque et signalé ici répondait parfaitement aux symptômes caractéristiques, et jouissait d'une efficacité qui ne s'est jamais démentie. Ce fait, remarquable dans les fastes de l'art de guérir, fait regretter de voir quelques médecins homœopathes proposer des médicaments nouveaux qui ne sont pas sanctionnés par la clinique.

TYPHUS.

Caractérisé par la stupeur avec délire (*typho-manie*), par une éruption de taches ecchymotiques ou pétéchiales qui se montrent du quatrième au cinquième jour, et par une durée plus longue que celle des autres maladies pestilentielles. C'est le *typhus fever* des Anglais, la *fièvre pétéchiale* ou la *fièvre des camps* des auteurs. Suivant que prédominent la chaleur fébrile, les symptômes cérébraux, les hémorrhagies et les affections putrides ou gangréneuses, on reconnaît les formes commune, nerveuse, hémorrhagique et gangréneuse du typhus.

TRAITEMENT. — Dès le début : *Ipeca, Arsen.;* — dans l'ardeur de la fièvre : *Belladona, Rhus;* — dans le délire violent : *Stramon.;* — dans le coma ou l'insomnie continuelle : *Opium* et *Coffea ;* — dans la tympanite, la prostration, la putridité : *Arsenic.* et *Sulfur ;* — dans l'état asphyxique avec refroidissement : *Carbo veget.;* — dans les inflammations gangréneuses : *Secale cor.* et *Arsenic.;* — dans les hémorrhagies : *Phosph. acid.*

La convalescence est laborieuse et exige, indépendamment des soins minutieux dans le choix et l'usage des aliments, *China*, contre la faiblesse générale et les oscillations du pouls; — *Phosph. ac.,* contre les flatuosités et la diarrhée; — *Sulfur*, contre le recouvrement trop lent des forces.

Nota. — La maladie connue sous le nom de *Typhus à rechute,* depuis une épidémie qui ravagea Breslau, ne s'est pas reproduite ailleurs. C'est une fièvre qui procède par accès de quatre à sept jours, séparés par plusieurs jours d'apyrexie complète. On la distingue du *Typhus fever* en ce qu'elle ne présente ni éruption ni lésions, et de la fièvre intermittente en ce qu'elle n'est en aucune manière modifiée par le sulfate de quinine. Le Dr Jousset conseille *Aconit.* au début, puis *Baptisia tinctoria* pendant toute la durée de la fièvre.

GRIPPE.

Caractérisée par l'inflammation de la membrane muqueuse des voies respiratoires. Elle a reçu une foule de noms : *influenza, follette, cocote, petite peste, bronchite épidémique, pneumonie catarrhale et contagieuse.* Certaines épidémies de grippe sont très-bénignes et se réduisent à un rhume; d'autres sont très-meurtrières et revêtent une forme maligne caractérisée par la prostration, l'ataxie et diverses affections propres à chaque épidémie, principalement des lésions pulmonaires, le coma, la gangrène.

Traitement. — *Merc. sol.* et *Sulfur,* contre le malaise, la courbature, la fièvre du début; — *Aconit.* et *Merc. sol.,* fièvre intense; — *Ipeca* et *Merc. sol.,* exacerbation fébrile vespertine ou nocturne; — *Bryonia* et *Ipeca,* bronchite, toux, oppression; —

Bellad., délire; — *Opium*, torpeur, coma; — *Tartarus emet.* et *Phosph.*, difficulté d'expectorer, accablement; — *Arsen.* et *Phosph.*, subdelirium, symptômes ataxiques. Dans la période de décroissance, l'on a souvent à traiter une *toux* rebelle.

SUETTE.

Caractérisée par l'anxiété, par des sueurs profuses et par des éruptions miliaires et vésiculeuses. Cette maladie a aussi été appelée *suette miliaire*. Elle est endémique dans plusieurs provinces de la France.

La suette débute presque toujours brusquement et durant la nuit, par une sueur abondante avec fièvre, oppression, anxiété. L'éruption se fait du troisième au quatrième jour. Nous l'avons observée dès le deuxième jour dans la grande endémie de Bernay en 1848. Cette éruption est toujours précédée d'angoisse, de syncopes, d'une sensation de pesanteur à l'épigastre, et toujours suivie de soulagement. Elle se répète ordinairement plusieurs fois dans l'espace de quinze jours, durée fréquente de la maladie, et chaque fois on observe l'aggravation des symptômes. Les sueurs ne cessent qu'avec la fièvre, et la desquamation se fait par plaques. Quelquefois la maladie est bénigne, sans anxiété notable, et d'une durée de trois à quatre jours. D'autres fois, elle est maligne; alors, au milieu d'une bénignité apparente, surviennent tout à coup des vomissements, des syncopes, le coma et même la mort, si l'éruption ne se produit pas. Dans quelques cas, les syncopes continuelles (*état syncopal*) aggravent la situation du malade.

TRAITEMENT. — *Aconit.* et *Ipeca*, au début; on doit les alterner et ne point insister sur leur emploi au delà de quelques heures ou d'une demi-journée. — *Merc. sol.* à leur suite convient mieux au genre de fièvre, aux éruptions et aux sueurs excessives; — *Sambucus* est un médicament essentiel contre les sueurs profuses, l'oppression, l'angoisse; — *Coffea cr.* répond plus particulièrement à l'angoisse avec insomnie, palpitations; — *Arsen.* répond aux mêmes symptômes, à la soif excessive et à la malignité; — *Coffea* est conseillé pour faciliter l'éruption, ou la rappeler si elle a disparu, et pour relever les forces; — *Coffea* et *Arsen.* répondent à l'état syncopal.

FIÈVRE JAUNE.

Caractérisée par une fièvre ardente, par des vomissements et par des hémorrhagies. Cette maladie, propre aux Antilles et au Mexique, y est appelée *vomito negro*. Elle est tantôt bénigne, tantôt foudroyante et maligne, tantôt de forme commune. Sous cette forme, sa durée est de plusieurs jours, pendant lesquels elle se développe avec tous ses symptômes. Les individus de la race nègre en sont exempts. Elle n'attaque que les blancs, et surtout les Européens non acclimatés.

TRAITEMENT. — *Aconit.* et *Bellad.* répondent à la

première période. — *Ipeca* vient ensuite et s'adapte surtout aux vomissements ; mais dès qu'ils deviennent noirs, mélaniques, c'est-à-dire composés de sang noir, altéré, il faut administrer *Arsen.* et *Phosph.*, qui d'ailleurs correspondent mieux aux symptômes malins. — *Lachesis* peut aussi remplir les mêmes indications ; il a été fort recommandé.

3ᵉ CLASSE

MALADIES CONSTITUTIONNELLES

Caractérisées par des lésions de divers genres, pouvant siéger dans diverses parties du corps. Ces maladies sont : la *scrofule*, la *dartre*, la *maladie hémorrhoïdale*, la *goutte*, le *rhumatisme*, la *syphilis*.

SCROFULE.

Caractérisée par des affections multiples du système lymphatique et des organes où il domine, et par la tendance de ces affections à la suppuration, à l'ulcération, à la chronicité, aux granulations, aux tubercules. On lui a donné aussi le nom vulgaire d'*humeurs froides*. La scrofule s'observe sous les trois formes : bénigne, maligne et commune [1].

La *forme bénigne* présente des affections superficielles de la peau, des glandes et des muqueuses. Ces affections ne suppurent pas toujours; elles disparaissent à la puberté et se reproduisent quelque-

1. Voyez l'excellente monographie du Dʳ Milcent : *De la Scrofule*. Paris, 1846.

fois plus tard, mais jamais avec un caractère de gravité. Elles impriment souvent aux autres affections et à diverses maladies une tendance à la chronicité et à la suppuration, d'où : catarrhes plus fréquents, plus longs, plus fluents; irrégularités de la menstruation ; engorgements glandulaires et viscéraux.

La *forme maligne* est constituée par des affections tuberculeuses graves : le *carreau*, la *tumeur blanche*, le *mal de Pott*, la *méningite tuberculeuse*, la *phthisie tuberculeuse*, la *maladie d'Addison*.

La *forme commune* présente le type de la maladie dans sa marche lente et dans ses affections ; on la divise en quatre périodes.

Première période. — Le plus souvent héréditaire, la scrofule débute chez l'enfant par des affections de la peau ou des muqueuses, avec accompagnement de ganglions et de flux muco-purulents (coryza, otite, diarrhée, écrouelles, adénites, croûtes de lait, favus).

Seconde période. — Elle succède de bonne heure à la première, ou se manifeste vers l'âge de la puberté, après un intervalle de santé plus ou moins long. Elle présente l'induration, la suppuration, le ramollissement, l'ulcération des glandes affectées ; des lésions cutanées plus tenaces et plus profondes, des phlegmasies muqueuses opiniâtres, récidivant très-facilement et se compliquant de granulations et d'ulcères; enfin des lésions des os avec caries et abcès froids.

Troisième période. — Elle commence quelquefois dès le bas âge et présente des affections des glandes, des os et des viscères avec matières tuberculeuses.

Quatrième période. — Elle est marquée par la cachexie avec flux colliquatifs, suppurations, collections séreuses, apathie morale, faiblesse universelle, fièvre hectique.

Traitement. — La prédisposition héréditaire à la scrofule peut être prévenue par le *traitement prophylactique,* ou guérie par le régime et les soins hygiéniques. La scrofule est la maladie qu'on peut le plus facilement modifier. C'est surtout dans le jeune âge, et durant les intervalles de santé, que l'on doit employer les ressources de la gymnastique et de l'exercice en plein air, soumettre les malades à l'influence du soleil, des voyages, des stations dans les pays plus chauds et des émanations de la mer; les bains de mer, les eaux minérales, une habitation sèche et chaude, une alimentation restaurante sont d'un grand secours; le lait et un régime végéto-animal conviennent dans la seconde enfance. C'est chez les scrofuleux adultes que l'on peut plus utilement conseiller le régime animal, l'usage du vin, du café, des épices, les fruits et les végétaux herbacés, à l'exclusion des farineux non fermentés.

Dans le traitement, les médicaments s'adressent

à la forme et au fond de la maladie. Les médicaments indiqués contre ses diverses formes, c'est-à-dire contre les affections qui constituent ses manifestations, trouvent leur place aux articles : *érythème, prurigo, lichen, psoriasis, eczéma, ecthyma, croûtes de lait, lupus, engelures, orgelet, coryza, ozène, otorrhée, fluxions, suppuration, blépharite, pharyngite, balanite, vaginite, bronchite, conjonctivite* granuleuse ou non, *écrouelles,* inflammation, induration, hypertrophie des ganglions et des glandes (*adénites*), *carie, spina ventosa, abcès froids, tumeurs* à la peau et des viscères, *péritonite, pleurésie, méningite, phthisie* tuberculeuses, *maladies de Pott, de Bright, d'Addison, diarrhées, flux colliquatifs.*

Pour les médicaments adaptés à la maladie en elle-même, et dans son expression de fond ou générale, ils dominent la thérapeutique de ses affections, en ce sens qu'on doit les employer par intervalles indépendamment de ceux qui s'adressent plus particulièrement à ses affections et à ses lésions.

Nous considérons *Sulf.* et *Calc. c.* comme les médicaments essentiels de la scrofule, dans le jeune âge. Nul ne peut les suppléer, et ils peuvent suppléer la plupart des autres, soit qu'on les administre successivement, soit qu'on les alterne. Viennent ensuite : *Merc. s., Silicea* et *Phosph.*, dont l'action sur la vie végétative et sur les systèmes osseux et glandulaire est congénère. *Iodium* convient lorsque la tendance à l'affection des glandes se prononce, avec amaigrissement et boulimie, ou avec disposition à la tuberculisation. *Aurum*, *Arsenicum* et *Hydrastis Canadensis* sont aussi d'un très-grand secours, même dans la période ultime. Enfin, l'expérience signale comme de puissants moyens de guérison , contre l'état de cachexie scrofuleuse, des voyages et le séjour au bord de la mer, dans une contrée plus méridionale que celle habitée par le malade, les bains de mer avec addition des eaux-mères des salines, comme au Croisic, les eaux minérales sulfureuses et chlorurées. Le changement complet de régime et de genre de vie est l'auxiliaire important de ces grands moyens de reconstitution.

DARTRE.

Caractérisée par des affections cutanées et des affections internes en rapport d'alternance, et par une marche lente à longues périodes. Cette maladie est héréditaire, mais non contagieuse.

Il est vrai de dire qu'on distingue difficilement les affections de la dartre de celles qui appartiennent à la goutte, à la scrofule, à la syphilis. Les contradictions que l'on rencontre dans les ouvrages des principaux dermatologues sont peu propres à éclairer le diagnostic, lors même qu'on se contenterait de diviser les dartres en sèches et en humides. Cependant nous avons essayé, d'après Bazin, de donner dans le chapitre des *affections de la peau* les caractères distinctifs des divers éléments éruptifs de la dartre, de la goutte, de la scrofule et

de la syphilis. De plus, en décrivant les *constitutions morbides*, nous avons établi les signes de la
constitution dartreuse. Ce sont là tout autant de
moyens de diagnostic qui aideront à déterminer la
nature de chaque affection cutanée.

On assigne quatre formes à la *dartre*. 1° La
forme bénigne : affections cutanées légères, disparaissant facilement et laissant au malade de longs
intervalles de santé. 2° La *forme larvée* : absence
d'affections cutanées ; elles sont remplacées par des
affections internes : dyspepsie, coryza, catarrhes,
inflammations granuleuses, névralgies... La nature
de ces affections est décelée par la constitution du
sujet et par l'existence d'aphthes et d'éruptions de
papules, de vésicules, de granulations sur les membranes muqueuses. 3° La *forme anomale* : affections cutanées légères, disparaissant souvent pendant des années pour être remplacées par quelque
affection des muqueuses ou du système nerveux.
Cette forme est tantôt bénigne, tantôt grave et se
terminant par l'affection d'un viscère essentiel à la
vie. 4° La *forme commune*, type de la maladie. On
la divise en trois périodes, dans lesquelles l'éruption
dartreuse se caractérise toujours par des rougeurs
érythémateuses qui les entourent ou les avoisinent,
et par un prurit très-vif.

Première période. — Affections cutanées légères,
existant avec des affections internes bornées aux
muqueuses, ou alternant avec elles, les unes et les
autres ayant une marche aiguë ou subaiguë.

Seconde période. — Affections cutanées chroniques et plus variées, affections internes s'étendant aux viscères et aux nerfs, et s'accompagnant de granulations sur les muqueuses.

Troisième période. — Affections cutanées et internes chroniques, devenant simultanées et fixes et se généralisant, avec dégénérescences des lésions, quelquefois phagédénisme, et enfin cachexie dartreuse : fièvre hectique, insomnie, infiltrations séreuses, inflammations successives, affaiblissement progressif du malade, amaigrissement squelettique ; la mort survient dans une phlegmasie ultime ou dans une syncope résultat de la faiblesse et de l'anémie.

Traitement. — La prédisposition héréditaire doit être l'objet de soins particuliers. Les médicaments signalés au chapitre *Prophylaxie* trouveront dans le régime un adjuvant d'autant plus utile qu'il agira d'une manière plus constante sur l'ensemble de la constitution. Ce *régime* consiste en une alimentation mixte composée de laitage, de végétaux, de racines, de viandes blanches ou d'animaux jeunes ; il faut en exclure le vin et les alcooliques, le café, les substances épicées ; la vie doit être régulière et calme ; un climat tempéré est très-favorable.

Le traitement des diverses formes de la dartre est indiqué au chapitre des *affections de la peau.* Pour les affections internes, il en est question dans le cours de l'ouvrage. Les principales sont des *coryzas,* des *ophthalmies,* des *bronchites,* des *névral-*

gies, l'*asthme*, des *lésions* du foie, de l'estomac, des reins, le *prurigo* et des affections pruriteuses et suintantes du conduit auditif, de la vulve, de l'anus.

Trois médicaments principaux correspondent à la première période : *Sulfur*, *Causticum* et *Staphysagria*. Un prurit ardent, qui devient de plus en plus agréable à mesure qu'on se gratte et qui dégénère en vive cuisson, indique le premier. Le second répond au prurit qui est excité par la chaleur du lit et aux éléments éruptifs vésiculeux avec gonflement, inflammation, excoriations. Un prurit accompagné de sensation de brûlement le soir, de suintement séreux, chez des sujets dont la peau a une tendance marquée à s'enflammer et à suppurer, indique le troisième.

Le médicament essentiel de la deuxième période est l'*Arsenic*. Il répond surtout à des éléments éruptifs très-petits, papuleux et même vésiculeux, avec sécheresse et prurit brûlant. *Clematis erecta* convient dans les mêmes conditions, et aussi lorsque les éléments éruptifs plus volumineux, tels que vésicules et pustules, accompagnés de taches, occasionnent un prurit plus vif à la chaleur du lit et sont suintants. *Zinc.*, *Manganun car.* et *Silicea* agissent dans le même sens que les deux premiers. Les eaux minérales sulfureuses, arsenicales, silicatées, celles de Louèche, de Néris... sont d'un grand secours et remédient aux désordres internes, rappellent les affections à la peau et s'opposent à leur extension.

Dans la troisième période, *Sulf.*, *Ars.*, *Merc.*,

Canth. sont indiqués habituellement ; mais la grande variété des lésions et des affections appelle de nombreux médicaments propres à ces lésions et à ces affections. Quand la cachexie se prononce, *Stann.*, *China*, *Hydrastis Canad.* sont utiles contre les flux cartarrhaux et blennorrhéiques et contre les lésions. (*Cyclamen Eur.* a été fort utile en pareil cas et lorsque le prurit était universel.)

MALADIE HÉMORRHOÏDALE.

On lui donne aussi le nom d'*hémorrhoïdes*. Affection à l'anus caractérisée par des bourrelets, des gonflements variqueux, des tumeurs hémorrhoïdales.

La maladie hémorrhoïdale est caractérisée par les hémorrhoïdes et par des affections internes. Elle présente quatre formes : la *forme bénigne*, dans laquelle tout se borne aux hémorrhoïdes, tantôt simples et fluentes, tantôt sèches ou non fluentes, tantôt muqueuses, c'est-à-dire avec évacuation de mucosités ; la *forme anomale*, dans laquelle l'affection à l'anus est légère, mais avec prédominance des affections internes ; la *forme larvée*, dans laquelle l'affection à l'anus n'existe pas et est remplacée par des affections internes ; la *forme commune*, qui offre la réunion des manifestations régulières de la maladie, en trois périodes.

Première période. — Les hémorrhoïdes se montrent, avec une certaine périodicité, par attaques plus ou moins violentes ; les tumeurs hémorrhoïdales sont précédées de malaises et de coliques sourdes plus ou moins douloureuses; elles se tuméfient et sont le siége de douleurs souvent très-vives; puis survient un flux de sang ordinairement répété à chaque selle, et l'attaque prend fin après un ou plusieurs jours de durée. Dans les intervalles, les tumeurs hémorrhoïdales persistent plus ou moins affaissées, sous les noms de bourrelets et de *marisques*, et finissent par acquérir un certain volume habituel. Les affections internes sont encore peu prononcées et non continuelles ; elles consistent en chaleurs et ténesmes à l'anus, au col de la vessie, en [coliques sourdes, en selles incomplètes et répétées ou irrégulières, en céphalalgie occipitale, en vertiges, en accès d'hypochondrie.

Deuxième période. — Les attaques deviennent plus fréquentes; les hémorrhoïdes fluent habituellement et sont moins douloureuses ; les tumeurs se compliquent de petits abcès, de rhagades, de dégénérescences, de rétrécissements, de flux blennorrhéiques, d'inflammation chronique ; les affections internes se prononçant davantage, l'on observe : des congestions répétées ou chroniques sur le cerveau, le foie, les reins ; des phlegmasies des muqueuses et des viscères ; des engorgements du foie et de la prostate ; des hémorrhagies diverses ; des névroses ; des névralgies ; ces affections reviennent d'abord par intervalles en alternant avec les hémorrhoïdes, puis elles s'établissent pour ne plus disparaître.

4.

Troisième période. — La permanence de ces affections détermine l'insomnie, la dyspepsie, la faiblesse, l'amaigrissement, la consomption et une cachexie remarquable par l'anémie progressive au milieu de pertes de sang presque continuelles [1].

TRAITEMENT. — *Nux vomica* et *Sulfur* sont les deux médicaments principaux des souffrances hémorrhoïdales et des affections internes en général. En outre : *Apis mel.* répond à un gonflement excessif et aux douleurs brûlantes, intolérables ; — *Arsen.*, aux douleurs brûlantes et à la dégénérescence des tumeurs ; — *Carbo veget.* et *Muriat. ac.*, aux douleurs persistantes ainsi qu'à la torpeur des hémorrhoïdes tuméfiées; — *Calcar. carb.*, aux flux de mucosités simples ou mêlées de sang, aux vertiges, à la céphalalgie ; — *Lachesis*, aux souffrances opiniâtres et aux affections internes congestives ou hémorrhagiques ; — *Cantharis*, au ténesme de la vessie ; — *Graphites*, aux congestions sur le foie, avec selles insuffisantes et mucosités à l'anus ; en ce cas, *Carbo. v.* est aussi indiqué. — *Merc. sol.* et *Pulsat.* sont indiqués par l'inflammation des tumeurs avec flux muco-sanguinolent; — *Secale cor.* et *Graphites*, par les coliques et le flux de sang faible, difficile, douloureux; — *Capsicum an.*, ainsi que *Arsen.* et *Nux vom.*, par les douleurs lancinantes et les coliques sourdes; — *Stramon.* et *Sabina*, par un flux de sang très-abondant avec caillots et ténesmes ; — *Phos.*, par la persistance de ce flux;

1. Voyez Frédault, *Des Hémorrhoïdes*. Paris, 1868.

— *Secal. cor.* et *Hamamelis*, par le flux de sang abondant et indolore. On a conseillé ce dernier médicament et *Æsculus hippoc.* contre toutes les souffrances hémorrhoïdaires, et *Podophyllum pellatum* contre les hémorrhoïdes avec chute du rectum. Nous traiterons ailleurs des *fluxions* hémorrhoïdales, de la *chute* du rectum, des *fissures* à l'anus.

Les formes anomale et larvée présentent une foule d'affections fluxionnaires et phlegmasiques du foie, de la prostate... se rapportant aux articles *congestion* et *fluxion*. Leur diagnostic est facilité par la connaissance de la *constitution* hémorrhoïdaire, par le commémoratif et par les dispositions héréditaires. La cachexie réclame l'habitation sous un climat sec, à l'air maritime, l'usage de bains avec les eaux-mères des salines et un régime purement végétal. Un empirique que nous avons connu soumettait avec des succès étonnants, les malades parvenus à cette période de la maladie, au régime composé de raisins, d'oignons crus, de poireaux et de cresson.

Le régime convenable aux hémorrhoïdaires consiste dans la vie active, les voyages, l'exercice en plein air, une alimentation végétale plus qu'animale, la frugalité, la sobriété.

GOUTTE.

Caractérisée par l'affection des petites articulations et surtout de celle du gros orteil, par des attaques de douleurs et de fluxions sur ces articulations (*arthrites goutteuses*), par des *métastases* faciles, c'est-à-dire par le transport de ces douleurs et de ces fluxions sur d'autres organes que ceux où elles siégent et qu'elles abandonnent rapidement ; enfin par une marche lente avec attaques plus ou moins périodiques et surabondance d'acide urique dans les urines.

La goutte est quelquefois irrégulière, sans arthrites ni fluxions externes, mais avec des douleurs vagues et des congestions ou fluxions internes : c'est sa *forme anomale ;* d'autres fois, les affections et les fluxions internes existent seules : c'est sa *forme larvée ;* dans d'autres cas, les métastases ou déplacements de fluxions se font sur des organes importants ou avec un appareil de symptômes graves : c'est sa *forme maligne ;* souvent la goutte est chronique dès le début, et les fluxions internes ou externes sont moins aiguës, moins douloureuses : c'est la forme chronique ; souvent encore, la goutte est également chronique, mais il se forme sur les surfaces articulaires des *tophus*, des *concrétions*, c'est-à-dire des dépôts de sels calcaires, qui en altèrent les contours et les mouvements : c'est sa *forme noueuse.* Dans un grand nombre de cas, les fluxions sont légères, peu durables et rares : c'est sa *forme bénigne ;* enfin, quand la goutte affecte les petites articulations par attaques périodiques et en suivant une marche lente et régulière, elle revêt sa *forme commune,* dont l'évolution comprend trois périodes.

Première période. — Les attaques commencent
par le gros orteil, se composent de plusieurs accès
de fluxion avec douleur, et se terminent en quatre
ou cinq jours. Il se produit ensuite des fluxions
sur les autres articulations, souvent sur plusieurs
à la fois. Ces attaques sont accompagnées de sueurs,
d'urines sédimenteuses, de divers symptômes fébriles, gastriques et nerveux.

Deuxième période. — Les attaques se rapprochent
et deviennent moins aiguës ; les arthrites s'éterni-
sent ; les dépôts tophacés déforment les articulations ; les affections internes, telles que phlegmasies muqueuses et viscérales, névralgies, gravelle,
s'établissent ; et diverses affections cutanées se
produisent.

Troisième période. — La nutrition s'altère, le
malade s'affaiblit, et il finit par succomber à quelque
inflammation métastatique, à quelque lésion viscé-
rale, à une apoplexie ou au progrès de la cachexie.

Traitement. — Les prédispositions héréditaires
sont modifiées par le régime végétal, le travail normal, les exercices corporels poussés jusqu'à provoquer la sueur. Lorsque des névralgies, des affections gastriques ou cutanées, des fluxions et des
métastases décèlent la maladie chez des sujets
de *constitution goutteuse,* on choisit parmi les
médicaments désignés ailleurs contre ces affections
ceux que nous allons signaler, et en outre : *Calc. c.,
Sulf., Caustic., Lycopod., Kali hydriod., Nux v.,*

Puls., pourvu qu'ils soient aussi indiqués par les symptômes.

Durant es attaques, contre la fluxion au gros orteil et les autres arthrites : *Arnica* et *Sabina ;* — si la rougeur est unie, avec teinte rose, luisante, et aggravation de la douleur par le mouvement : *Bryonia ;* — en ce cas, *Phosph. ac.* correspond à l'aggravation de la douleur par le toucher (et aussi *Asarum Europ.*) ; — dans l'état sub-aigu, avec grande sensibilité de l'articulation au moindre contact : *China*, d'abord seul, puis alterné avec *Sulfur ;* — s'il y a frilosité, défaut d'appétit, selles faciles, ou grande facilité des fluxions à se déplacer : *Pulsat.* ; — s'il y a constipation, frissons et mouvement fébrile, symptômes gastriques : *Nux vom.* ; — s'il y a sueurs faciles, douleurs multiples : *Rhus* et *Tart. emet.* La métastase, ou le transport d'une arthrite goutteuse sur un organe important, exige l'emploi des médicaments propres à cette affection (*méningite, péricardite, gastrite....*), et, en outre, de *Sabina*, qui est apte à rappeler la fluxion sur l'articulation ; on y applique en même temps un sinapisme ou quelque autre rubéfiant.

Dans l'intervalle des attaques, on donne *Bryon.* et *Merc. sol.* pour dissiper le reste des fluxions avec sensibilité ; — *Merc. sol.* et *Bellad.*, contre les reliquats de phlegmasies muqueuses avec mouvements congestifs ; — *Calc. carb.*, contre l'anorexie, les vertiges, ou les pesanteurs de tête ; — *Colchic. aut.*, contre les douleurs musculaires avec sensibilité au toucher ; — *Ledum palustre*, contre les nodosités aux doigts avec douleurs déchirantes (*Bromum* contre les nodosités indolentes); — *Causticum* et *Thuya*, contre les raideurs et les rétractions musculaires (on a conseillé aussi : *Ruta*, *Guaiacum*, *Kali bichromicum*, *Caulophyllum* et *Rhododendron*). Le Dr Jousset a trouvé très-utile *Ledum palustre* contre des états habituels de souffrances goutteuses ; il faut y joindre la persistance du gonflement du gros orteil.

La sobriété, la vie laborieuse, un régime frugal et sobre, les boissons aqueuses, le lait en abondance, quelquefois le café, sont les meilleurs moyens accessoires. Il n'est pas exact de dire que les acides, les fruits acides soient toujours contraires aux goutteux. Il ne l'est pas davantage d'exagérer le rôle favorable des alcalins dans leur traitement. Les transformations opérées par la chimie vivante sont souvent le contraire de ce que l'on suppose.

RHUMATISME.

Caractérisé par la congestion et l'inflammation des articulations et des membranes séreuses, par l'absence de suppuration, par la mobilité de ces inflammations et de ces congestions avec métastase ordinairement sur le cerveau, sur le cœur. Cette maladie peut exister avec une fièvre légère et se borner à une articulation : c'est la *forme bénigne ;* avec une fièvre violente et affection simultanée ou successive de plusieurs articulations : c'est la *forme commune ;* avec prédominance de l'affection des membranes séreuses soit du cœur, soit de la poitrine, du cerveau, de l'abdomen : c'est la *forme irrégulière* ou anomale; avec l'absence de fièvre et la chronicité des affections ou fluxions : c'est la *forme chronique.*

Le rhumatisme de *forme bénigne* a une durée de 3 à 10 jours. Dans sa forme anomale, sa durée dépend des affections internes souvent graves qui précèdent les arthrites ou leur succèdent par métastase. Parmi ces affections, l'*endocardite* est sinon la plus grave, du moins la plus tenace. Dans sa forme commune, sa durée n'est pas moindre de deux septenaires; elle est quelquefois de six semaines ; lorsqu'il n'affecte qu'une articulation, les phénomènes locaux sont plus intenses et la fièvre plus ardente; l'arthrite est aussi plus grave, peut se prolonger plusieurs mois et produire des désordres permanents dans l'articulation.

Cette maladie débute tantôt brusquement par des frissons, tantôt après des prodromes de deux ou trois jours pendant lesquels on observe la prédominance de la sensation de froid et des douleurs articulaires. Dès le début, la fièvre est violente et bientôt accompagnée de sueurs abondantes et continuelles. Les articulations se prennent successivement au milieu du redoublement de la fièvre, qui, du reste, décroît le 4e ou le 5e jour.

TRAITEMENT. — L'alternance de *Bryon.* et de *Merc. sol.* nous a toujours donné des résultats supérieurs à ceux de *Aconit.*, qui n'est tout au plus indiqué qu'à l'invasion. *Ipeca* est plus homœopathique aux symptômes du début lorsqu'il y a des nausées et des frissons pendant la fièvre. — *Bryon.* et *Merc. sol.* répondent dans la plupart des cas à ce genre de fièvre et aux phénomènes concomitants. — Dès que les articulations se prennent, il est bon de substituer *Rhus* à *Bryon.*; mais *Merc. sol.* répond à la fièvre et aux sueurs de telle manière qu'il doit constituer le fond du traitement. — *Calc. c.* est un médicament important; il convient quand, après plusieurs atteintes successives des articulations, la sueur persiste, et que le malade éprouve de l'anxiété, des mouvements congestifs à la tête et un sentiment de froid intérieur ou des frissons fréquents malgré la fièvre. — La mobilité des arthrites indique *Pulsat.* Les douleurs articulaires persistant après la résolution de la fluxion appellent *Colchic. aut.*, surtout si les douleurs s'étendent aux muscles ou au cœur. *China* lui serait préférable chez les malades épuisés par l'abondance des sueurs, si l'urine est rare, sédimenteuse et blanchâtre.

Nous n'interdirons pas l'usage des tisanes, comme le faisait Roucher à Montpellier, mais nous recommanderons d'en donner aussi peu que possible, surtout après les cinq ou six premiers jours. L'abondance de ces liquides tièdes contribue à entretenir la sueur, qui est devenue inutile ou une cause d'affaiblissement, et qui d'ailleurs rend la surface cutanée plus impressionnable.

NÉVRALGIES CHRONIQUES OU RHUMATISMALES.

Douleurs fixes dans les membres : *Bryon.* et *Rhus* alternés.

Douleurs erratiques : *Pulsat.* et *Colchicum.*

Douleurs profondes, comme dans les os, *Ignatia.*

Douleurs du tronc, s'étendant aux membres avec raideur et endolorissement, ou par secousses : *Lycopod.* (et *Jatropa curcas*).

Douleurs par accès irréguliers, débutant par de la chaleur et se terminant par de la sueur : *Tarentula, Ipec.* et *Arsen.*

Douleurs avec endolorissement de la partie : *Hamamelis* et *Apis mel.*

Douleurs qui s'aggravent durant la nuit, surtout si elles s'étendent à la tête : *Thuya* et *Nitri acid.*

Douleurs aggravées ou rappelées par la moindre impression d'air froid : *Phosph.* et *Calcar. carb.*

Douleurs réveillées par le froid humide : *Dulcamara, Rhus* et *Pulsat.*

Douleurs aggravées la nuit, avec contractions ou raideurs musculaires : *Merc. sol.* et *Lycopod.*

Douleurs mobiles chez les personnes faibles, lymphatiques : *Sepia* et *Pulsat.* (*Gelsemin.*)

Douleurs avec sensation de froid, de torpeur, et aggravation par le repos ou la chaleur : *Thuya.*

Douleurs aggravées la nuit ou par le mauvais temps, avec anxiété et tremblement du membre douloureux : *Veratrum.*

Douleurs aggravées au grand air, avec faiblesse,

raideurs et contractures musculaires : *Thuya, Causticum.*

Douleurs brûlantes, aggravées par le froid et soulagées par la chaleur : *Arsen.*

Douleurs aggravées par le moindre contact, lorsqu'il y a des sueurs faciles : *China.*

Douleurs avec torpeur de la partie, crampes, palpitations musculaires : *Nux vom.* et *Carbo v.*

Douleurs aggravées la nuit avec chaleur brûlante, agitation, inquiétude : *Chamom.* et *Spong.*

Douleurs intolérables, désespérantes : *Coffea crud., Chamom.*

Douleurs anciennes et opiniâtres : *Bellad.* et *Cuprum* alternés, puis *Bryonia* et *Sulfur.*

En outre, *Squilla* répond aux douleurs aggravées par le mouvement et soulagées par le repos ; *Verbascum*, aux élancements déchirants ; *Phytolacca.*, aux douleurs des membres qui se continuent dans une articulation...

Divers moyens domestiques, tels que l'application de briques chaudes, ou des applications alternativement chaudes et froides, sont souvent utiles. On s'est quelquefois trouvé très-bien de recouvrir de couches de *collodion* les parties affectées. Enfin le *massage* pratiqué avec persévérance offre une ressource précieuse.

SYPHILIS.

Caractérisée par la contagion d'individu à individu en contact dans les surfaces muqueuses, par des ulcérations, par des bubons ou inflammation des ganglions lymphatiques, par des lésions diverses de la peau, des glandes, des muqueuses, des viscères, des os. Cette maladie se présente sous quatre formes : la *forme bénigne*, quand la syphilis est limitée à des ulcérations ou chancres occupant la partie par laquelle s'est opérée l'infection, ou son voisinage ; la *forme maligne*, quand les chancres sont rongeants ou *phagédéniques*, avec infection générale aboutissant plus ou moins promptement à la cachexie ; la *forme héréditaire*, par transmission des parents à l'enfant ; on lui donne le nom de congénitale, lorsque l'enfant contracte la syphilis à sa naissance chez une mère infectée, et le nom de tardive lorsqu'elle se développe après la première enfance ou à la puberté ; enfin la *forme commune*, dont la marche présente quatre périodes :

Première période. — Elle comprend les affections dites accidents primitifs : engorgements glandulaires ou bubons et chancres ; le *chancre* est une ulcération qui apparaît d'autant plus promptement que le chancre infectant est plus primitif.

Seconde période. — Accidents secondaires ; ils présentent trois catégories : 1° les phénomènes généraux : malaises fébriles, *alopécie*, peau flasque, terne et sèche ; ces phénomènes se montrent après le premier mois de l'infection ; 2° les affections externes : éruptions cutanées ou *syphilides*, qui se

montrent après le second mois; elles sont caractérisées par des éléments éruptifs (*pustules*) plus
volumineux que ceux des autres maladies, par la
nuance rouge-brun du cercle inflammatoire, par
l'absence du prurit et par des *taches* cuivrées;
3° les lésions organiques avec *tubercules* et ulcérations. A ces trois catégories appartiennent les *plaques
muqueuses*, lésions consistant en la transformation
du chancre des muqueuses, qui s'étend, prend une
teinte rouge et s'élève en saillie granuleuse et
suintante.

Troisième période. — Accidents tertiaires : *rupia,
gomme, caries, nécroses, périostoses, contractures,*
lésions viscérales. Ces accidents ne sont plus con-
tagieux.

Quatrième période. — Accidents cachectiques :
fièvre hectique, amaigrissement et faiblesse énor-
mes, engorgement de tous les ganglions, *ulcères*
vastes et suppurants, douleurs *ostéocopes, dégénérescence* du foie et d'autres viscères, inflammations
ultimes. Cette *cachexie syphilitique* commence
quelquefois au bout de quelques mois, avec les
accidents tertiaires, d'autres fois beaucoup plus
tard; ils ont reçu le nom de consomption sèche.

Traitement. — Dans la première période, *Merc. s.*
suffit ordinairement; on l'emploie à la sixième dilution, quelquefois à la première ou la troisième trituration. Dans la seconde période, *Merc. s.* est encore
le médicament principal, ordinairement pendant

deux ou trois semaines (*Kali hyd.* vient après);
les accidents secondaires rebelles exigent la première où la troisième trituration de *Merc. cor.*, puis
Nitri ac. aux dilutions moyennes (*Kali hyd.* convient encore contre ces accidents lorsqu'ils s'éter-
nisent; on le donne aux mêmes doses que *Mercurius*). Dans la troisième période, *Iodi.* aux dilutions ordinaires et *Mercur. iod.* sont les meilleurs
médicaments. La quatrième période réclame l'emploi du *Merc. cor.* et ensuite de *Argent. fol.* et de
Aurum. (Nous avons eu parfois recours avec plein
succès à la potion aurifère du Dr Chrestien, de Montpellier : *Chlorure d'or*, 5 centigrammes. Eau distillée, 500 grammes. — Une cuillerée matin et soir.)

Tous ces médicaments et ceux qui nous restent
à signaler doivent être administrés avec persistance, chacun pendant une et plusieurs semaines.

Voici maintenant les indications particulières :
Chancre primitif, *Merc. s.* troisième trituration,
2 centigrammes deux fois par jour pendant quinze
ou vingt jours. — Bubon, *Merc. s.* de la même manière; s'il y a formation de pus, *Hep. s.*; induration,
Iod. (*Kali hydr., Carbo an.*). — Chancre induré,
Merc. cor. et *Iodi.*, puis *Sulfur* à dose interca-
laire. — Chancre phagédénique, *Arsenic.* et *Nitri
ac.*; si les bords sont calleux et pruriants, *Silic.*;
indurés et indolores, *Carbo v., Laches.* — Plaques
muqueuses, *Thuya* et *Nitri ac.* — Douleurs ostéocopes, *Nitri ac., Phosph., Thuya, Merc. cor.*;
Conium a été utile contre les douleurs ostéocopes
de la face, *Lycopod.* lorsqu'elles siégeaient au bras

(*Mezereum* au crâne). Abus antérieur du mercure,
Aurum f., *Hep. sulf.*, *Nitri ac.*

Il est souvent utile d'appliquer aussi sur les chancres et autres lésions, le médicament principal. On
le fait incorporer dans de l'axonge et on étend une
partie du mélange sur de la charpie fine, pour cet
usage extérieur.

On rapporte à la syphilis diverses lésions tuberculeuses et ulcéreuses de la peau, devenues rares
en Europe ; telles sont : le *Frambœsia*, le *Pian*, le
Sibbens, le *Yaws*, le *Radésygue*, le *Scherlievo*, le
Molluscum. Ces lésions ne se distinguent les unes
des autres que par la grosseur, l'étendue, la téna-
cité des nodosités, des ulcérations fongueuses, humides, sèches, phagédéniques... *Sulfur* et *Arsen.*
doivent être employés, mais concurremment avec
des topiques plus ou moins excitants et même
cautérisants. Il semble aussi que *Baptis. tinct.* et
Hydras. Canad. doivent être très-utiles en pareils
cas.

On a préconisé autrefois contre la cachexie syphilitique une alimentation sèche composée de noix,
d'amandes et de fruits secs huileux. Il est certain
qu'un changement absolu du régime donne d'excellents résultats. Nous avons pu le constater chez
un malade qui avait fait une longue saison de raisins et chez plusieurs autres qui s'étaient mis au
régime lacté.

4ᵉ CLASSE

DIATHÈSES

Caractérisées par des lésions identiques siégeant sur diverses parties du corps. Telles sont les diathèses *cancéreuse, tuberculeuse, purulente, sycosique* ou *épithéliale, hémorrhagique, diphthéritique.*

DIATHÈSE CANCÉREUSE.

Le cancer est un tissu anormal développé sur un ou plusieurs points du corps, et caractérisé par un travail désorganisateur, par une marche plus ou moins lente, par la facilité avec laquelle il se reproduit lorsqu'on l'enlève, et par une cachexie qui met un terme à l'existence du malade, quand il ne succombe pas aux désordres locaux, à des accidents hémorrhagiques ou phlegmasiques.

Le tissu cancéreux présente cinq principales variétés dont le mélange et les formes peuvent multiplier les noms, mais sans que le traitement en reçoive la moindre modification. Ces divers tissus sont : 1º l'*encéphaloïde*, qui a de la ressemblance avec la substance cérébrale; 2º le *squirrhe*, qui est très-dur et dégénère en encéphaloïde; 3° le *méla-nose*, composé d'une matière noirâtre mêlée à l'encéphaloïde; 4° le *colloïde*, semblable à de la gélatine et qui se transforme en encéphaloïde; 5° le *fongus* (*fongus hématode*), tissu érectile, vasculaire, boursouflé et mêlé d'encéphaloïde.

On peut distinguer dans le cancer les formes bénigne, commune, aiguë et chronique, suivant qu'il est plus localisé, plus rapide ou plus lent dans sa marche. Généralement, il présente trois périodes : la première à l'état de tumeur, la seconde à l'état d'ulcère, la troisième quand la cachexie s'est déclarée. Le cancer débute, en effet, par une tumeur indurée qui se développe plus ou moins rapidement, mais reste souvent stationnaire pendant de longues années. Dans tous les cas, soit après un coup ou une fluxion, soit sans cause connue, il devient le siége de douleurs lancinantes rapides, d'abord rares, puis de plus en plus fréquentes; sa surface se couvre de bosselures; il grossit, et les ganglions voisins se tuméfient peu à peu. En cet état, le cancer peut demeurer encore stationnaire pendant une ou plusieurs années; après quoi les douleurs deviennent vives, brûlantes, surtout dans le cancer externe, tandis qu'elles sont souvent nulles dans le cancer interne; sa masse grossit encore, les ganglions voisins se tuméfient davantage, des veines bleuâtres sillonnent la surface cancéreuse; enfin, l'ulcération se produit, et le cancer envahit et désorganise les tissus ambiants.

On a souvent donné au cancer le nom vague de

carcinome. On l'a aussi désigné par des noms particuliers selon son siége et sa forme : à la peau ou sur les limites des muqueuses, par ceux d'*épithélioma*, de *chéloïde*, de *cancroïde*, de *noli me tangere;* sur les os, par celui d'*ostéosarcome;* dans sa forme fongueuse, plus ordinaire à l'intérieur, par celui de *cancer hématode,* ou *hématoïde, fongoïde*.

TRAITEMENT. — Tant qu'un cancer n'est pas ulcéré, on doit insister sur le traitement des adénites, des tumeurs glandulaires, des indurations. *Conium, Merc. sol.* et *Iodium* doivent être employés avec persévérance; — *Silicea* et *Causticum* ont la préférence dans le cancer à la peau. Dans tous les cas, on intercale de temps en temps *Sulfur* et *Arsen. ; Hydrast. C.* à l'intérieur et à l'extérieur, en compresses imbibées de son mélange à l'eau, a donné de bons résultats, même dans le cancer ulcéré.

Dès qu'apparaissent les douleurs lancinantes, les bosselures, l'engorgement des glandes voisines, on administre *Apis mel.* et *Arsen.,* par périodes de deux à trois semaines pour chacun d'eux, et quelquefois en les alternant; — on en interrompt l'usage de loin en loin pour donner *Phosph.* et *Hydrast. C.* — Les recrudescences inflammatoires exigent le retour à *Merc. sol.* alterné tantôt avec *Arsen.,* tantôt avec *Apis mel.* — Les douleurs excessives cèdent quelquefois à *Coffea cr.* et aussi à *Chamom.*

Lorsque l'ulcération se produit, *Apis mel.* et *Arsen.* retardent souvent pendant des années le travail désorganisateur et la marche de la maladie;

— *Silicea* et *Phosph.* conviennent mieux au *noli me tangere; Aurum fol.* convient aussi dans le cas où les lèvres en sont le siége et qu'il y a des élancements brûlants (*Cicuta virosa* répond aux mêmes indications). — On a recours à *Thuya* et à *Nitri ac.* dans les cas où des végétations couvrent l'ulcère; — à *Phosph.* et *Lachesis*, s'il y a des fongosités saignantes; — à *Silicea* et *Sulfur*, s'il y a des anfractuosités et des trajets fistuleux. Mais il faut revenir souvent à *Apis mel.* et *Arsen.*, pour s'opposer à l'établissement ou au progrès de la cachexie; enfin, on combat par des moyens appropriés les accidents et les affections consécutives.

Le cancer interne ne se décèle quelquefois que par la teinte jaune plombée de la peau à la période cachectique, surtout lorsqu'il est diffus, sans tumeur appréciable. Celui de l'estomac présente les symptômes de la dyspepsie et les désordres variés occasionnés par la tumeur selon son siége. Lorsqu'il s'ulcère, l'on observe des vomissements, des déjections mélaniques, couleur chocolat; *Plumbum* est en pareil cas un médicament non moins utile que ceux indiqués.

Pour les opérations que le cancer peut nécessiter, il n'y a que des hommes très-compétents et très-consciencieux qui doivent décider sur leur opportunité.

DIATHÈSE TUBERCULEUSE.

Caractérisée par l'existence et l'évolution plus ou moins rapide des tubercules, avec des symptômes qui varient suivant leur siége. Le *tubercule* est un produit morbide composé de matières calcaires et amorphes, se développant dans les tissus : membranes, poumons, glandes, os. D'abord dur et transparent, il devient ensuite plus gros et opaque, se ramollit et prend une consistance caséeuse. Sa grosseur varie entre celle d'un grain de millet et celle d'un noyau de cerise. Il est tantôt enkysté et arrondi, tantôt diffus, et se montre ordinairement en grand nombre.

Les principales affections tuberculeuses sont : la *méningite tuberculeuse*, la *phthisie tuberculeuse*, la *laryngite tuberculeuse*, la *mésentérite tuberculeuse* ou *carreau*, dont il est traité en leur lieu. Les affections tuberculeuses externes, telles que la *tumeur blanche*, le *lupus*, et qu'on peut appeler externes, trouvent aussi leur place ailleurs.

Il faut adjoindre à la diathèse tuberculeuse les *granulations* formées par le développement morbide des glandules ou des follicules des membranes muqueuses ou séreuses, qui font saillie à leur surface sous forme de petites élevures plus ou moins apparentes. Cette lésion constitue des *laryngites*, des *conjonctivites*, des *vulvites*... regardées comme des affections scrofuleuses ou dartreuses.

Traitement. — On combat les prédispositions héréditaires, dont les familles ne sauraient trop se préoccuper, par le traitement *prophylactique* (voir ce mot). Il est ensuite question de soustraire les enfants aux influences pernicieuses d'un climat froid, d'un genre de vie sédentaire, d'un régime uniforme et animal, des contentions d'une éducation et d'une instruction trop exigeantes, pour les soumettre à des influences plus hygiéniques d'un climat plus chaud, plus méridional, de l'action du soleil et du grand air, de l'exercice corporel, de la gymnastique, d'une habitation sèche et élevée, des frictions et des lotions froides quotidiennes, et surtout, quoi qu'on en dise, du régime lacté et végétal. Les eaux minérales sulfureuses, silicatées, arsenicales, iodurées, sont aussi très-utiles.

Pour les médicaments capables de modifier la constitution tuberculeuse, voici ceux qui nous ont paru donner les meilleurs résultats : *Kali car.*, *Phosph.*, *Calc. c.* et *Merc. cor.*, donnés à une dilution élevée, à longs intervalles.

DIATHÈSE PURULENTE.

Caractérisée par la tendance des solides et des liquides coagulables à se transformer en pus. Cette maladie a été jusqu'à présent décrite sous les noms de *phlébite purulente*, *d'infection purulente*, de *pyoémie*. Elle se déclare surtout chez les femmes en couches, les blessés, les opérés réunis en un même lieu. Elle est quelquefois spontanée, sporadique. Elle est plus souvent épidémique, dans les camps, les ambulances, les hôpitaux.

Elle présente cinq formes : 1° la *forme foudroyante*, toujours épidémique, dans laquelle les tissus, les articulations, les viscères phlogosés subissent la transformation purulente en peu d'heures, au milieu d'un mouvement fébrile ardent et des symptômes graves; 2º la *forme maligne*, dans laquelle les symptômes du début sont insidieux, sans gravité apparente, et qui aboutit aux phénomènes les plus graves au bout de trois jours; 3º la *forme fixe*, dans laquelle il n'existe qu'une seule affection phlegmasique, mais qui suppure en quelques heures; 4º la *forme bénigne*, qui n'offre également qu'une seule affection, mais à marche moins rapide; 5º enfin la *forme commune*, dont les principaux symptômes sont : frissons violents, plusieurs fois répétés dans la durée de la maladie : chaleur vive avec fièvre ardente succédant à ces frissons; faiblesse énorme rapide; suppuration se déclarant en un ou deux jours sur de vastes étendues, avec multiplication rapide d'autres phlegmasies également purulentes.

On peut rattacher à la diathèse purulente certains cas de suppuration multiple, consistant en des abcès sous-cutanés sans chaleur ni mouvement fébrile, et pouvant constituer la forme chronique.

TRAITEMENT. — *Aconit.* est le premier médicament à employer; il correspond aux frissons et à la fièvre aiguë. *Silicea* vient ensuite. Ces deux médicaments sont les seuls connus jusqu'à présent comme étant adaptés aux symptômes de cette maladie, et les seuls qui aient été employés. *Veratrum* paraît bien adapté aux frissons et à la chute rapide des

forces, et *Merc. sol.* à l'ardeur de la fièvre et à
l'état phlegmasique des tissus. Les abcès apyrétiques qui se succèdent souvent avec opiniâtreté
semblent indiquer *Phosphor.* et *Hepar sulf.* indépendamment de *Silicea.* On soutient les forces du
malade, dès le début, et dans la période la plus
aiguë elle-même, par des consommés, du vin généreux et du café.

DIATHÈSE ÉPITHÉLIALE OU SYCOSIQUE.

Caractérisée par la production de végétations ou
excroissances épithéliales, sans mouvement fébrile.
En général, ces excroissances siégent sur la peau :
ce sont les verrues, les fics cutanés ; ou sur les
limites des membranes muqueuses : ce sont les
fics muqueux, diversement appelés suivant leurs
formes, *condylomes*, *poireaux*, *crêtes de coq*,
choux-fleurs, ou même *polypes*. Les polypes siégent plus profondément dans les ouvertures naturelles, sur les membranes muqueuses du nez, de
l'oreille, de la matrice. Cette maladie est héréditaire. Elle est souvent aussi communiquée avec la
syphilis, mais distincte de cette dernière.

La sycose se présente sous deux formes : 1º la
forme commune, où les excroissances subsistent plus ou moins longtemps, disparaissent parfois et n'occasionnent pas d'accidents ; 2º la *forme
maligne*, qui consiste dans l'ulcération phagédénique d'une excroissance plus ou moins ancienne ;

le plus souvent, les excroissances qui dégénèrent ainsi sont des boutons ou verrues lisses ou luisantes situées sur les lèvres, au bord des paupières; elles s'enflamment à la suite d'un coup, d'une égratignure, s'ulcèrent et présentent quelque ressemblance avec le *noli me tangere*.

Traitement. — L'excision des verrues et des fics est un moyen insuffisant ou même nuisible; ces végétations se reproduisent. Le traitement direct interne est seul efficace. On administre le médicament indiqué, pendant un ou deux jours d'une semaine, trois ou quatre semaines de suite. S'il y a deux médicaments, on les donne successivement, ou on les alterne d'une semaine à l'autre, pendant environ deux mois.

Dulcam. et *Caustic.* : verrues lisses, en pleine peau.

Lycopod. : verrues fendillées, rugueuses, verrues dures et petites, verrues placées dans le pli de la peau contre l'ongle.

Nitri ac. : verrues siégeant dans les plis, verrues molles ou fendillées à la base, avec suintement.

Thuya et *Calcar. carb.* : dans les cas opiniâtres.

Silicea et *Lycopod.* : fics cutanés ou verrues pédonculées et filiformes du dos, du cou et d'ailleurs.

Silicea et *Dulcam.* : verrues lisses à apparence cristalline.

Natrum mur. : verrues à base large, surtout dans la paume des mains.

Les végétations sycosiques des membranes muqueuses cèdent en général à *Thuya;* mais *Nitri ac.* convient mieux si la végétation a la forme du chou-fleur, ou si elle est molle et saignante. — Les condylomes en fraise et saignants sont aussi du ressort de *Phos. ac.* Dans les cas opiniâtres, on a recours à *Phosphor.* et *Calcar. carb.;* et si les fics sont fermes, blanchâtres ou roses, on emploie *Silicea* et *Lycopod.*

Les mêmes médicaments doivent être prescrits contre les polypes, et plus particulièrement *Phosphor.*, quand ils sont mous et saignants.

La forme maligne de la sycose, avec ulcération rongeante, exige *Thuya* et *Nitri ac.*, puis *Silicea.* On choisit *Arsen.* si les douleurs sont brûlantes.

Les fongosités simples, ou boutons charnus exubérants qui s'élèvent à la surface des ulcères, constituent de simples excroissances, fréquentes chez les scrofuleux et les scorbutiques. On a signalé dans ces cas les propriétés de *Graph.*, *Nitri ac.* et *Calcarea c.* On les réprime en les touchant avec un crayon de pierre infernale, s'ils nuisent à la cicatrisation.

DIATHÈSE HÉMORRHAGIQUE.

Caractérisée par des hémorrhagies de plus en plus fréquentes, siégeant sur divers organes, par l'anémie et par la cachexie finale. Cette maladie, appelée aussi *Hémophilie,* est héréditaire et peut exister pendant longtemps avec les apparences de la meilleure santé.

Traitement. — Indépendamment du traitement

des hémorrhagies, il est nécessaire de modifier la constitution par le régime animal et tonique, uni à un genre de vie régulier, par la gymnastique et par l'emploi de *Sulfur*, *Merc. sol.*, *Calc.c.*, *Natr. mur.*, à longs intervalles.

DIATHÈSE DIPHTHÉRITIQUE (DIPHTHÉRIE).

Caractérisée par une inflammation accompagnée de la production de fausses membranes. La diphthérie est contagieuse et siége de préférence sur la muqueuse du larynx, où elle constitue le *croup* ou *angine diphthéritique*.

Dans les épidémies les plus graves, l'inflammation diphthéritique se produit sur toutes les muqueuses apparentes et sur les plaies des brûlures et des vésicatoires.

TRAITEMENT. — En dehors du traitement du croup, nous devons proposer *Merc. s.* et *Hepar s.*, contre tous les cas d'inflammation avec *fausses membranes*, ou membranes *couenneuses*; *Iodium* n'est pas moins utile. Lorsqu'il existe des symptômes malins, on a recours à *Arsen.* et à *Phosph.* On soutient les forces du malade à l'aide du vin et des consommés; on aère sa chambre, on lui donne tous les soins de la propreté la plus minutieuse.

5ᵉ CLASSE

CACHEXIES

Caractérisées par l'anémie, par l'altération des humeurs, par l'affaiblissement et le trouble progressifs des fonctions, par la tendance à des inflammations graves, à la gangrène, aux lésions organiques.

Ces maladies sont : la *chlorose*, le *rachitisme*, le *scorbut*, la *pellagre*, le *pourpre hémorrhagique*, le *goître*, la *leucocytémie*, la *lèpre*, le *diabète*, la *maladie de Bright*, la *maladie d'Addison*.

Pour faciliter les applications thérapeutiques, nous les faisons suivre des principales affections qui s'y rattachent ; tels sont l'*anémie*, les *flux*, la *gangrène*.

CHLOROSE.

Caractérisée par l'anémie, par des impulsions maladives, par des palpitations et par des troubles de la digestion et de la menstruation. Cette maladie, presque exclusivement propre à la femme, a reçu du vulgaire le nom de *pâles couleurs*. Elle est tantôt bénigne et de peu de durée, tantôt grave à marche rapide, tantôt chronique avec *ménorrhée* et grande variété de symptômes et d'affections. Elle s'observe principalement chez les jeunes filles à l'époque de la puberté et chez les jeunes femmes. Elle peut existe pendant toute une longue vie et se mêler à l'hystérie et à d'autres névroses, en présentant des périodes plus ou moins longues d'amélioration et d'aggravation. Son invasion est tantôt brusque, comme à l'occasion d'une suppression des règles; tantôt progressive, comme chez des jeunes filles affectées avant leur nubilité.

Dans la forme chronique ou commune, on distingue trois périodes, celle du début, celle d'état et celle de la cachexie. La 1re période est marquée par l'affaiblissement progressif, la pâleur générale, la tristesse, les palpitations ; la 2e période, par la décoloration des muqueuses, la teinte jaune paille de la peau, le bruit de souffle du cœur et des gros vaisseaux, et les affections de la chlorose ; la 3e période, par l'amaigrissement, la pâleur extrême, la faiblesse générale, les œdèmes et les hydropisies, les palpitations violentes au moindre mouvement, la dyspnée, les syncopes, les hémorrhagies abondantes qui donnent le dernier relief aux symptômes cachectiques, enfin les phlegmasies ultimes, mortelles.

TRAITEMENT. — *Ferrum met.* est souvent indiqué dans la première période ; on l'administre à la dose de 15 à 30 centigrammes de la 3e à la 1re trituration, tous les jours en deux ou trois fractions, pendant quatre à huit semaines ; *Ferrum m.* 6e est préférable lorsqu'il y a des hémorrhagies ou de l'irritabilité. Plus tard, on a souvent recours à divers sels de fer, tels que le citrate, le lactate, de la 1re à la 3e trituration. — *Pulsatil.* est utile chez les jeunes filles délicates ; — *Bellad.*, chez celles qui sont d'une forte constitution. — *Sulfur* et *Calcar. c.* ont leur indication chez les sujets à constitution molle, lymphatique. — *Nux vom.* et mieux *Ignatia* sont indiqués chez les femmes impressionnables, à menstrues exagérées ; *Ignat.* et *Plat.*, chez celles qui éprouvent des impulsions lascives. — *Arsen.* correspond mieux aux périodes d'état et de cachexie, surtout quand *Ferrum* est impuissant. — *Merc. s.* combat particulièrement l'anémie avec bouffissure, œdèmes et découragement.

En général, il faut insister pendant longtemps sur l'usage des médicaments, les abandonner, y revenir, et traiter intercurremment la foule des affections concomitantes qui prédominent : *migraine, céphalalgie, gastralgie, névralgies, spasmes, crampes, aménorrhée, dysménorrhée, hémorrhagies, fluxions, pica* ou autres *impulsions maladives, dyspepsie, constipation, diarrhée, leucorrhée, hydropisies.* Dans la plupart des cas, lorsque les voyages et les stations aux eaux arsenicales, sulfureuses, ferrugineuses... sont impossibles, on doit y suppléer par une vie active au grand air ou par des promenades, des distractions et un changement de régime.

RACHITISME

Caractérisé par des désordres dans la composition des tissus cartilagineux et osseux, et par le ramollissement et le défaut d'ossification des os. Cette maladie, fréquente chez les enfants, ne laisse pas que d'affecter des adultes et des vieillards : femmes enceintes, sujets cancéreux, vieillards cacochymes.

Le rachitisme est tantôt bénin et cesse peu à peu à mesure que l'enfant grandit ; tantôt il a une marche rapide et continue : c'est sa forme grave, l'*ostéomalacie* des anciens. Plus ordinairement, il se développe avec lenteur, détermine la déformation des membres et surtout de la colonne vertébrale, et cesse par la consolidation des os et des articulations, mais en laissant les malades frappés de diverses difformités par la direction vicieuse des os, par la gibbosité.

TRAITEMENT. — L'une des causes les plus puissantes du rachitisme étant une mauvaise nutrition par une assimilation d'aliments mal élaborés, il importe de ne donner de la viande aux enfants que fort tard, parce que leurs organes digestifs ne sont point aptes à l'élaborer convenablement. Les végétaux et le lait, le pain et les panades doivent constituer le fond de leur alimentation. Il faut y joindre l'exercice et l'éducation systématique ou harmonique du système musculaire.

Sulfur et *Calcar. c.* sont les médicaments essentiels. Puis viennent *Silicea* et *Phosph*. Ces médicaments sont propres à corriger les désordres de l'ossification ; de leur côté, *Bellad*. et *Merc. s.* remédient aux phlegmasies accidentelles du système osseux. On a ordinairement aussi à traiter diverses affections concomitantes : *helminthiase, croissance difficile, phlegmasies* des muqueuses digestives.

SCORBUT.

Caractérisé par le ramollissement, le saignement et l'ulcération des gencives, par des hémorrhagies multiples et par des *ecchymoses* et *taches scorbutiques*.

Comme la plupart des maladies, le scorbut se présente sous diverses formes : *forme bénigne*, quand il est borné aux gencives et accompagné seulement de faiblesse musculaire et d'un commencement d'anémie ; *forme maligne*, lorsque la maladie marche rapidement avec fièvre, affections hémorrhagiques et gangréneuses ; *forme commune*, lorsque la maladie parcourt ses périodes régulièrement et avec plus ou moins de lenteur, mais sans fièvre.

Traitement. — Le scorbut, autrefois si commun et si meurtrier, est aujourd'hui à peu près universellement prévenu ou fort atténué chez les marins par la privation des boissons alcooliques et par l'usage d'aliments frais, de végétaux, de suc de citrons. Dès qu'il est déclaré, il faut, autant qu'on le peut, priver le malade de salaisons, lui donner du cresson, des choux, des herbes, des fruits acidulés, de la limonade citique. Ensuite , *Phosph.* et *China* correspondent à la faiblesse musculaire; — *Merc. sol.*, au découragement, à l'anémie, à la bouffissure; — *Rhus* et *Phosphor.*, aux ecchymoses , aux hémorrhagies. *Sulfuris ac.* et *Merc. cor.* sont également adaptés aux ecchymoses, et *Euphorb. of.* quand ces ecchymoses sont striées; — *Staphys.*, *Nitri ac.*, *Carbo v.* au saignement et aux fongosités des gencives, en même temps qu'à l'apathie morale (*Ammon. carb.* répond aux mêmes indications). — *Arsen.* et *Sulfur* sont adaptés aux ulcérations, aux phénomènes cachectiques prononcés.

PELLAGRE.

Caractérisé par un érythème apparaissant au printemps pour disparaître en hiver, par une marche chronique et par une cachexie avec affections paralytiques. Dans la forme bénigne, cette maladie est sans fièvre, et l'érythème est éphémère ; dans la forme maligne, elle a une marche rapide ; une seule saison suffit pour déterminer les accidents les plus graves et la mort.

Traitement. — Les affusions froides quotidiennes, les aliments végétaux et lactés, la viande fraîche sont des moyens de prévenir la maladie ou de favoriser son traitement, qui consiste dans l'emploi

persévérant de *Pulsatil.* et de *Sulfur;* et, dans la
période cachectique, de *Arsenic.* et *Secale cor.*

POURPRE HÉMORRHAGIQUE.

Caractérisé par des *pétéchies* et des *ecchymoses*
à la peau et aux membranes muqueuses, par la
fièvre et par des hémorrhagies de tout genre. Cette
maladie a reçu les divers noms de : *maladie pour-
prée, maladie de Werlhoff, ecchymose spontanée,
purpura hemorrhagica, morbus maculosus.*

Dans la forme bénigne de cette maladie, le mouvement fébrile est léger et cesse à l'apparition des
taches, qui disparaissent et reparaissent à plusieurs
reprises, sans accidents fâcheux. Dans la forme
grave, la fièvre est ardente, les taches se géné-
ralisent rapidement, il se produit des hémorrhagies par tous les organes. Dans la forme chronique, qui a reçu le nom de *pourpre cachectique,*
la maladie peut se prolonger des années, en s'aggravant lentement.

Traitement. — Alimentation saine et restaurante,
aération, usage modéré du vin, du café et des bains.
En outre, *Bellad.* et *Lachesis* conviennent au
début, même dans la forme grave; en ce cas, *Merc.
sol.* et *Rhus* sont également bien adaptés à l'ardeur
fébrile, *Phosphor.* aux hémorrhagies, *Carbo v.*
aux hémorrhagies nasales avec congestion à la
tête et sueur froide. — *Graphit.* et *Hepar sulf.* ou
encore *Pulsatil.*, puis *Arsenic.* et *Lachesis* répon-

dent à la forme chronique (on devra aussi recourir à *Sulfuris ac.* à doses intercurrentes).

DIABÈTE.

Caractérisé par la Glycosurie, par la tendance à des affections tuberculeuses et gangréneuses, et par une cachexie avec congestions et phlegmasies viscérales.

La *Glycosurie* consiste en la présence du sucre dans les urines. Elle est un symptôme du diabète, mais ne le constitue pas, car on l'observe aussi comme symptôme dans diverses affections cérébrales, dans certaines névroses et dans des affections abdominales qui sont accompagnées de gêne de la circulation; elle est aussi un effet de l'action de certains gaz sur l'économie, d'un régime trop succulent, de l'abus des alcooliques.

Le diabète sous sa forme anomale marche lentement, alterne avec des affections scrofuleuses ou goutteuses, et disparaît à diverses époques pendant plus ou moins longtemps pour reparaître ensuite. Sous sa forme cachectique ou consomptive, il a une marche plus rapide et plus constante, mais il peut encore se prolonger au delà de quelques années. Sous sa forme aiguë, sa durée est de peu de mois, et sa gravité est augmentée par la phlegmasie tuberculeuse du poumon, *phthisie diabétique*, qui peut se compliquer de gangrène. Enfin, sous sa forme commune, le diabète dure

ordinairement plusieurs années, et même un grand
nombre d'années, avec des périodes remarquables
d'apaisement ; il se déclare dans l'âge mûr, chez
les sujets d'une santé florissante, et présente trois
périodes.

La première période, ou du début, passe souvent
inaperçue ; on la reconnaît à la soif, à la variabilité
du caractère, à la somnolence après le repas, à
la fatigue musculaire. La seconde période, ou
moyenne, est remarquable par la soif excessive,
l'augmentation de la quantité des urines, la présence du sucre dans ce liquide, l'irascibilité, l'impuissance ou des impulsions génitales, des éruptions de furoncles, des congestions, des phlegmons,
des anthrax, des phlegmasies gangréneuses, la
gangrène des extrémités, l'amaurose. La période
ultime présente une marche désormais rapide,
avec perte de l'appétit, des forces et de l'embonpoint, phthisie diabétique, congestions apoplectiques.

TRAITEMENT. — Le régime fournit un moyen palliatif très-utile en diminuant la production du sucre dans les urines ; on en exclut les substances
non fermentées, farineuses ou sucrées. — *Phosph.
ac.* et *Sulfur* sont adoptés au début ; viennent
ensuite : *Apis mel., Calcar. carb.* et surtout *Arsen.*
(On a préconisé aussi le *Sulfure de carbone*, le
Natr. sulfuricum, et plus récemment l'*Uranium
nitricum*.) On puise de nombreuses indications
dans les affections concomitantes.

MALADIE DE BRIGHT.

Caractérisée par l'albuminurie, avec débris de cellules et de vaisseaux urinifères dans les urines, et par une cachexie avec hydropisie.

L'*albuminurie* consiste en la présence de l'albumine dans les urines ; elle n'est qu'un symptôme de la maladie de Bright, mais ne la constitue pas ; on trouve de l'albumine dans les urines de divers malades d'éclampsie, de fièvres éruptives, de fièvre typhoïde, chez des convalescents, des femmes enceintes, divers cachectiques, des individus souffrant du froid et de l'humidité, des ivrognes ; dans tous ces cas, il n'y a pas maladie de Brihgt, mais simplement albuminurie, parce qu'il n'y a pas lésion des reins avec débris de leurs tissus dans l'urine.

La maladie de Bright présente quatre formes : 1º la forme bénigne, qui prend les apparences d'une congestion ou d'une inflammation des reins et qui se dissipe en huit ou dix jours ; 2º la forme anomale, dans laquelle on n'observe pas de fièvre, ni même d'hydropisie, mais qui présente quelque phlegmasie grave et ultime ; 3º la forme maligne, avec fièvre aiguë, marche rapide, apoplexie, convulsions, ou phlegmasie mortelle ; 4º la forme commune, qui offre trois périodes : la première, ayant plusieurs mois de durée, avec anémie, congestions fugaces à la tête, albuminurie, œdèmes éphémères ; la seconde, ayant une durée à peu près égale, avec augmentation progressive des œdèmes, anasarque, oppression, phlegmasies diverses, faiblesse extrême ; la troisième de moindre durée, avec hydropisie de toutes les cavités, cachexie et mort.

TRAITEMENT. — *Cantharis* et *Merc. sol.* répondent au début de la maladie. — Lorsque sa marche est lente et sans mouvement fébrile, on administre *Sulfur* (et *Aurum mur.*), et ensuite *Chelidon. m.* — Contre le mouvement fébrile : *Dulcam.* et *Canth.* — Contre la céphalalgie fébrile et les vomissements : *Hyosciam.* et *Digitalis.* — Contre les congestions à la tête et les menaces de méningite : *Cuprum* et *Arnica.* — Contre les convulsions : *Nux vom.* et *Secale cor.* — Contre la diarrhée : *Arsen.* et *Merc. sol.* — Contre les hydropisies : *Canth.* et *Merc. sol.* — Contre la lésion des reins et la cachexie : *Arsen.* et *Plumbum.* — Contre les affections congestives et convulsives se produisant par paroxysmes avec intermittences : *Tarentula* et *Ipeca.* Le Dr Jousset recommande beaucoup le régime lacté.

GOÎTRE EXOPHTHALMIQUE.

Caractérisé par la tuméfaction du corps thyroïde, par la proéminence du globe des yeux, par des palpitations, par des redoublements de symptômes ou *paroxysmes,* et par l'anémie. Cette maladie est plus fréquente chez les jeunes gens et les femmes que chez les hommes faits ; elle procède parfois

avec lenteur et a d'autres fois une marche rapide.
Sa durée est ordinairement de plusieurs années.

Traitement. — *Sulfur* et *Staphys*. contre l'affai-
blissement, la tristesse, l'irritabilité et les symptô-
mes du début ; *Aurum* et *Digitalis* sont aussi
fort utiles ; — *Bellad.* et *Iodium*, contre le goître ;
— *Calcar. carb.*, contre le goître et l'anémie ;
— *Aconit.* et *Digitatis*, contre les palpitations ; —
Ipeca et *Cina*, contre la boulimie ; — *Arsen.*, contre
l'amaigrissement et la diarrhée ; — *Spigelia* et
Merc. sol., contre l'insomnie ; — *Coffea cr.* et
Ipeca, contre l'insomnie avec angoisse précordiale ;
— *Moschus* et *Sambucus*, durant les paroxysmes :
anxiété, oppression, palpitations, face vultueuse ;
— enfin *Ferrum met.*, contre l'anémie et ces paroxysmes eux-mêmes. — On a aussi recommandé
l'hydrothérapie et les eaux minérales ferrugineuses,
arsenicales.

GOÎTRE CRÉTINIQUE.

Caractérisé par la tuméfaction du corps thyroïde, avec tendance au crétinisme, à l'idiotisme.
Cette maladie règne endémiquement dans les hautes
vallées des Alpes. On l'observe sous trois formes :
1° forme bénigne, avec simple goître et durée
indéfinie ; 2° forme commune, avec développement
lent, mais progressif, du goître, aboutissant à une
tuméfaction excessive, cause d'accidents mortels ;
3° forme crétinique, débutant dès l'enfance avec
crétinisme et cachexie caractérisée par l'idiotisme

et la paralysie. C'est la forme que présentent les crétins des vallées alpestres où l'on n'use que des eaux des glaciers.

Traitement. — Insolation, eaux iodées, légumes herbacés, viandes d'animaux : telles sont les conditions du régime le plus favorable. Les voyages et l'habitation de pays situés à de moindres altitudes seraient les meilleurs moyens préservatifs et curatifs. Le principal médicament est *Iodium*; — *Sulfur* et *Calcar. c.* conviennent également, ainsi que *Ferrum m.*

Souvent les jeunes filles sont affectées à l'époque de la puberté d'un goître éphémère, constitué par une simple tuméfaction du corps thyroïde; les mêmes médicaments et *Pulsatil.* sont efficaces quand l'affection a de la tendance à persister, et que la chlorose ou l'aménorrhée viennent la compliquer. (*Podophyllum pelt.* est aussi indiqué en pareil cas.)

LEUCOCYTHÉMIE.

Caractérisée par la prédominance des globules blancs dans le sang. Cette maladie se montre tantôt avec l'hypertrophie de la rate, tantôt avec l'engorgement chronique et indolent des ganglions lymphatiques ; cette dernière circonstance lui vaut le non d'*adénie;* elle se montre quelquefois aussi avec l'une et l'autre affections. Elle est toujours lente dans sa marche et se termine après de longues années par le gonflement énorme de ces ganglions et par une cachexie avec hydropisie, flux colliquatifs et inflammations ultimes.

TRAITEMENT. — Habitation sèche, exercice au grand air, pays chauds, régime excitant et animal. Le principal médicament est *Iodium*. — *Natrum mur.* convient lorsqu'il survient des périodes de chaleur et de mouvement fébrile. — *Sulfur* et *Merc. sol.* sont indiqués par l'engorgement des ganglions, et *China* et *Arsen.* par l'engorgement de la rate : — enfin *Conium* et *Calcar. carb.* par l'ensemble de la maladie ; mais il faut revenir de temps en temps à *Iodium*. (*Petroleum* a été utile contre les sueurs nocturnes avec chaleur par bouffées, et paume des mains brûlante avec fièvre le soir.) — Les eaux minérales salines sont très-utiles et doivent trouver place dans ce traitement toujours long. Un cas de leucocythémie consécutif à de fréquents accès de fièvre intermittente, chez un colon venu d'Algérie, céda en quelques mois à une *saison* au Croisic.

MALADIE D'ADDISON

Caractérisée par la coloration brune, bronzée, de la peau, par la production de tubercules dans divers organes, et par une cachexie avec perte graduelle des forces, vomissements, syncopes, lésion des reins.

TRAITEMENT. — On n'a point encore institué un traitement fondé sur l'expérience, parce que la maladie n'est observée que depuis peu d'années. Il semble que *Phosphor.*, *Veratrum*, *Aurum*, *Sulfur* soient des médicaments bien indiqués.

LÈPRE.

Caractérisée par des taches, des nodosités et des tubercules à la peau avec insensibilité, par des hypertrophies de tissu cellulaire, par des ulcérations et des affections gangréneuses. Cette maladie ne se rencontre que dans l'Orient et l'Amérique. On ne l'observe plus aujourd'hui en Europe et en Algérie que sous une forme bénigne, bornée soit à la figure (*léontiasis*), soit aux membres (*éléphantiasis*).

TRAITEMENT. — A un régime sain, varié et restaurant, on a recommandé de joindre l'usage prolongé de divers médicaments, dont les principaux sont : *Caustic.*, *Natrum mur.*, *Iodium*, *Calcar. carb.*, *Arsen.*, indépendamment de ceux qui sont réclamés par les affections concomitantes.

AFFECTIONS CACHECTIQUES.

Anémie. — Caractérisée par la diminution des globules sanguins, ordinairement avec augmentation du *sérum*, la partie aqueuse du sang. Cette affection est déterminée par une altération profonde de la nutrition, par des pertes de sang ou d'humeurs; elle accompagne les cachexies et les maladies chroniques. Ses symptômes essentiels

sont : la décoloration de la peau et des membranes
muqueuses, des palpitations, l'oppression, des vertiges, des fluxions, des névralgies et une grande
faiblesse. L'anémie ou *anhémie* est aussi appelée
hydrohémie. L'anémie locale, celle du cerveau, est
signalée à propos des *congestions*.

TRAITEMENT. — Celui de la maladie principale est
souvent d'accord avec celui de l'anémie et cède
parfois le pas à ses indications. On administre :
China, après de grandes déperditions d'humeurs,
et *Ferr. met.* après des pertes de sang ; — *Sepia* et
Stannum, lorsqu'il y a des flux muco-purulents
excessifs ; — *Silicea*, après ou pendant de grandes
suppurations ; — la faiblesse nerveuse, avec accablement moral et sensibilité douloureuse, réclame
China et *Chamom.* ; — la faiblesse avec flaccidité des muscles, *Aurum fol.* ; la faiblesse avec
crampes, névralgies, ardeurs internes, soif ou sécheresse à la peau, *Arsen.* et *Calc. c.* ; — la faiblesse avec apathie, dégoût de la vie, ou bouffissure et pâleur blafarde de la peau, *Merc. sol.*,
Nux vom., *Cantharis.*

Flux. — Caractérisés par la sécrétion excessive
ou perte de certaines humeurs, avec affaiblissement.
Les flux qui surviennent dans l'état cachectique
présentent plus de gravité, parce que les humeurs
n'étant pas suffisamment élaborées, les produits
sécrétés entraînent au dehors beaucoup de sucs
nutritifs dont la perte hâte le progrès de la décom-
position organique ; ces flux ont reçu le nom de

flux colliquatifs et consistent principalement en sueur et diarrhée.

Flux de salive ou *sialorrhée*. — Il existe avec ou sans inflammation de la bouche. Il est symptomatique de diverses névroses, de la goutte ; il s'observe souvent chez les vieillards et les enfants. Dans l'hystérie et l'hypochondrie , ce flux se produit par intervalles, généralement à la suite de spasmes ou d'accidents névralgiques. Chez les goutteux et les hémorrhoïdaires, il n'est pas rare d'observer des espèces d'accès de salivation précédés par une sensation de constriction et de chaleur âcre à l'épigastre ou dans l'intestin. Il en est ainsi quelquefois dans le *pyrosis*.

Chez les enfants, on doit préférer *Nitri. ac.* suivi de *Calc. c.*, et au besoin *Kreosot.* Chez les vieillards, *Argent.* et successivement *Sulf.*, *Veratr.* (*Bismuth*). Dans les névroses, *Mosch.*, *Sepia*, *Hyosciam.* — Chez les goutteux, *Sabin.*, *Merc. s.*, *Nux. v.* — Chez les hémorrhoïdaires, *Phos.*, *Sulf.*, *Sepia*, *Capsic. an.* (Chez les fumeurs qui cessent de fumer, *Croton tig.*).

Les qualités physiques de la salive peuvent présenter quelques indications : si elle est écumante, on choisit de préférence *Canth.*, *Sabina;* épaisse, *Bellad.*; sanguinolente, *Nitri ac.* et *Sulf.*; très-aqueuse : *Kreos.;* fétide et mal liée, *Merc. cor.*; salée, *Sulf. ac.*, *Euphorb.*; de couleur blanche, *Bellad.* (*Ranunc. sce.*); claire et filante, *Veratr.*, *Graph.*

Flux de larmes, ou *larmoiement, epiphora.* — Il existe tantôt sans lésions et cède facilement à

Phos. (ou à *Euphras.*); tantôt avec lésion et irritation des voies lacrymales ; dans ce cas, on traite la lésion, l'irritation scrofuleuse, hémorrhoïdale, dartreuse, et l'on insiste au besoin sur *Calc. c.,Sulf., Ars., Stann.* — En outre, *Kreosot.* est indiqué par un flux abondant de larmes brûlantes (ainsi que *Benzois acid.*).

Flux nasal. — Il constitue le *Coryza* aigu ou chronique.

Flux de lait, ou *galactorrhée.* — *Pulsat.* convient chez les femmes lymphatiques et dans la plupart des cas ; *Calc. c.* complète son action ; *Drosera* a réussi chez une femme amaigrie, anémique et qui toussait. Lorsqu'il y a des crampes d'estomac, des douleurs dans le dos, des sensations de constriction aux hypochondres, il faut recourir à *China* (à *Petrol.*) ; et surtout à une alimentation saine, restaurante, à l'exercice musculaire, aux promenades.

On doit aussi observer la consistance et la couleur du lait et la manière dont la perte se fait : un lait mal lié doit faire choisir de préférence *Carbo. v.* et *Sulf.* ; blanc et consistant, *Calc. c.* ; bleuâtre et très-aqueux, *Merc. s., Borax, Coral. rub.* ; lorsque les mamelles sont flasques, *Iodi., Chin. sulf.* ; si le lait coule sans relâche, *Iodi., Carb. v.*

Flux de crachats, ou *bronchorrhée, phlegmorrhagie.* — Il accompagne ordinairement le catarrhe pulmonaire chronique, dont le traitement se complète alors par *Tart. emet., Silic., Hydrastis C.*

Dans un grand nombre de cas, surtout chez les personnes âgées, la bronchorrhée opiniâtre détermine l'amaigrissement et contribue à affaiblir le malade, qui d'ailleurs poursuit son genre de vie habituel. L'affection est presque toujours alors du domaine de la dartre, de la goutte ou de la scrofule. En outre, l'expectoration abondante le matin exige *Silicea, Sulf.* ; si elle a lieu tout à coup, *Phos.* et *Silicea.* L'expectoration plus abondante le soir exige *Nitri ac., Puls., Sepia;* la nuit, *Kreos.* et *Stann.* Quand la matière en est limpide, facilement expectorée, on préfère *Carb. v., Ferr. met. (Ranunc. scel.);* si elle est opaque, filante, *Senega, Phosph., Hep. s* ; jaunâtre, *Carb. v., Drosera;* avec des flocons ou grumeaux plus denses, *Stann., Nux vom.*

Flux gastrique, gastrorrhée. — Lié ordinairement à diverses maladies et affections ; il est symptomatique de l'*alcoolisme* et accompagne souvent le *pyrosis* et le *mérycisme,* qui se joint à la sialorrhée goutteuse. Aux expuitions ou vomituritions d'un liquide fade et aqueux, l'on oppose *Nux v., Sepia, Arsen.;* et s'il y a des grumeaux ou des filaments muqueux, *Carbo v., Staphysag. (Petrol.);* s'il est acide, *Natr. mur., Plumb., Lycopod.* ; amer, *Arsen., Ignat.* Dans les régurgitations qui ont lieu à jeun, *Calc. c.* et *Sulf. ac.* conviennent davantage; après les repas, *Laches., Puls., Graphi.*

Flux intestinal, ou entérorrhée. — Espèce de diarrhée chronique, qui diffère du catarrhe intestinal par l'absence d'inflammation, par son apparition à diverses époques plus ou moins périodiques, par sa matière, qui est un liquide séreux dont l'expulsion a lieu sans ténesme. On lui oppose *Veratrum*, puis *Sulfur*, *Ferrum met.* — La diarrhée colliquative exige l'emploi de *Ars.* (on a eu à se louer de *Nux moschata*). Voyez d'ailleurs *Lientérie*, *Diarrhée*.

Flux de semence, ou spermatorrhée. — On prescrit avant tout *Coral. rubr.*, puis *China* et *Phosph. ac.*; — chez des hémorrhoïdaires : *Sulfur* et *Nux vom.*; — chez des sujets lascifs ou tourmentés d'idées et de sensations lascives, *Stannum*; — *Phos. ac.*, *Opi.*, si la perte a lieu à la suite des efforts de défécation. (*Petroleum* et *Selenium* comptent quelques succès, surtout lorsqu'il y a en même temps impuissance.) Très-souvent, la spermatorrhée est due à une inflammation chronique des voies séminales ; en ce cas, on devrait débuter par *Puls.* et *Merc. s.*, puis administrer *Clemat. er.* La ligature de la verge ne produit aucun bon effet. Pour empêcher la semence de pénétrer dans le canal de l'urèthre, il n'y a qu'un moyen : c'est de comprimer avec les doigts le verumontanum au devant de l'anus, ce qui peut se faire au moment de la pollution. Par ce procédé, le spasme cesse et la semence rentre dans ses vésicules.

Flux vaginal, pertes blanches, flueurs blanches, leucorrhée. — Ce flux fait suite au catarrhe utérin ou à une lésion du col de la matrice ; il peut être dû à l'hypersécrétion de la muqueuse et des glandes vaginales. *Bellad.*, *Merc. sol.* alternés, puis *Merc. cor.*, sont indiqués s'il y a irritation locale ; — *Lycopod.*, si la matière est glaireuse avec écoulement intermittent ; — *Sepia*, si elle est muco-purulente, ou chez les personnes lymphatiques ; — *Calcar. c.* et *Stannum*, si elle est purulente, blanchâtre et bien liée ; — *Sulfur*, *Carbo veg.*, si elle est aqueuse, avec des grumeaux, ou rougeâtre et mal liée ; — *Carbo an.*, si elle est séreuse, occasionne des cuissons et laisse des taches jaunes au linge ; — *Petroleum*, si elle ressemble à du blanc d'œuf, avec prurit et excoriations ; — *Arsen.*, *Merc. cor.*, si elle est sanguinolente et fétide ; *Cocculus*, si le liquide ressemble à de la lavure de viande ; — *Stannum*, s'il est expulsé tout à coup, après des sensations voluptueuses.

Les flux leucorrhéiques n'existent jamais longtemps sans déterminer des gastralgies, la dyspepsie, des douleurs épigastriques et dorsales, des sueurs et divers autres désordres qui affaiblissent l'organisme et qui fournissent des indications importantes.

Flux d'urine. — L'albuminurie et le diabète présentent souvent une sécrétion excessive d'urine. Il n'est question ici que du flux d'urines, avec soif immodérée, auquel on a donné les noms de *polyurie*, de *polydipsie*, de *diabète non sucré*, et où la sécrétion urinaire est en rapport avec la quantité des liquides ingérés. Indépendamment des soins hygiéniques : exercices fatigants, affusions froides, régime végétal, substances huileuses ou grasses, on administre *Digitalis*, *Phosph. ac.*, *Arsen.* Les affections intercurrentes servent quelquefois de base à diverses indications. On a aussi conseillé *Tarentula*, *Argent. fol.* (*Sanguin. canad.*, *Sulfure de carbone.*)

Flux de sueur, ou *éphidrose*. — Les irrégularités des fonctions de la peau avec atonie de son tissu cessent facilement par l'usage des *affusions froides* ou le simple épongement à froid de tout le corps chaque jour en se levant. *China* correspond à l'abondance des sueurs par faiblesse (*Baryta carb.*, à des sueurs nocturnes); — *Aconit*, aux sueurs excessives trop fréquentes, chez des personnes sanguines ou de forte constitution ; — *Stannum*, aux sueurs colliquatives avec grande faiblesse ; — *Nitri ac.*, dans les cas de ce genre, lorsqu'elles sont fétides ; — *Sepia*, lorsqu'elles se produisent le matin ou au moindre mouvement. — *Sambucus* et *Merc. sol.* conviennent dans les cas de sueurs profuses avec fièvre ou par paroxysmes. — *Bryonia* et *Phosph.*, dans les sueurs colliquatives de diverses cachéxies. — *Silicea* répond aux sueurs des phthisiques (et *Carbo an.*, lorsqu'elles ont lieu aux parties inférieures du corps et tachent le linge en jaune).

Flux muqueux, ou *blennorrhée*. — Ecoulement muco-purulent des membranes muqueuses de l'œil, de l'anus, du prépuce, de l'urèthre ; il est symptomatique de la scrofule, de la dartre, de la goutte, a lieu souvent sans cause connue, s'accompagne ou non d'irritation et se produit quelquefois par périodes de temps plus ou moins éloignées. Les meilleurs moyens hygiéniques sont la propreté et des ablutions fréquentes, la privation de bière et quelques modifications dans le régime, suivant l'état de la constitution et la maladie générale. On conseille en outre : *Antimon. crud.*, puis *Sepia*, qui répond aussi au prurit et à la blennorrhée de l'urèthre. — *Thuya, Calc. c.* et *Nitri. ac.*, sont ensuite les meilleurs médicaments.

Flux de bile, ou *polycolie*. — Il se produit le plus souvent chez des sujets bilieux, ou dans les pays chauds, par périodes indéterminées, au printemps et en été. Presque toujours, il est dû à un état pathologique du foie, soit nerveux et spasmodique en ce qui touche à la vésicule biliaire et à ses annexes, soit organique en ce qui concerne le foie, qui peut être le siége de lésions diverses, de l'hypertrophie, d'une congestion, d'un engorgement. Lorsqu'on peut déterminer que la cause en est nerveuse, *Chamom., Nux v.* et *Sabina* jouissent d'une grande efficacité. Dans une hypertrophie ou une congestion du foie, on s'adresse aussi à *Merc. s., Chelidon. maj.* Quand il apparaît au printemps ou durant l'été, dans les pays chauds, c'est le plus souvent le matin ; *Ipeca* et *Aconit* sont préférables, *Arsenic.* et *Veratrum* viennent ensuite.

Flux de pus, suppuration excessive. — Indépendamment des indications fournies par la maladie principale et la lésion, il en est qu'on puise dans la qualité du pus; pus blanc et lié, *Calcar. c.*; — pus jaunâtre et lié, *Hepar s.* et *Chinin. sulf.*; — pus jaunâtre trop liquide, moins lié, *Silicea*; — pus aqueux ou sanguinolent et fétide, *Arsenic.*, *Baptis. t.*; — pus sanguinolent, *Phosphor.*; — pus séreux avec des grumeaux, *Carbo v.*

Flux habituel. — Quel que soit le flux qui semble réclamer un traitement, on doit avant tout rechercher s'il est du nombre de ces flux chroniques qui constituent, il est vrai, une déperdition d'humeurs, mais auxquels l'organisme s'est habitué en les transformant en sorte d'émonctoire naturel qu'il serait imprudent de supprimer. On a vu des accidents graves survenir après la cessation d'une ancienne blennorrhée de l'anus, d'un coryza invétéré, même d'un flux physiologique, tel que celui de la salive chez des fumeurs âgés. Les vieux ulcères, les ulcères variqueux des jambes en particulier, ne doivent point être supprimés brusquement par l'effet de pommades et autres topiques dont l'effet serait de provoquer hâtivement la cicatrisation. La sécrétion de pus qui s'y fait est ordinairement devenue une condition de santé. Le traitement homœopathique met seul à l'abri de tout danger, parce qu'il s'attaque à la cause interne, sans heurter la nature, tout en modifiant par degrés les surfaces qui sécrètent les matières du flux et en les ramenant à l'état normal.

Gangrène. — Caractérisée par la cessation de la circulation, de la sensibilité et de la chaleur dans une partie. La gangrène est ou symptomatique, ou essentielle. La gangrène symptomatique se montre : 1º dans la dernière période des cachexies ; 2º chez les vieillards (*gangrène sénile*) ; 3º comme effet de la *congélation*, d'une brûlure, d'un écrasement, d'une compression ; 4º comme résultat d'une *embolie;* 5º comme terme d'une inflammation excessive. La gangrène essentielle ou d'emblée constitue l'*anthrax malin* ou *charbon* et la *pustule maligne*. Dans les affections gangréneuses, la partie mortifiée a reçu le nom d'*eschare* et tend à être éliminée par la suppuration. Sa chute donne lieu à une plaie avec perte de substance. La gangrène d'un os a reçu le nom de *nécrose* et celle d'un membre entier celui de *sphacèle*.

Toute tumeur gangréneuse est entourée d'une zone livide et tuméfiée, ou *œdème emphysémateux*. Cet œdème est caractérisé par la présence, dans les lames des tissus, de gaz qui sont le produit de la gangrène ; il est *rénitent*, c'est-à-dire qu'il ne conserve pas l'empreinte des doigts quand on le comprime, ce qui le distingue de l'*œdème* ordinaire ou œdème séreux.

TRAITEMENT. — Il présente trois indications : 1º limiter la gangrène ; 2º faciliter la chute de l'eschare ; 3º combattre les symptômes généraux. On facilite la chute de l'eschare par des incisions et des procédés chirurgicaux qui ont aussi pour but d'isoler et de limiter l'affection. *Arsen.* est le médicament essentiel ; il combat la gangrène, il la circonscrit, il apaise la fièvre et dissipe les symptômes les plus graves. — *Carbo v.* est indiqué lorsque le cercle inflammatoire, formé autour de la tumeur charbonneuse ou gangréneuse, est livide, boursouflé. — *Lachesis* convient aussi dans ce cas, surtout si le cercle s'étend et s'il est froid et emphysémateux. — Après la chute de l'eschare, *Hepar s.* modère la suppuration ; *Lachesis* et *Arsenic.* hâtent la guérison de l'ulcère, mais on emploierait *Plumbum* de préférence si cet ulcère était indolent.

La gangrène sénile s'annonce par des rougeurs livides et atteint les extrémités ; elle exige *Secale cor.*, qui répond à la stase sanguine, ainsi que *Opium*, particulièrement lorsqu'il y a insensibilité locale ou torpeur générale. — *Arsen.* est ensuite un médicament précieux. La gangrène par congélation se traite de la même manière.

Dans tous les cas de gangrène : charbon ou anthrax malin, pustule maligne, inflammations gangréneuses de la diphthérie, du diabète, de la compression par décubitus prolongé (*eschare*), etc., on doit soutenir les forces du malade par de bons consommés, une nourriture restaurante, du vin généreux, et veiller à la propreté ; il est utile de lotionner la partie affectée avec de l'eau froide contenant une dose de *Arsen.* pareille à celle qui a servi à faire la potion.

6ᵉ CLASSE

PHLEGMASIES

Les phlegmasies ou inflammations sont des affections caractérisées par l'inflammation d'un organe, avec ou sans fièvre, par la prédominance des symptômes de cette inflammation, et par une marche généralement aiguë. On peut les diviser en phlegmasies : de la *peau*, des *membranes muqueuses*, des *membranes séreuses*, des *vaisseaux lymphatiques*, des *glandes*, des *vaisseaux sanguins*, des *viscères*, des *muscles*, des *os*, du *tissu cellulaire*, des *nerfs*.

Toute inflammation accessible aux sens se manifeste par la rougeur, la douleur, la chaleur et le gonflement de la partie ; et elle se termine : 1º par *résolution*, en se dissipant sans laisser de traces ; 2º par *métastase*, en disparaissant d'une partie pour se porter sur une autre ; 3º par *suppuration*, en déterminant un abcès ou une production de pus aux surfaces lésées ; 4º par *induration*, en provoquant des exsudations plastiques.

Les phlegmasies sont la plupart symptomatiques d'une maladie qui leur imprime certains caractères

qui aident au diagnostic médical et facilitent le
choix du médicament le mieux approprié aux
symptômes locaux et à la maladie ou aux prédispositions individuelles. Ainsi l'on a observé que la
marche d'une phlegmasie est plus rapide et plus
régulière dans une affection purement inflammatoire, plus lente dans la scrofule, plus irrégulière
dans l'hystérie et d'autres névroses, et qu'elle a
une plus longue durée chez les vieillards. Quant
aux phénomènes locaux, la *douleur* plus grande et
plus variée décèle une influence de quelque névrose ; plus violente et plus continue, elle est un
indice de la goutte ; et plus faible, de la scrofule.
Le *gonflement* est plus prononcé chez les scrofuleux, plus rénitent chez les goutteux, moindre
chez les dartreux, plus tendu chez les sujets très-
nerveux. La *chaleur* est âcre chez les dartreux et
les hystériques, moins continue chez les goutteux.
La *rougeur* est franche et uniforme dans les phlegmasies simples ; d'une nuance rosée dans la goutte ;
d'un rouge éclatant dans la dartre, d'un rouge
foncé dans la scrofule, d'une teinte bleuâtre chez
les hémorrhoïdaires, livide dans les phlegmasies
de mauvaise nature ou gangréneuses.

La manière dont se termine une phlegmasie
peut aussi fournir quelques indications. Chez les
goutteux et les scrofuleux, elle s'opère ordinairement par la *suppuration* ou l'induration ; chez les
rhumatisants, par *résolution*, tantôt absolument,
tantôt par métastase.

Sur les membranes muqueuses, les phlegmasies

présentent également des variétés d'expression qui se rattachent aux trois périodes : de début, d'état, de déclin. Dans les deux premières périodes, on observe les surfaces enflammées plus longtemps sèches, et les papilles acuminées sur un fond plus rouge, lorsque la phlegmasie est franche ; chez les scrofuleux, la nuance est plus foncée et les papilles sont plus volumineuses ; chez les goutteux, il se produit des variations dans la sécheresse des surfaces ; et, chez les dartreux, les papilles s'effacent, les muqueuses sont souvent lisses et limoneuses. Dans la période de déclin, quand la détente s'opère, les sécrétions sont plus abondantes, plus faciles et plus continues chez les scrofuleux ; elles s'établissent plus lentement et sont d'abord plus difficiles chez les dartreux ; mais, chez les goutteux, l'on observe des alternatives de sécheresse et d'hypersécrétion, sous l'influence de l'air extérieur, de la digestion, d'un travail intellectuel.

PHLEGMASIES DE LA PEAU.

Les phlegmasies cutanées sont caractérisées par l'inflammation de la peau, par une rougeur qui disparaît sous la pression des doigts et par une marche rapide. Tels sont : *l'érythème*, *l'érysipèle*. On y comprend aussi le *zona*. D'autres affections phlegmasiques, symptomatiques de diverses maladies, trouvent leur place ailleurs : ainsi *l'intertrigo* et les inflammations qui compliquent souvent l'eczéma et le porrigo chez les scrofuleux et les dartreux.

Érythème. — Caractérisé par la rougeur éclatante de la partie affectée. Bien que l'érythème se produise quelquefois spontanément et soit alors essentiel, il est vrai de dire qu'il est ordinairement dû à une cause externe : insolation ou coup de soleil, frottements, applications irritantes, malpropreté ; et qu'il accompagne fréquemment les affections parasitaires, l'eczéma, le pityriasis et d'autres affections cutanées. Chez les enfants scrofuleux, l'érythème présente souvent une teinte foncée et un peu de boursouflure ; ces symptômes sont également un indice de la constitution hémorrhoïdale.

TRAITEMENT. — Propreté, lotions d'eau tiède avec 30 à 40 gouttes d'*Arnica* par litre d'eau. — L'érythème par insolation peut en outre exiger l'emploi de *Bellad.*, surtout s'il y a quelque mouvement fébrile ou de la céphalalgie, auquel cas *Aconit.* et *Bryonia* sont aussi indiqués. — Si la rougeur est livide, on donne *Chinin. sulf.* — L'érythème chronique ou qui se reproduit facilement, se traite par *Merc. s.* et *Hepar s.* Chez les enfants scrofuleux, on se trouve bien de *Puls.* et *Merc. s.*, suivis de *Sulf.*

Erysipèle. — Caractérisé par la rougeur vive de la peau avec gonflement, par une marche progressive et envahissante, par la contagion, et par la terminaison par résolution ou métastase. L'érysipèle peut se manifester sous diverses formes : 1° *forme bénigne*, avec léger mouvement fébrile et durée de moins de huit jours ; 2° *forme maligne*, avec mobilité de l'inflammation et symptômes généraux graves, délire, coma ; 3° *forme commune*, avec fièvre et durée de deux à trois semaines. L'érysipèle de forme commune est le plus ordinaire ; il siége quelquefois sur les membres, mais plus souvent à la face, qu'il envahit successivement et d'où il gagne le cuir chevelu.

L'érysipèle est une maladie contagieuse ; elle atteint, dans certains cas, les proportions de la maladie la plus meurtrière. Il est quelquefois précédé de l'inflammation érysipélateuse du pharynx ; plus souvent, il s'étend aux muqueuses après quelques jours de durée, et constitue l'ophthalmie, la stomatite érysipélateuse. Dans la forme maligne, il se complique souvent de la *diphthérie*. Quelle que soit sa forme, il est précédé de la sensibilité et du gonflement des ganglions du cou, du côté où la peau doit en être le siége. L'absence de prodromes dénote une bénignité franche ; les *prodromes* (1 à 3 jours) sont en rapport de durée avec la gravité de la maladie.

TRAITEMENT. — *Bellad.*, au début ; — *Rhus*, si la surface de l'érysipèle se couvre de vésicules ou phlyctènes ; — *Cantharis*, si la douleur est brûlante avec phlyctènes plus développées ; — *Belladona*, si la fièvre redouble avec délire ou coma, ordinairement quand l'inflammation s'étend au cuir chevelu ; — *Opium*, contre le coma persistant, torpeur générale, refroidissement de la peau. — *Arsenic.*, quelquefois suivi de *Apis. m.*, est le médicament principal de la forme maligne, dans la période d'état ; — *Lachesis* est indiqué dans la forme maligne , par la prostration , l'ardeur fébrile, l'ataxie, la tuméfaction locale, les traînées érysipélateuses indiquant la participation des vaisseaux lymphatiques à l'inflammation (angioleucite) ; (on a proposé aussi *Euphorbium* contre ce symptôme). — *Arsen.* convient s'il y a coma vigil et tendance au refroidissement des membres. — *Arsen.* et *Lachesis* alternés correspondent à la multiplicité et à la mobilité des plaques érysipélateuses. — *Chinin. sulf.* est indiqué si l'érysipèle se prolonge et si la surface est livide ou rouge foncé, suintante et squammeuse ; — *Apis mel.*, s'il est œdémateux. — *Graph.* et *Hepar* s. sont utiles au déclin de la maladie, lorsque le gonflement et la rougeur de la peau persistent après la chute de la fièvre.

Zona. — Caractérisé par des pustules se développant sur des taches rouges inflammatoires, par des prodromes fébriles, par une douleur brûlante qui précède la naissance des pustules et les accompagne, et par le siége de ces pustules sur le tronc en forme de demi-ceinture, d'où les noms d'*herpès-zoster* et de *zona*.

Les prodromes ont une durée de deux ou trois jours ; ils sont eux-mêmes précédés quelquefois d'une névralgie du tronc. L'éruption des pustules est terminée au bout de huit ou neuf jours, mais elle se prolonge quelquefois au delà de trois semaines en se renouvelant ; quelquefois aussi des ulcères succèdent aux pustules.

TRAITEMENT. — *Rhus* et *Arsen.* sont indiqués dans la période éruptive ; — *Causticum* est leur auxiliaire chez les vieillards. — *Thuya, Tart. emet.,* chez les jeunes gens. — *Graph.* et *Merc. s.* sont utiles quand l'éruption se prolonge, *Arsenic.* et *Sulfur* quand des ulcères se forment. (D'après quelques observations, *Mercur. iodatus* jouirait d'une grande efficacité.)

PHLEGMASIES DES MEMBRANES MUQUEUSES.

Caractérisées par l'inflammation des membranes muqueuses et par des symptômes particuliers à chacun des organes affectés.

Ophthalmie superficielle. — Caractérisée par l'inflammation de la conjonctive ou membrane muqueuse de l'œil. Cette inflammation, à laquelle on a aussi donné le nom de *conjonctivite*, est tantôt simple : c'est l'*ophthalmie catarrhale ;* tantôt une extension de toute autre inflammation : ce sont les *ophthalmies érythémateuse, érysipélateuse, exanthématique ;* elle est quelquefois une manifestation de la scrofule : c'est l'*ophthalmie scrofuleuse.*

Quant aux ophthalmies qui affectent plus profondément l'œil, il en sera question quand nous parlerons des phlegmasies viscérales.

Ophthalmie catarrhale. — Sa durée est de trois à huit jours. Elle est caractérisée par une rougeur vive, le larmoiement, la douleur, la sensation de sable à la surface et la *photophobie*. C'est la conjonctivite proprement dite.

TRAITEMENT. — *Belladon.* et *Merc. s.* alternés suffisent ordinairement. — Si l'inflammation tend à se prolonger, on administre successivement *Sulfur*, *Rhus*, *Pulsatil.*, *Hepar s.* (On a conseillé *Euphrasia*, comme médicament principal.)

Ophthalmie symptomatique de l'érysipèle, de l'érythème, des fièvres éruptives (érysipélateuse, érythémateuse, exanthématique). — Leurs symptômes varient comme leur durée et sont subordonnés à la maladie principale.

TRAITEMENT. — On applique le traitement de la maladie principale. Si l'ophthalmie symptomatique présente des indications pressantes, on peut recourir à *Apis mel.* et à *Cantharis.* Dans certaines épidémies, l'ophthalmie peut revêtir une forme maligne et réclamer le traitement adapté à l'inflammation profonde de l'œil, tel qu'il est donné pour l'*ophthalmie purulente*, mais en débutant par l'emploi de *Arsen.*

Ophthalmie scrofuleuse. — Cette ophthalmie, qui est aussi symptomatique, présente des particularités qui en font une affection à part. Sa marche est de longue durée, souvent de plusieurs années, avec des périodes d'apaisement et d'aggravation. Dans la plupart des cas, la cornée transparente s'enflamme et s'ulcère (*kératite*) ; et il s'y joint l'inflammation des paupières (*blépharite*).

Traitement. — *Bell.* et *Merc. s.* alternés sont les médicaments essentiels des périodes d'acuité ; — *Sulfur, Calcar. c.* et *Iodium* sont mieux adaptés à l'inflammation subaiguë. — Lorsque la cornée est enflammée, on a recours à *Calcar. c.* et *Arsenic.* — *Sepia* convient ensuite s'il y a excroissances charnues sur la cornée (*Bromum*, s'il y a sensation de brûlement et ramollissement de la cornée). — *Apis mel.* répond au plus haut degré d'acuité avec gonflement de la conjonctive et des paupières ; on l'alterne avec *Arsenic*, s'il y a ulcération de la cornée (*Senega* est utile lorsque l'inflammation laisse à sa suite la cornée opaque). Quelquefois, la sensibilité est telle, que l'impression de la lumière ne peut être supportée (photophobie) ; *Rhus* et *Chamo.* sont en pareil cas souvent utiles. Enfin la suppuration abondante réclame spécialement l'emploi de *Calcar. c.*, de *Hepar s.* et de *Silicea.*

Il est important de ne pas abandonner tout traitement après la guérison ; on s'efforcera de prévenir les rechutes par les moyens indiqués pour modifier la constitution dans la *scrofule* ; ces moyens comprennent le régime et des médicaments.

Coryza. — Caractérisé par l'inflammation de la muqueuse du nez. Le coryza fait quelquefois partie du rhume ou le constitue seul ; il est souvent un *syndrome* ou groupe de symptômes de la scrofule, de la goutte, de la syphilis, de la dartre, et devient alors facilement chronique. Un des symptômes les plus fatigants du coryza, c'est *l'enchifrènement*, difficulté particulière de respirer par le nez accompagnée tantôt de sécheresse, tantôt d'une sensation douloureuse à la racine du nez, tantôt de mucosités plus ou moins tenaces ou fluentes, suivant que la muqueuse est plus ou moins irritée, tuméfiée.

TRAITEMENT. — Le coryza catarrhal, ou simple, n'exige pas d'autre traitement que celui du rhume au début. On le fait souvent avorter par une dose d'*Aconit.* prise en se couchant le soir et suivie de transpiration excitée au moyen de la chaleur. Les fréquents coryzas auxquels certaines personnes sont sujettes décèlent chez elles une constitution scrofuleuse, goutteuse ou hémorrhoïdaire, et le meilleur moyen de les faire avorter, d'en éloigner et supprimer les atteintes, c'est d'employer *Sulfur* et *Merc. sol.*, alternés, dès les premiers symptômes, dès le moindre enchifrènement. *Pulsat.* et *Merc. sol.* alternés réussissent mieux chez des jeunes personnes délicates et lymphatiques. — *Coni. mac.* convient lorsqu'il y a des éternuments fréquents et obturation fatigante des narines ; *Nux vom.* compte de fréquents succès, comme abortif du coryza, chez les personnes âgées ou adultes, et en général toutes les fois qu'il débute par une sécheresse âcre des fosses nasales.

On a peu remarqué les caractères distinctifs des coryzas constitutionnels; il est cependant d'observation qu'ils ont de la tendance à la chronicité ou à des récidives, et que certains symptômes sont propres à chacun d'eux.

Le coryza simple, dans la plupart des cas, se traite par *Merc. s.*, *Sulfur* (et *Euphrasia*); lorsqu'il consiste en un enchifrènement qui oblige à se moucher sans en obtenir de résultat, on donne *Ignatia*. (*Carbo an.* répond au coryza fluent avec perte de l'odorat.)

Le coryza scrofuleux est fluent; la mucosité est abondante et épaisse, le nez tuméfié ainsi que la lèvre supérieure. On lui oppose utilement *Sulf.* et *Merc. s.*, puis *Calcar. carb.*, *Hydrastis can.*, *Sepia* (et *Bromum*).

Le coryza goutteux est intermittent, se manifeste tout à coup, disparaît souvent en peu d'heures, ordinairement par la simple précaution de tenir la tête chaude; il consiste en un enchifrènement avec sécheresse suivie de mucosités, et dure quelquefois une ou deux semaines. On lui oppose de préférence *Nux v.* et *Calcar. c.* Nous avons obtenu d'excellents effets d'*Alumina*, dans les alternatives de flux et d'enchifrènement avec sécheresse. — *Caustic.* est souvent indiqué contre le coryza fluent et fétide, et enfin *Stannum* s'il devient très-fluent.

Le coryza dartreux est très-irrégulier aussi dans sa marche et dans sa durée; il est ordinairement sec, avec chaleur, prurit et mucosités desséchées difficiles à expulser : *Arsen.* et *Hepar s.* conviennent mieux, ainsi que *Graphit.*, *Pulsat.*, *Coral. rubr.* et *Capsic. an.*

Le coryza syphilitique réclame *Aurum fol.* (et *Kali bi-chromicum*); il rentre dans la série des accidents de la syphilis et réclame le traitement de la période tertiaire.

Le *coryza chronique* présente des alternatives d'aggravation et de diminution, et constitue quelquefois l'*ozène scrofuleux* ou l'*ozène syphilitique ;* ces ozènes symptomatiques exigent *Lachesis, Causticum, Silicea,* successivement, avec des intervalles de plusieurs jours. Vient ensuite *Coni. mac.,* et enfin *Aurum fol., Nitri acid.* (*Bromum* et *Ammon. mur.* ont été prescrits avec succès.)

Il existe un *ozène,* appelé aussi *punaisie,* sans apparence de coryza, et dont on ne peut pas toujours déterminer la nature. Les malades ont ordinairement le nez camus, et leur haleine est très-fétide. Chez la plupart, c'est une infirmité des plus repoussantes. On a constaté quelquefois l'existence d'une ulcération des fosses nasales ; le plus souvent, il semble plus exact d'attribuer cette affection à une sécrétion particulière, à une lésion inconnue de la membrane muqueuse. *Caustic., Staphysag.* et *Merc. cor.* comptent quelques succès. *Phosph.* a été utile dans les cas où il y avait ulcération et croûtes. Dans les cas opiniâtres, on doit adapter le traitement à une carie possible, à une ulcération, à un élément scrofuleux ou syphilitique auxquels répondent les médicaments signalés plus haut contre les ozènes symptomatiques. *Baptisia tinct.* trouve sa place dans ces cas (*Bovista* et *Kreosot.* peuvent être conseillés).

Otite. — Caractérisée par l'inflammation de la muqueuse de l'oreille. Elle peut être catarrhale et accidentelle, ou scrofuleuse.

L'otite simple ou catarrhale a une durée de 3 à 8 jours, suivant qu'elle se borne au canal auditif externe ou qu'elle s'étend à l'oreille interne. Une douleur souvent intolérable accompagne le gonflement des parties si sensibles de l'appareil de l'ouïe. Cette inflammation se termine souvent par suppuration.

L'otite scrofuleuse présente une marche plus lente avec recrudescences et suppuration abondante. Dans l'état chronique, cette affection est indolente, avec écoulement continuel de pus ; il se produit ordinairement une carie de quelque partie des os voisins, du rocher, ce qui donne lieu à l'*otorrhée*, ou écoulement de pus par l'oreille.

TRAITEMENT. — Dans l'otite catarrhale, *Pulsat.* et *Merc. sol.*, alternés, répondent à l'acuité et sont encore indiqués dans les recrudescences de l'otite scrofuleuse. — Dans tous les cas, *Chamo.* est donné intercurremment contre la violence des douleurs. — L'inflammation de l'oreille interne détermine souvent la fièvre et le délire ; c'est là une indication de *Bellad.* — On fait en même temps des injections d'eau ou de lait tièdes, et l'on applique sur la région de l'oreille des cataplasmes émollients. — Lorsqu'il se forme un abcès, l'otite est de plus longue durée. *Hepar. s.* répond à la suppuration. *Chin. sulf.* hâte la disparition de tout écoulement et rétablit promptement l'ouïe. On recommande des injections d'eau tiède, de lait chaud, l'application sur l'oreille de cataplasmes émollients.

Dans l'otite chronique scrofuleuse ou syphilitique, avec écoulement (otorrhée), il faut administrer *Silicea* et *Aurum fol.*, puis *Graphit.* (et *Bovista*, s'il y a irritation eczémateuse du pavillon de l'oreille) ; il ne faut pas négliger les injections.

Stomatite. — Caractérisée par l'inflammation de la muqueuse de la bouche. Cette inflammation est occasionnée quelquefois par l'application de substances irritantes ; d'autres fois elle est due à l'extension de l'érysipèle, de l'érythème, de la dartre, du scorbut, de la syphilis, à l'abus du mercure ; mais elle peut survenir sans cause connue et être essentielle.

Stomatite simple et *stomatite érythémateuse.* — L'inflammation est superficielle, ne dure que quelques jours et ne présente aucun symptôme grave ; elle se déclare tantôt spontanément, tantôt sous l'influence d'agents irritants, tantôt comme extension d'une inflammation de la face : une blessure, un érysipèle, un érythème. Elle est souvent consécutive à un mouvement fébrile ou critique de certaines fièvres ; on observe alors des pustules sur les lèvres.

Traitement. — Gargarismes fréquents au lait, à l'eau tiède ou gommée. — *Aconit.* et *Cantharis* alternés au début. — *Nux vom.* et *Mercur. sol.*, dès le second jour ; *Merc. cor.*, s'il y a sensation de brûlement.

Stomatite aphtheuse et *stomatite ulcéreuse.* — L'inflammation de la muqueuse de la bouche est ici bornée à certains points de son étendue, et caractérisée par la production d'aphthes plus ou moins nombreux, souvent par groupes, et se renouvelant quelquefois. Lorsque des aphthes dégénèrent en ulcère, la stomatite est dite ulcéreuse.

Traitement. — *Canth.* et *Merc.* s. alternés conviennent d'abord. — Dès que les aphthes se déclarent, on alterne *Merc.* s. et *Arsen.* — S'il y a sécheresse de la bouche, il est convenable d'administrer intercalairement *Nux vom.* ; la fétidité de la bouche avec chaleur, gonflement, salivation et aphthes brûlants, exigerait *Apis mel.* (et encore *Kali bi-chromicum*). — Si les aphthes se prolongent en se renouvelant, on donne de bonne heure *Sulfur* et *Muriatis ac.*, pour insister ensuite sur *Mercur.* s. et *Arsen.*, ou en venir à *Mercur. cor.* — Un aphthe se transformant en ulcère peut être cautérisé légèrement, en le touchant avec un cristal de *sulfate de cuivre*, ou la *pierre infernale*. On insiste d'ailleurs sur l'emploi de *Sulfur* et *Arsenic.*

Stomatite chronique. — Nous l'admettons pour donner d'une manière plus complète la thérapeutique des affections de la bouche. Elle consiste dans

la persistance des aphthes qui se reproduisent indéfiniment ou par périodes plus ou moins rapprochées, et dans une irritation plus ou moins durable de la muqueuse avec sécheresse, chaleur ou
fissures à l'intérieur de la bouche ou sur les
lèvres.

TRAITEMENT. — Il est souvent utile de cautériser
légèrement l'aphthe au début, et de donner *Lache-*
sis, 2 ou 3 jours par semaine pendant un ou deux
mois. On est souvent ensuite obligé d'en venir à
Nitri ac. — Lorsque la surface de la muqueuse
est irritée et rend la mastication douloureuse,
Canthar. et *Lycopod.* deviennent nécessaires.
Lorsque l'irritation affecte de préférence les
lèvres, on choisit *Graph.*, *Plumb.*, surtout lorsqu'il
y a des fissures à la langue. (On emploie *Kali bi-*
chromicum avec succès dans l'inflammation générale de la bouche, même étendue à l'arrière-gorge
et aux fosses nasales.)

Stomatite gangréneuse, ou *stomacace.* — Cette
inflammation est caractérisée par un gonflement
souvent considérable, par des hémorrhagies, et par
la gangrène de quelque point de la cavité de la
bouche.

TRAITEMENT. — *Arsen.* est le premier médicament
à employer. — *Carbo v.* répond au refroidissement
de la bouche et à la diminution de la sensibilité. —
Lachesis et *Phosph.* sont indiqués par le gonflement et les hémorrhagies.

Stomatite mercurielle, appelée aussi *salivation mercurielle.* — Elle est occasionnée par des doses plus ou moins élevées de *Mercure,* et caractérisée par la pâleur et le gonflement de la muqueuse, par une haleine fétide, par des ulcérations, par l'ébranlement et le déchaussement des dents, et par l'excrétion continuelle d'une salive filante.

TRAITEMENT. — *Merc. sol.* ou même *Merc. cor.* à dilution moyenne ou même élevée sont souvent les meilleurs antidotes du mercure à doses massives. — On donne ensuite *Nitri ac.* et successivement *Hepar sulf.* et *Iodium.*

Gingivite. — Caractérisée par l'inflammation des gencives. Elle est ordinairement un symptôme de scorbut; en ce cas, les gencives sont ramollies et saignantes. Lorsque l'inflammation affecte particulièrement la membrane alvéolaire, elle constitue la *gingivite expulsive* avec déchaussement, ébranlement des dents et expulsion du pus formé dans leurs alvéoles.

TRAITEMENT. — *Nux vom.* et *Sulfur,* au début. — Si la gingivite persiste, on donne *Nitri ac., Staphys.,* et l'on a recours au traitement du scorbut. — *Bellad.* et *Merc. sol.* alternés sont préférables dans la gingivite expulsive, et en général toutes les fois que les gencives sont irritées avec sensation d'allongement des dents ou dents ébranlées. *Antim. crud.* et *Hepar s.* conviennent ensuite. — Lorsqu'il se forme des excroissances sur les gencives, avec irritation plus ou moins chronique, *Silicea* et *Staphysag.* conviennent; *Nitri acid.* répond au saignement des gencives.

Les gencives sont quelquefois le siége d'excroissances qui s'élèvent du fond des alvéoles ou de leurs rebords; on leur a donné le nom d'*épulie;* elles sont souvent fongueuses, érectiles ou de nature sycosique. On leur oppose *Thuya* et *Nitri ac.;* cependant *Lycopod.* et *Silicea* conviennent mieux si l'excroissance est sèche et ferme. L'épulie survient ordinairement à la suite d'une inflammation des gencives, d'une extraction de chicots. — Lorsqu'il s'est produit un abcès *(parulie)*, avec ou sans carie, *Silicea* et *Phosphor.* lui sont adaptés.

Muguet. — Caractérisé par l'inflammation de la muqueuse de la bouche et du tube digestif et par la production d'une couche blanchâtre formée par un champignon microscopique de la famille des oïdiums. C'est une maladie propre à l'enfance. Mais il n'est pas rare de voir des couches pareilles d'oïdium apparaître sur les muqueuses de la bouche, de la vulve, de l'anus, chez des malades épuisés par de longues privations ou des maladies chroniques, et chez des personnes âgées. Quoi qu'il en soit, le muguet est toujours bénin chez les enfants robustes qui tètent du bon lait. Mais il peut être très-grave et mortel chez les enfants chétifs, mal nourris, cacochymes.

Traitement. — Chez les enfants maladifs ou épuisés, la première et la plus importante indication à remplir, c'est de leur donner une bonne nourrice. *Merc. s.* est le médicament du début, dans tous les cas ; — *Merc. cor.* lui serait promptement substitué si ses effets étaient nuls. *Sulfur* devient nécessaire si l'enfant n'est pas guéri au bout de peu de jours. — Ensuite, il faut s'adresser pour la médication, à l'état général, à la consomption, à la diarrhée, à la fièvre, et *Arsen.* est le médicament principal. Les soins de propreté sont aussi d'une grande importance pour prévenir des irritations de la peau ou de l'anus, des intertrigos, des érythèmes, qui viennent trop souvent compliquer la maladie.

Chez les vieillards et les sujets maladifs et épuisés, *Arsen.* et *Merc. cor.* sont indiqués, non moins que les soins hygiéniques : propreté, air pur, alimentation saine et restaurante.

Angine. — Caractérisée par l'inflammation de la muqueuse de l'arrière-gorge et appelée vulgairement *esquinancie.* Cette inflammation comprend les amygdales, le voile du palais, la luette, la glotte, l'entrée du larynx et celle du pharynx, mais se borne souvent à quelques-unes de ces parties, d'où les dénominations de : *angine tonsillaire* ou *amygdalite, angine pharyngée, angine laryngée.* Cette désignation des diverses angines par leur siége n'ayant aucune valeur pour la détermination du traitement, nous les désignerons par leur nature : *catarrhale, pultacée, herpétique, phlegmoneuse, maligne, couenneuse, granuleuse;* nous y ajouterons un mot pour les angines symptomatiques.

Angine catarrhale, ou *angine simple*, *angine érythémateuse*. — Rougeur de l'arrière-gorge, douleur pendant la déglutition, courbature, fièvre; durée moyenne de 3 jours.

TRAITEMENT. — *Belladona*, *Merc. s.* alternés.

Cette affection est souvent causée par un refroidissement; dans ce cas, dès les premiers symptômes du début, on a recours à *Acon.* le soir même en se couchant, et l'on fait en sorte de favoriser la transpiration.

Angine pultacée ou *muqueuse*. — Appareil inflammatoire plus prononcé; çà et là, plaques de mucosité blanche, plus ou moins tenace et simulant une fausse membrane; durée de 3 à 7 jours. Dans cette forme d'angine, même lorsque les symptômes phlegmasiques sont intenses, les ganglions du cou sont peu ou point engorgés; c'est là, d'après le Dr Jousset, un signe qui la différencie de l'angine diphthéritique, du croup.

TRAITEMENT. — On débute par l'alternation de *Bellad.* et *Merc. s.* — Vers le 3e jour, on alterne *Merc. sol.* avec *Apis mel.* — *Iodium* et *Lachesis* conviennent ensuite.

Angine herpétique ou *aphtheuse*. — Elle s'accompagne d'une éruption d'aphthes à la gorge, dans la bouche, sur les lèvres, et se termine au bout d'un septenaire; quelquefois, le renouvellement des aphthes en prolonge la durée.

TRAITEMENT. — Encore *Bell.* et *Merc. s.* alternés, puis *Sulf.* et *Arsen.* Si l'affection tend à se prolonger au delà d'une semaine, on lui applique le traitement de la stomatite aphtheuse.

Angine phlegmoneuse. — Fièvre intense et formation d'un abcès dans le voisinage d'une amygdale, avec symptômes de strangulation, impossibilité d'avaler quand la tuméfaction est à son plus haut degré, langue et amygdales recouvertes d'un enduit blanchâtre.

TRAITEMENT. — *Bellad.* et *Merc. s.* alternés. — Dès que la douleur fixe pulsative et la tuméfaction progressive sur un point décèlent la formation de l'abcès, on donne *Hepar s.* et *Apis mel.* — L'ouverture de l'abcès a lieu spontanément vers le huitième jour ; au besoin, on la provoque par la pression des doigts portés dans la gorge. L'abcès ouvert, le malade n'éprouve plus aucun malaise et reprend ses occupations. Il se forme quelquefois un second abcès du côté opposé ; en ce cas, les accidents de l'angine se reproduisent, pour se terminer de la même manière sous l'influence du même traitement.

Angine maligne ou *gangréneuse.* — Quelquefois la fièvre est insignifiante, mais il y a prostration, anxiété et exagération des symptômes locaux : gonflement, fétidité, coloration noirâtre de l'arrière-gorge et même de la bouche, eschares gangréneuses.

8.

TRAITEMENT. — *Arsen.* et *Lachesis* sont les médicaments principaux. Quand le malade éprouve des défaillances, on a recours à *Moschus* et à *Phosph.* (on conseille aussi *Phytolacca-dec.*), sans abandonner pendant plus d'un jour l'emploi de *Arsen.* On ne doit pas cesser de faire prendre au malade des consommés et un peu de vin.

Angine couenneuse, ou *angine diphthéritique, croup.* — L'angine diphthéritique ou couenneuse est particulière aux grandes personnes ; chez les enfants, elle constitue le *croup.*

Cette sorte d'angine est caractérisée, chez les grandes personnes, par l'inflammation de la muqueuse de l'arrière-gorge et particulièrement du larynx, par l'absence de douleur dans la déglutition, par l'engorgement des ganglions sous-maxillaires, par la production de fausses membranes, par une marche insidieuse, et par la contagion ; sous cette *forme maligne,* l'angine couenneuse se traite comme l'*angine maligne* ou gangréneuse, et, dans sa *forme bénigne,* comme l'*angine pultacée* à son plus haut degré d'intensité. Il ne nous reste qu'à nous occuper du croup.

Le *croup* présente les quatre formes, *bénigne, commune, putride* ou gangréneuse et *ataxique* ou maligne ; il est d'autant plus grave qu'il attaque des enfants plus jeunes, et présente souvent deux périodes : une période angineuse, qui constitue une angine plus ou moins intense, suivie de la période croupale. La période angineuse manque fréquemment ; alors le croup débute d'emblée par la période croupale.

Dans la forme commune, soit que le croup débute après l'angine, soit qu'il débute d'emblée, il est caractérisé par la toux rauque, sourde, croupale en un mot ; par la gêne de la respiration, avec sifflement trachéal plus fort dans l'inspiration ; par l'apparition de plaques diphthéritiques dans l'arrière-gorge ; par l'extension de ces fausses membranes au larynx et par leur reproduction facile ; enfin par des accès de suffocation. A mesure que la maladie fait des progrès, la toux disparaît, la voix devient inarticulée, le mouvement fébrile diminue, le malade tombe dans l'accablement, et les accès de suffocation tendent à se rapprocher, à devenir continus. Quand les intervalles qui les séparent se prolongent, c'est un bon signe. — Dans la forme bénigne, tous les symptômes sont moindres, et les fausses membranes, limitées à la gorge, ne se reproduisent pas. — Dans la forme putride, la prostration des forces se déclare de bonne heure et devient extrême, le gonflement des ganglions sous-maxillaires et de la gorge est considérable ; des hémorrhagies se déclarent, et il se forme des plaques gangréneuses. — Dans la forme ataxique, on observe des symptômes malins ou nerveux, graves, une grande incohérence dans la marche de la maladie, des convulsions, le délire, le coma.

TRAITEMENT. — L'inflammation de la gorge qui précède quelquefois le croup se traite comme l'an-

gine, en débutant par *Acon.* pour en venir promptement à *Bellad.* et *Merc. s.*, que l'on alterne.
Lorsque la période angineuse se prolonge, on
alterne *Merc. s* et *Spongia*, surtout en temps d'épidémie de croup. (*Bromum* a été préconisé, mais
nous n'avons pas d'expérience personnelle à son
sujet.) — Dès que la toux devient rauque, croupale,
on donne *Hepar. s.* et *Spongia*, successivement et à
doses très-fréquentes ; ils répondent à la diphthérie,
aux fausses membranes ; cependant on a recours
intercalairement à *Moschus* et *Sambucus*, qui
répondent au spasme de la glotte, à la suffocation.
— Si la maladie marche lentement, il est bon, vers
le 3e jour, de revenir à *Merc. s.*, que l'on alterne
utilement avec *Iodium.* — Les phénomènes convulsifs, les accès de suffocation, l'angoisse, réclament *Phosph.* — Dès que des accidents gangréneux se manifestent, on a recours soit à *Arsen.* et
à *Phosph.*, qui répondent surtout à la prostration,
aux plaques gangréneuses, aux hémorrhagies ; soit
à *Lachesis*, qui répond aux mêmes symptômes et
au gonflement énorme ; soit à *Carbo v.*, qui répond
aux symptômes d'asphyxie. — L'ataxie réclame
Stramon., qui est adapté aux accidents cérébraux ;
Phosph., aux accidents paralytiques ; *Secale. cor.*,
aux convulsions, au refroidissement du corps, à la
torpeur.

Dans le traitement du croup, il convient d'administrer les médicaments en potions, par cuillerées,
toutes les demi-heures ou même plus souvent.

Lorsque la maladie paraît stationnaire, une dose

de *Sulfur* est quelquefois intercalée très-heureusement. Nous ne parlons pas de la trachéotomie, dont les indications et le procédé opératoire exigent toute la sagacité du médecin dans chaque cas particulier.

Angine granuleuse ou *glanduleuse*, *papillaire*. — Elle débute comme l'angine catarrhale et passe à l'état chronique avec des recrudescences plus ou moins fréquentes. Elle est caractérisée par des granulations développées sur la membrane muqueuse, dans ses glandules et ses papilles ; elle se combine souvent avec la *laryngite granuleuse*.

TRAITEMENT. — Le traitement du début et des recrudescences est le même que celui de l'angine catarrhale. — *Iodium* et *Sulfur* répondent aux symptômes subaigus ; — *Caustic.*, *Lachesis* et *Hepar. s.*, à l'état chronique.

Angines symptomatiques. — Ces angines, qui accompagnent le rhume, les fièvres éruptives et diverses affections goutteuses, hémorrhoïdaires, rhumatismales, scorbutiques, syphilitiques, sont souvent éphémères.

TRAITEMENT. — On les combat par les moyens dirigés contre la maladie principale ; cependant *Ignatia* est quelquefois indiqué dans certains cas de névroses ; *Cantharis*, lorsqu'il y a sécheresse et ardeur ; *Pulsatil.*, quand on reconnaît une métastase rhumatismale ; *Apis mel.*, lorsque la chaleur et le gonflement sont considérables. (On a aussi employé *Phytolacca* dans l'angine mercurielle ou syphilitique.)

Laryngite. — Caractérisée par l'inflammation de la muqueuse du larynx. Comme l'angine, cette inflammation est tantôt simple ou essentielle, tantôt symptomatique du rhume, d'une fièvre éruptive, d'une diathèse. Dans la plupart des cas, la laryngite est une extension de l'angine ; c'est ainsi que la *laryngite diphthéritique* constitue le croup dont il est question plus haut, bien qu'elle ait reçu quelquefois le nom inutile de *trachéite.* Nous n'avons à parler que des affections du larynx ayant des caractères et un traitement propres.

Laryngite simple ou *catarrhale.* — Chaleur, rougeur et sécheresse du larynx ; voix rauque ou aphonie, toux, parfois mouvement fébrile et difficulté de respirer ; durée de une à deux semaines.

Traitement. — *Bellad.* au début ; — *Cantharis*, si l'ardeur et la sécheresse locales persistent. En pareil cas, *Lachesis* est fort utile (et aussi *Mezereum*). — *Hepar s.*, *Iodium* et *Phosph.* sont souvent nécessaires à la fin, et contre l'enrouement opiniâtre. (*Bromum* paraît convenir quand la muqueuse est d'un rouge foncé avec stries d'une nuance plus claire.)

Laryngite granuleuse. — Elle débute comme la laryngite simple et passe à l'état chronique avec de fréquentes recrudescences, sous l'influence de la moindre cause irritante : l'exercice de la parole, l'air froid.

TRAITEMENT. — *Bellad.* et *Lachesis* dans la période inflammatoire ; — *Iodium* et *Bellad.*, dans les recrudescences. — *Caustic.* et *Hepar s.* conviennent ensuite à la sensibilité du larynx et à la douleur d'excoriation excitée par la parole, la toux, la respiration. Le traitement est souvent très-long, surtout chez les orateurs, les hommes d'affaires ; et l'on est obligé de combiner l'action de ces médicaments avec celle des affections concomitantes et de quelque maladie générale. En pareils cas l'irritabilité habituelle du larynx doit engager à donner *Lachesis.*

Laryngite tuberculeuse, ou *phthisie laryngée.* — Caractérisée par l'existence de tubercules au larynx. Elle constitue une affection scrofuleuse, qui présente certaine variété de symptômes au début, suivant le siége qu'occupent les tubercules. On la trouve toujours liée à la phthisie pulmonaire, qu'elle précède quelquefois et que d'autres fois elle semble effacer par la prédominance de ses symptômes.

TRAITEMENT. — Les médicaments du début sont ceux de la laryngite granuleuse. La maladie caractérisée réclame l'emploi des médicaments indiqués contre la toux, selon ses variétés, et l'usage prolongé de *Spongia* et *Bryonia* alternés, puis de

Thuya et *Sulfur*. — En outre, *Lachesis* répond au gonflement du larynx ; — *Phosphor.*, à son extrême sensibilité. — *Hepar s.* et *Apis mel.* sont adaptés aux crachats purulents ; — *Corall. rubr.*, à la toux sèche, douloureuse, incessante, avec expectoration purulente le matin et sueur. (*Bromum* a aussi été conseillé.) Enfin cette affection, dont la gravité n'est pas moindre que celle de la phthisie pulmonaire, exige les mêmes soins hygiéniques et les mêmes moyens généraux.

Laryngite striduleuse, ou *faux croup*. — Affection propre à l'enfance. Elle est caractérisée par des accès nocturnes de suffocation occasionnée par une disposition particulière de la glotte dans le jeune âge.

TRAITEMENT. — *Bellad.* et *Merc. sol.* alternés calment l'orgasme sanguin, l'inflammation locale et le mouvement fébrile. — *Sambucus* et *Moschus* répondent ensuite à la suffocation par accès, à l'inspiration sifflante, à la toux sèche.

Rhume. — Caractérisé par l'inflammation de la muqueuse des voies respiratoires. Le rhume est d'autant plus grave qu'il affecte des enfants plus jeunes ou des vieillards plus affaiblis. Il est souvent une affection de la scrofule, de la goutte et d'autres maladies ; c'est ce qui explique la variété de ses symptômes et la longue durée qu'il a quelquefois.

Le rhume débute généralement par la courbature, le mal de tête, la sécheresse du nez avec douleur gravative à la racine. Les frissons se déclarent du deuxième au troisième jour ; ils sont suivis de bouffées de chaleur et d'un mouvement fébrile qui s'aggrave le soir. Dès le troisième jour, et quelquefois dès le début, on observe le larmoiement, l'enchifrènement, le prurit du nez ; et l'écoulement d'un mucus limpide et irritant. Bientôt, l'inflammation gagne les bronches ; la toux, d'abord sèche, devient grasse, et l'affection suit la marche d'une bronchite. Parfois le rhume se borne à la muqueuse du nez et de la gorge ; parfois aussi il débute par les bronches.

TRAITEMENT. — Les fréquentes récidives de rhume chez certaines personnes doivent porter à user de moyens éprouvés pour le prévenir. *Sulfur* et *Mercur. sol.*, alternés, remplissent ordinairement cette indication ; on doit les employer aussitôt que l'on ressent les premiers symptômes du coryza. Mais, si une impression de froid en a été la cause, il est bon de débuter par *Aconit.* pris le soir au moment du coucher, avec la précaution de provoquer la sueur. Lorsque les malades éprouvent plus habituellement de la sécheresse des fosses nasales au début, *Nux vom.* peut être préféré à *Sulfur* et à *Mercur. s.* Ordinairement, ces moyens font avorter le rhume en un ou deux jours.

Quoi qu'il en soit, *Merc. s.* répond à la douleur gravative vers la racine du nez, au flux séro-muqueux des narines, au prurit, à la chaleur, au mouvement fébrile s'aggravant le soir ; — *Nux vom.*, à l'enchifrènement avec sécheresse au début, à la douleur gravative, aux frissons fréquents ; — *Phosphor.*, aux symptômes de *Merc. sol.* et à l'extrême sensibilité au froid ; — *Pulsat.*, à l'accablement, à la sensation de froid interne, aux frissons. — Les autres indications sont les mêmes que pour le catarrhe pulmonaire ou le coryza.

Les tisanes et les boissons aqueuses chaudes ne conviennent que tout à fait au début du rhume ; plus tard, elles sont nuisibles par la moiteur qu'elles provoquent ; le malade se refroidit plus facilement, ce qui éternise le rhume. Les personnes âgées, les scrofuleux, usent utilement, après les premiers jours, d'un peu de vin chaud.

Catarrhe pulmonaire. — Caractérisé par l'inflammation de la muqueuse des bronches. Lorsque cette phlegmasie comprend la muqueuse nasale, elle constitue le *rhume ;* bornée aux bronches, c'est une *bronchite*, que nous désignons sous le nom de catarrhe pulmonaire, lequel est aigu ou chronique.

Le catarrhe pulmonaire aigu est bénin ou grave. Dans la *forme bénigne*, il ne se prolonge pas au delà de cinq à huit jours : la fièvre est modérée, la toux sèche au début, l'expectoration de plus en plus facile ; les mucosités, d'abord blanchâtres, deviennent jaunâtres et enfin verdâtres. Dans sa *forme grave*, l'inflammation s'étend aux dernières ramifications bronchiques et prend les divers noms de : *bronchite capillaire, pneumonie lobulaire ou capillaire, catarrhe suffocant*.

Le catarrhe pulmonaire chronique s'observe chez des sujets affaiblis et scrofuleux ou dartreux, chez les vieillards, chez les goutteux et les hémorrhoïdaires. Il simule quelquefois l'asthme humide : la toux est fréquente et forte; l'expectoration, abondante et jaunâtre, puis verdâtre, prend souvent les caractères d'un flux bronchique ou bronchorrhée, qui épuise les malades.

TRAITEMENT. — Dans le catarrhe pulmonaire bénin ou simple, une dose d'*Aconit.* prise le soir dès le début peut exciter la sueur durant la nuit et souvent enrayer l'inflammation ; *Dulcamara*, ensuite, complète son action. *Bryon.* est, dans tous les cas, indiqué par la toux ; — *Belladon.*, par la toux persistante, avec quintes fatigantes provoquant des douleurs dans la tête et les muscles du tronc.

Dans le catarrhe suffocant, *Ipeca* et *Bryon.*, alternés, répondent à la toux violente, à l'oppression, à la fièvre ardente; — *Tartar. emet.* et *Spongia*, à la difficulté d'expectoration, avec râle muqueux abondant. — *Phosphor.* remplit la même indication, particulièrement quand les efforts d'inspiration sont plus pénibles, et le bruit respiratoire ou vésiculaire amoindri. — Enfin, *Carbo v.* et surtout *Arsen.* sont indiqués par la gêne circulatoire et les symptômes d'asphyxie commençante.

Chez les petits enfants, le catarrhe suffocant

devient promptement mortel ; souvent la toux n'existe pas, et la marche de la maladie est insidieuse. *Ipeca* et *Bryonia* sont indiqués en premier lieu par la chaleur fébrile et l'oppression. — *Tart. emet.* est ensuite un médicament important, non moins que *Arsen.* — Le coma qui atteint les petits malades à une période avancée est combattu par *Opium*, et la dyspnée ou grande difficulté de respirer et la cyanose par *Phosph.* Dans un cas de ce genre, *Moschus* opéra la guérison.

Dans le catarrhe pulmonaire chronique, il est nécessaire, dès que la chronicité s'accentue, de stimuler la vitalité par de bons bouillons et du vin, et plus tard par des aliments restaurants. *Sulfur* est d'abord indiqué par la tendance de la bronchite à se prolonger ; on y revient plusieurs fois. — *Calcar. carb.* et *Stannum* répondent à l'expectoration abondante ; — *Arsen.* et *Phosph.*, à l'oppression. — *Bryonia* et *Merc. s.*, alternés, sont très-utiles lorsqu'il y a engouement pulmonaire ; on les fait suivre de *Phosph.* et de *Lycopod.* — Dans les cas opiniâtres, avec bronchorrhée et recrudescences fréquentes, il est utile de revenir aux médicaments indiqués plus haut suivant la variété des symptômes ; *Hydrastis Canad.* est particulièrement recommandé. C'est aussi le cas d'utiliser les propriétés de certains thermes sulfureux.

Pharyngite. — Caractérisée par l'inflammation de la muqueuse du pharynx. Cette affection, tou-

jours liée à l'angine ou à la laryngite et à l'œsophagite, se traite comme celle de ces phlegmasies,
avec laquelle elle a le plus de rapport.

Œsophagite. — Caractérisée par l'inflammation
de la muqueuse de l'œsophage avec difficulté
d'avaler. Cette phlegmasie est ordinairement superficielle et due à l'extension d'une autre phlegmasie d'un organe voisin ou d'un exanthème. Elle
est quelquefois plus profonde, atteint le tissu cellulaire sous-jacent et prend alors le nom d'œsophagite phlegmoneuse. En ce cas, la fièvre est intense,
la tuméfaction des parties donne lieu à des accidents de strangulation, et la terminaison se fait par
un abcès, au bout de 2 à 4 semaines.

Traitement. — *Canth.* et *Merc. s.* répondent à la
chaleur, à la soif, à la douleur, à la dysphagie ou
difficulté d'avaler ; — *Belladona* et *Phosph.*, à la
fièvre, au délire, à l'imminence de la suppuration ;
— *Cocculus* et *Ignatia*, au spasme de l'œsophage
et à l'aggravation des symptômes par les efforts de
déglutition. *Cantharis* présente des indications
semblables. — *Hepar s.* convient lorsque des douleurs pulsatives annoncent qu'un abcès se forme.
— *Arsen.* et *Apis mel.* sont indiqués par l'anxiété,
les symptômes asphyxiques et la tuméfaction locale.

Gastrite catarrhale. — Caractérisée par l'inflammation de la muqueuse de l'estomac. Elle constitue dans sa forme bénigne le prétendu *embarras*

gastrique, l'état saburral que l'on combat par des émétiques ou des purgatifs au détriment des malades et non de la maladie. La gastrite catarrhale est symptomatique de la plupart des fièvres et des phlegmasies fébriles, mais elle peut exister seule et d'emblée. Il faut la distinguer de l'inflammation plus profonde de l'estomac, dont il est question parmi les phlegmasies viscérales.

TRAITEMENT. — Lorsqu'il n'y a pas de fièvre, que la langue est blanche, jaunâtre, avec ou sans amertume de la bouche, *Nux vom.* est indiqué, surtout quand il y a constipation : ce serait *Chamom.* dans le cas contraire. — La langue sale, avec nausées ou vomissements et diarrhée ou coliques, indique *Ipeca,* ou *Pulsatil.* s'il y a frissons, malaise et sensation de froid. — *Aconit.* et *Bellad.* conviennent si la langue est sale à la base et rouge à la pointe. — *Digitalis* et *Antim. crud.* répondent aux nausées avec dégoût des aliments, bouche pâteuse, urines abondantes ; — *Carbo veg.* (et *Nux mosch.*), au dégoût des aliments, sans soif, et avec flatuosités ou ballonnement du ventre. — *Arsen., Phosph.* et *Tartarus emet.* sont indiqués par la persistance des symptômes. (On peut aussi conseiller *Kalmia latif.* et *Oxalis ac.*)

Lorsque cette affection se prolonge et devient chronique, l'indication principale est de corriger ce que le régime a de vicieux, par exemple de supprimer les farineux, les aliments gras. Ensuite *Chamom.* répond à la digestion difficile et lente, à la flatulence, aux selles faciles ; — *Nux v.*, à la constipation, à la sensibilité et au gonflement de l'épigastre ; — *Cantharis*, à la douleur d'excoriation. La gastrite chronique touche à toutes les affections de l'estomac : gastralgie, dyspepsie, pyrosis, flatulence, diarrhée, constipation, coliques, etc., et y trouve le complément de ses indications.

Chez les jeunes enfants, on observe quelquefois l'affection grave connue sous le nom de *gastromalacie*, ou ramollissement de la muqueuse de l'estomac : elle est caractérisée par des vomissements opiniâtres, une soif ardente, le ballonnement, l'endolorissement de l'épigastre, la diarrhée avec matières d'un gris blanchâtre et d'une odeur infecte, un dépérissement rapide. *Sulfur* et *Calcar. c.* sont les principaux médicaments de cette affection ; viennent ensuite *Arsen.* et *Veratrum*, qui répondent à la soif, aux déjections, à l'émaciation ; et *Apis mel.*, *Phosphor.*, qui sont adaptés à la lésion.

Catarrhe intestinal. — Caractérisé par l'inflammation de la muqueuse de l'intestin. La phlegmasie occupe tantôt toute l'étendue du tube digestif (*entérite*), tantôt le côlon (*côlite*), plus rarement le cœcum (*typhlite*), et quelquefois le tissu cellulaire voisin du gros intestin (*pérityphlite*). Les symptômes de cette inflammation sont : sensibilité du ventre, soif, constipation initiale, diarrhée avec matières muqueuses sanguinolentes, ténesme, ordinairement chaleur et mouvement fébrile. Cette affection a aussi reçu le nom de *diarrhée aiguë.*

TRAITEMENT. — *Bellad.* et *Merc. s.* suffisent ordinairement. On a quelquefois aussi à combattre la constipation consécutive par *Nux vom.* ou *Bryonia.* Quelquefois le catarrhe intestinal est chronique d'emblée, ou passe à l'état chronique (*diarrhée chronique*). En l'absence de symptômes inflammatoires, on traite la diarrhée chronique d'après les indications fournies par la nature des selles et par les circonstances qui les accompagnent : matières muqueuses en bouillie, *Pulsat.;* — matières en bouillie et blanchâtres, *Calc. carb.* et encore *China, Digitalis;* —matières jaunes, *Chamom.;*—matières vertes, *Mer. sol.* et *Colocynthis,* ce dernier lorsque la selle est écumeuse et se produit immédiatement après les repas ; — matières noirâtres, *Arsen.;* — matières aqueuses, *Veratr.;* — matières décolorées et avec défécation presque involontaire, *Secale cor.;* — lorsque les selles sont expulsées rapidement, *Phosph. ac., Verat.;* — lorsqu'elles ont lieu la nuit avec ballonnement et vents, *Aurum fol.;* — avec coliques violentes, *Colocynt.;* — avec ténesme, *Chamom., Arsen.* (On a conseillé *Podophyl. pell.* lorsqu'il y a des coliques suivies de douleur et de pesanteur à l'anus, avec selles plus abondantes le matin et dans le jour.)

Lienterie. — On rattache au catarrhe intestinal chronique cette affection dans laquelle les selles sont plus fréquentes que dans la santé, ont lieu le plus souvent après les repas, et sont composées d'aliments non digérés. *Ferr. met.* en est le principal médicament ; on est souvent obligé d'insister sur son emploi et de donner quelques doses intercurrentes de *Sulfur.* — *Cina* répond ensuite à la faim exagérée ; — *China*, à la faiblesse générale ; — *Arsen.*, à la soif excessive, au dépérissement.

Dyssenterie. — Caractérisée par l'inflammation de la muqueuse du rectum, avec selles fréquentes et difficiles, ténesme violent, mucosités sanguinolentes. Le *ténesme* consiste en efforts continuels et presque sans résultat ; on lui donne aussi le nom d'*épreintes*.

La dyssenterie règne surtout en été ; elle est endémique dans certaines contrées, et peut devenir épidémique et contagieuse en toute saison. C'est dans les épidémies qu'on l'observe sous sa forme maligne ou putride. Cette maladie, mal traitée, se termine par des ulcérations intestinales et le marasme.

Traitement. — Quand il y a fièvre, on débute par *Ipeca.* — *Merc. cor.* est le médicament essentiel et spécifique ; sous son influence, la maladie ne se prolonge pas ordinairement au delà du cinquième jour. La constipation consécutive peut quelquefois réclamer l'emploi de *Bryon.* et de *Nux vom.*

Dans la forme putride, *Arsen.* est indiqué dès que se déclarent les symptômes malins : algidité, cyanose, selles putrides et noirâtres d'odeur cadavéreuse, prostration et petitesse du pouls. — *Phosph.* répond à la paralysie de l'anus avec selles invonlontaires ou sortie incessante des matières.

La dyssenterie a de la tendance à devenir chronique; dans ce cas, sans abandonner trop tôt l'emploi de *Merc. cor.*, on administre *Hepar s.* et *Arsen.* pendant quelques jours, et l'on en vient à *Calcar. c.*, qui est surtout indiqué par le pus contenu dans les selles et par les stries de sang qu'on y remarque, signes certains de l'existence d'ulcérations. *Nitri ac.* et *Arsen.* sont ensuite indiqués par des selles liquides et sanguinolentes; — *Phosph.* et *Secale c.*, par des hémorrhagies; — enfin, *Arsen.* et *Carbo v.*, par la soif et le refroidissement du corps avec émaciation et cyanose des extrémités.

Choléra nostras, ou **choléra indigène.** — Caractérisé par des vomissements et des selles composés de matières liquides et bilieuses, par la fréquence de ces évacuations, par des coliques violentes, par des crampes, par l'anxiété, par le refroidissement du corps. Cette maladie est fréquente vers la fin de l'été : elle est occasionnée par des impressions de froid sur le ventre et par l'abus des boissons froides et aqueuses.

Traitement. — *Veratrum* et *Cuprum* répondent à tous les symptômes de la maladie; — on a aussi recours à *Colocynt.* quand les coliques conservent leur violence et que les selles sont moins fréquentes ; — et à *Arsenic.*, quand à la soif vive se joint une douleur brûlante à l'épigastre. La réaction qui suit la guérison, du 2e au 3e jour, n'est jamais excessive, comme dans le choléra asiatique. Le choléra nostras en diffère sur ce point, ainsi que par la nature des matières évacuées (elles ne contiennent pas de grumeaux blancs) et par l'absence de cyanose.

Choléra des enfants, ou choléra infantilis. — Caractérisé par des vomissements et des selles d'un liquide séreux, plus ou moins coloré, par la fréquence de ces déjections, par une soif excessive et par l'épuisement rapide des forces. Cette maladie est propre aux enfants et se manifeste avant ou après la première dentition, surtout à l'époque du sevrage en été. Elle est appelée dans diverses provinces : *vermine froide, diarrhée froide.* Elle débute souvent par une diarrhée ordinaire.

Traitement. — *Veratrum* est le médicament principal ; on doit l'administrer dans toute diarrhée d'été, pour prévenir plus sûrement la maladie. — *Arsen.* est alterné avec *Veratr.* dès que les selles rapides et liquides, avec la soif et la chute des forces, viennent caractériser le choléra infantilis. *Chamom.* et *Cupr.* sont, en outre, indiqués par les crampes ; — *Carbo v.*, par le ballonnement du ventre et la cyanose ; — dans les cas opiniâtres, *Phosph.* ac. et *China* sont souvent utiles, ainsi que *Sulfur.* Un bon lait, la propreté, la chaleur et des frictions à la peau sont des auxiliaires importants.

Proctite. — Inflammation de l'anus. Elle se rattache ordinairement à la *dyssenterie*, aux *hémorrhoïdes*, aux *rhagades*, au *prurigo*, à la *blennorrhagie*, à la *syphilis*, et leur emprunte ses principales indications. En outre, on lui oppose avec succès *Merc. sol.* et *Hydrastis C.* ; — *Apis mel.*, s'il y a gonflement et brûlement (et aussi *Croton tigl.*) ; — *Kali carbon.*, s'il y a des aphthes, des excoriations avec suintement.

Catarrhe de la vessie, ou cystite catarrhale. — Caractérisé par l'inflammation de la muqueuse de la vessie, par un mouvement fébrile qui s'établit après des frissons, par le ténesme, la dysurie, la sensation d'ardeur, et par une douleur au bas-ventre et à l'extrémité du canal de l'urèthre.

Cette affection est fréquente chez les vieillards ; elle est souvent une manifestation des hémorrhoïdes, de la goutte, de la dartre ; ses causes occasionnelles sont : une impression de froid, l'habitude de retenir l'urine, l'opération du cathétérisme ; elle est aussi un symptôme de l'empoisonnement par les cantharides, une extension de l'inflammation blennorrhagique. Enfin elle existe souvent avec la *pierre*. Elle s'établit tantôt brusquement, tantôt avec lenteur, et passe facilement à la chronicité, avec des recrudescences fréquentes.

Traitement. — *Cantharis* et *Merc. s.*, dans l'état aigu ; — *Pulsat.* et *Hepar s.*, dans l'état sub-aigu, lorsque l'urine contient des mucosités filantes ; —

Lycopod. et *Sulfur*, dans l'état chronique ; — et *Nux v.*, lorsque l'urine contient des mucosités épaisses. Mais on doit le plus souvent recourir à d'autres médicaments, parmi lesquels *Stann.* et *Sepia* sont indiqués par une grande quantité de mucosités filantes ; — *Silic.* et *Nitr. ac.*, par un dépôt considérable de pus, sous forme de matières blanchâtres ; — *Capsicum an.* et *Hydrastis Canad.*, par le ténesme vésical et anal, par l'extension de l'inflammation à l'urèthre et à l'anus. — Les recrudescences si fréquentes dans cette affection exigent le retour aux médicaments de l'état aigu. La cystite chronique doit être traitée avec constance. *Sulf.*, *Croton tigl.* et *Dulcam.* sont les médicaments indiqués ; le second correspond parfaitement à tous les symptômes. (On a employé *Squilla* avec succès.)

Uréthrite et blennorrhagie. — L'*uréthrite* est l'inflammation de la muqueuse du canal de l'urèthre. Ses causes sont une irritation quelconque, une fluxion goutteuse, le cathétérisme, l'ingestion de cantharides, l'abus de la bière.

Traitement. — *Arnica* et *Sulfur* suffisent ordinairement. — *Cantharis* est indiqué quand l'inflammation se propage au col de la vessie. — *Pulsatilla* est ensuite très-utile. (*Cannabis* a aussi été employé.)

La *blennorrhagie* est une uréthrite spéciale, due

au virus blennorrhagique, distinct de celui de la syphilis, et se communiquant par le contact dans les rapports sexuels. La blennorrhagie se déclare généralement après huit jours d'incubation; elle est caractérisée par la douleur dans la miction, par l'écoulement d'un pus d'abord blanc, puis jaunâtre, et enfin verdâtre : sa durée, en certains cas, est de quatre à six semaines, mais elle a une grande tendance à devenir chronique. Elle est bénigne ou grave. Les symptômes de la *forme bénigne* sont moins intenses; l'inflammation est moins étendue, la durée moindre. Cependant l'inflammation peut aller jusqu'à provoquer la courbure de la verge, et quelquefois des déchirures de la muqueuse de l'urèthre et des rétrécissements consécutifs. Dans la *forme grave*, la marche envahissante de la blennorrhagie peut s'étendre à la vessie et aux reins; à la prostate, au col de la vessie, aux testicules chez l'homme; à la matrice chez la femme. Quelquefois, à sa suite, le corps caverneux d'un côté de la verge reste atrophié. Elle peut aussi se déplacer et déterminer l'*orchite*, l'*ovarite*, l'*arthrite*, la *pleurésie*, l'*ophthalmie blennorrhagiques*. Sous cette forme, l'affection a une durée plus longue, et les symptômes inflammatoires locaux, plus intenses, déterminent toujours la courbure de la verge.

On ne peut compter sur une durée fixe de la blennorrhagie; les malades éprouvent d'ordinaire une grande excitation vénérienne à laquelle ils succombent facilement dès que les souffrances sont moindres, ce qui retarde la guérison. La maladie parvient à sa période d'état du 8e au 15e jour ; c'est à son maximum d'intensité qu'elle tend à se propager et à se déplacer. Toutes ces complications en prolongent la durée au delà d'un ou plusieurs mois. Souvent l'inflammation se confine chez l'homme sur l'urèthre et se perpétue sous le nom de *goutte militaire ;* chez la femme, sur un point du vagin ou du col de la matrice.

TRAITEMENT. — Dès le début, *Pulsat.* et *Merc. s.* — Après les premiers jours, *Cantharis* est indiqué par le ténesme, la dysurie, les érections douloureuses ; — *Phosphor.*, quand la courbure de la verge dans l'érection peut faire craindre l'affection des corps caverneux. — Dès que l'inflammation est moindre, on revient promptement à *Merc. sol.*, avec quelques doses intercalaires de *Sulfur.* — *Lycopod.* convient dans l'état chronique, connu sous le nom de *goutte militaire ;* ce médicament correspond aussi au rétrécissement de l'urèthre. — *Thuya* et *Silic.* sont indiqués dans les mêmes cas et par le suintement d'un pus blanc, *Nitri acid.* par le suintement d'un pus séreux.

Chez les femmes, l'inflammation se propage souvent au vagin et aux grandes lèvres. Chez elles, les douleurs, étant moindres ou moins durables, excitent moins l'attention, d'où il suit que le traitement est négligé et que la maladie s'éternise. Après *Pulsat.* et *Merc. sol.*, on doit insister sur *Thuya* et *Merc. s.*, puis sur *Sulfur* et *Merc. c.*

Toutes les métastases de la blennorrhagie exigent l'emploi de *Merc. s.;* on l'alterne ordinairement avec *Pulsat.* ou avec un médicament plus approprié à l'organe affecté : *Bryonia* pour les membranes séreuses, *Rhus* pour les articulations (voy. *Arthrite*). L'ophthalmie blennorrhagique a sa place parmi les inflammations de l'œil, dans les phlegmasies viscérales.

Balanite. — Caractérisée par l'inflammation de la membrane muqueuse du prépuce. Cette affection accompagne la *syphilis*, la *blennorrhagie*, le *phimosis* ou le *paraphimosis;* et suivant qu'elle est simple, aphtheuse, ulcéreuse, hypertrophique, blennorrhagique, elle se traite comme celle de ces maladies qui détermine sa forme. En général, les soins de propreté sont un moyen facile de contribuer à la guérison. La *balanorrhée*, ou écoulement d'un pus blanc, réclame plus particulièrement l'emploi de *Thuya* et de *Calc. c.*, lorsqu'il y a des végétations ou de l'hypertrophie; de *Mercur. cor.* et de *Nitri ac.*, s'il y a des aphthes ou des excoriations.

Catarrhe utérin, ou métrite catarrhale. — Elle est caractérisée par l'inflammation de la muqueuse de la matrice; comme le catarrhe de la vessie, le catarrhe utérin est tantôt brusque dans son début, tantôt lent dans son développement; il a de la tendance à devenir chronique, sous l'influence des maladies constitutionnelles, principalement la scrofule, la dartre et les hémorrhoïdes. Il peut compliquer la blennorrhagie et les diverses affections de la matrice. Un refroidissement, des excès vénériens et l'avortement en sont les causes les plus ordinaires.

TRAITEMENT. — *Belladon.* et *Merc. s.* répondent aux symptômes de l'état aigu : chaleur, gonflement, ténesme utérin, tranchées ou coliques de matrice, et même à la fièvre. — *Pulsat.* et *Chamom.* conviennent quand les tranchées prédominent ; — *Pulsat.* et *Mercur. s.*, dans l'état sub-aigu, avec écoulement plus ou moins abondant de mucosités jaunâtres. — *Sulfur* est indiqué par la tendance à la chronicité. — *Calc. carb.* est utilement donné après lui ; — *Sepia*, si la matière de l'écoulement est adondante et jaunâtre (*Mezereum* est préférable s'il y a écoulement de mucosités filantes et demi-opaques). — *Sulfur* et *Merc. s.* répondent à la chronicité ; — *Kreosot.* et *Ferr. met.*, lorsqu'il y a chlorose ou anémie.

Vaginite. — Caractérisée par l'inflammation de la muqueuse du vagin. Cette affection est quelquefois bornée à la région du col de la matrice ; elle s'étend d'autres fois aux grandes lèvres, à la vulve (*vulvite*). Tantôt elle est liée à la métrite ou au catarrhe utérin ; tantôt elle est une affection de la syphilis, de la blennorrhagie, et tend à devenir chronique sous l'influence de la scrofule, d'une fluxion hémorrhoïdale, d'une localisation de la dartre.

TTRAITEMENT. — L'état aigu présente les indications de *Bellad.* et *Merc. s.* alternés (puis de *Mezereum*). — *Canthar.* convient contre la sensation d'excoriation, de brûlement, avec douleurs en urinant. Dans l'état chronique, son traitement se confond avec celui de la *leucorrhée*. En outre, *Nitri ac.* et *Kreosot.* répondent aux excoriations, au suintement ; — *Merc. sol.* et *Graphit.*, aux aphthes, au prurit ; — *Hydrastis C.*, à l'ulcération de la muqueuse, aux ulcères du col, à l'écoulement visqueux.

PHLEGMASIES DES MEMBRANES SÉREUSES.

Caractérisées par l'inflammation des membranes séreuses et par la tendance à l'exhalation de sérosité sur les surfaces enflammées.

On comprend sous ce titre : la *méningite*, la *pleurésie*, la *péricardite*, l'*endocardite*, la *péritonite* et l'*arthrite*.

Méningite. — On distingue deux méningites : la *simple* et la *tuberculeuse*.

Méningite simple. — Caractérisée par l'inflammation de la pie-mère ou membrane séreuse du cerveau, et par son siége, qui est la partie convexe ou supérieure de cette membrane. Cette méningite a aussi été appelée *fièvre cérébrale*. Elle est souvent une affection métastatique de la goutte, du rhumatisme, de l'érysipèle, ou une complication d'une lésion du cerveau, des cachexies, des fièvres graves; enfin elle est quelquefois due à des causes irritantes, telles que l'abus de boissons alcooliques, un coup, l'insolation. L'inflammation des autres membranes du cerveau, telles que l'*arachnitis*, est obscure et ne présente pas d'importance pratique; il est impossible, d'ailleurs, de distinguer les symptômes propres à l'affection isolée de l'une des membranes qui enveloppent le cerveau ou la moelle épinière, si tant est qu'elles puissent être atteintes isolément.

Lorsque l'inflammation s'étend à la séreuse de la moelle épinière, elle prend le nom de *méningite cérébro-spinale*; lorsque la séreuse du cerveau n'est pas affectée et que l'inflammation n'atteint que celle de la moelle épinière, c'est la *méningite rachidienne*. Dans les deux cas, sa marche est tantôt simplement aiguë, tantot rapide ou même foudroyante. Les convulsions caractérisent la méningite cérébrale; les contractures caractérisent la méningite rachidienne, appelée aussi *méningite spinale*. En général, la méningite cérébrale présente deux phases; la première est caractérisée par l'acuité de la fièvre et par les symptômes d'excitation nerveuse, les convulsions, le délire; la seconde, par la prostration, le coma, avec des phénomènes convulsifs et paralytiques plus ou moins marqués.

TRAITEMENT. — *Bellad.* et *Merc.* s. sont adaptés à la période d'excitation. Nous ne saurions trop insister sur cette association de *Mercur.* à la *Belladona* dans les phlegmasies glandulaires, muqueuses et séreuses. — *Stramon.* est adapté au délire furieux. — *Cant.* et *Merc. sol.* conviennent à la période d'affaissement et à la lésion qui consiste en exsudation séreuse des méninges. — *Opium* répond au coma; — *Hyosciam.*, aux convulsions, non moins que *Secale c.*; — *Coccul.*, aux symptômes paralytiques, et *Plumb.* lorsqu'ils sont hémiplégiques. — *Arnica* et *Opium* s'adaptent aux symptômes apoplectiques, même dans les cas foudroyants.

Dans la méningite cérébro-spinale et rachidienne, *Opium* répond au délire avec pouls ralenti, puis accéléré et plein ; — *Arsen.*, à la rachialgie ; — *Nux vom.*, aux contractures. — *Arsen.* et *Phosph.* conviennent quand il se produit des symptômes typhoïdes.

Méningite tuberculeuse. — Caractérisée par l'inflammation de la pie-mère, mais siégeant sur sa partie inférieure, à la base du crâne. Elle affecte de préférence les enfants à l'âge de trois à sept ans. Sa marche est tantôt régulière et progressive, tantôt irrégulière et avec des périodes de guérison apparente et de recrudescence ; dans les deux cas, elle est ou lente ou aiguë et rapide. Les prodromes sont ordinairement longs : amaigrissement plus sensible au corps qu'à la figure, maux de tête souvent atroces, sommeil agité avec rêves et grincements des dents, constipation. Le début de la maladie a lieu par l'aggravation du mal de tête, par des vomissements et par le ralentissement du pouls. Après quelques jours, le regard devient fixe,

le pouls s'accélère, des convulsions se produisent.
Quelquefois la fièvre est légère, d'autres fois elle
est violente, et elle présente des périodes de redoublement caractérisées par des symptômes de fièvre
typhoïde.

TRAITEMENT. — Chez les enfants prédisposés à
cette maladie par l'hérédité, par une constitution
frêle, par l'activité du cerveau, par la précocité des
facultés et un caractère doux et affectueux, on doit
employer de bonne heure des moyens préventifs :
exercices au grand air, gymnastique, hydrothérapie, éloignement de toute contention d'esprit,
voyages, eaux minérales iodées et arsenicales, alimentation végétale et lactée.

On ne saurait porter trop d'attention à combattre
les prodromes selon les indications fournies par les
symptômes prédominants, particulièrement : l'amaigrissement des membres et les maux de tête, par
Iodium et *Phosph. acid.;* les rêves, le grince-
ment des dents, par *Conium* et *Bryonia;* la constipation, par *Sulfur* et *Calcar. carb.* — Quand la
maladie est déclarée : *Digitalis* répond au ralentissement du pouls et aux vomissements; — *Ignatia*,
aux chaleurs et aux rougeurs fugaces; — *Phosph.*,
au mal de tête, aux lassitudes et aux faiblesses
musculaires. — *Ignatia* et *Nux vom.* répondent
aux mouvements spasmodiques et au trismus des
mâchoires; — *Belladona* et *Mercur. s.*, à l'accélé-
ration du pouls, au mouvement fébrile; — *Secale
cor.* et *Arnica*, aux convulsions, à la somnolence,

aux vomissements ; — *Opium* et *Arnica*, au coma. Mais il importe d'administrer habituellement *Sulfur* et *Iodium*, médicaments qui doivent constituer le traitement de fond, lorsque la marche de la maladie est lente et dans les intervalles de rémission. — Plus tard, deux autres médicaments répondent plus particulièrement à la lésion, ce sont : *Mercur. s.* et *Apis mel.* (*Æthusa cynapium* et *Solanum nigrum* ont été récemment conseillés contre les convulsions.)

Pleurésie *(point de côté).* — Caractérisée par l'inflammation de la plèvre. Elle peut occuper cette membrane dans toute son étendue, ou siéger sur un côté du thorax, ce qui est le plus ordinaire, ou enfin n'occuper qu'un point limité. La pleurésie s'observe sous quatre formes : la *forme bénigne :* toux, fièvre franche, douleur sur un point de la plèvre (*point de côté*), durée de cinq à huit jours, terminaison par résolution ; — la *forme commune :* début vague malgré le point de côté, qui peut précéder la fièvre de plusieurs jours, épanchement de sérosité dans la cavité de la poitrine, durée de deux à quatre semaines et tendance à la chronicité ; — la *forme pseudo-membraneuse* ou diphthéritique : absence d'épanchement séreux, mais formation de fausses membranes ; — la *forme latente :* indécision des symptômes au début, fièvre légère ou absente, chronicité dès le commencement, épanchement souvent considérable constituant un *hydrothorax.*

La pleurésie est souvent symptomatique, soit

qu'elle constitue une affection de la diathèse purulente ou une inflammation ultime d'une cachexie, soit qu'elle constitue une métastase de la goutte, du rhumatisme, de la blennorrhagie ; et dans tous ces cas son traitement doit reposer sur les doubles indications du siége et de la maladie principale.

TRAITEMENT. — *Aconit.* répond aux frissons et à la fièvre du début (*Cactus grandiflorus* a été recommandé) ; — *Arnica*, au point de côté, et mieux encore *Bryonia*, qui répond aussi à l'inflammation de la plèvre et à la toux avec aggravation de la douleur. — *Mercur. cor.* est indiqué par la douleur qui traverse la poitrine. — *Cantharis* est un médicament plus approprié à la lésion, à l'exsudation et à l'ensemble des symptômes qui persistent après l'emploi des premiers médicaments ; on l'alterne utilement avec *Merc. sol.*, dans l'état subaigu. — *Silicea* et *Hepar s.* sont indiqués dans la pleurésie purulente ; — *Mercur. s.* et *Iodium*, dans la pleurésie pseudo-membraneuse, auquel cas *Hepar s.* est indiqué à leur suite. — *Apis mel.* convient quand l'épanchement devenu considérable occasionne une grande oppression et des lipothymies ; ce médicament est surtout utile dans la forme latente et dans les cas chroniques. — *Canth.*, puis *Apis mel.*, s'adaptent à la collection séreuse (*Senega* est aussi employé dans ce cas) ; — *Merc. s.* et *Apis mel.*, à l'exacerbation fébrile du soir ou de la nuit ; — *Apis mel.* et *Hepar s.*, aux adhérences produites par les fausses membranes. — *Arsenic.* est indiqué par l'amaigrissement, l'anxiété et l'oppression poussée jusqu'à l'orthopnée.

Péricardite et endocardite. — La *péricardite* est l'inflammation de la membrane séreuse qui enveloppe le cœur, c'est-à-dire du péricarde.

L'*endocardite* est l'inflammation de la membrane séreuse qui revêt les cavités du cœur, ou l'endocarde.

Ces affections sont ordinairement dues à une métastase goutteuse ou rhumatismale, à la répercussion de l'éruption dans les fièvres éruptives; elles existent quelquefois simultanément et sont tantôt aiguës, tantôt chroniques, plus souvent chroniques avec début latent. La péricardite se termine par un épanchement de sérosité dans sa poche membraneuse, ce qui constitue l'*hydropéricarde.* L'endocardite donne lieu à des *lésions organiques* du cœur dans ses diverses parties.

Traitement. — La douleur au cœur indique d'abord *Aconit.*, s'il y a mouvement fébrile ou frissons; — *Aconit.* et *Cantharis*, s'il y a fièvre violente; — *Arsen.*, s'il y a anxiété. — *Digitalis* répond à la lenteur des battements du pouls, à la dépression des mouvements du cœur; — *Spigelia*, à des mouvements tumultueux avec toux et anxiété; — *Phosph.*, à l'irrégularité du pouls; — *Arsen.*, à l'anxiété avec lipothymies, refroidissement et cyanose des extrémités; — *Carbo v.*, à la torpeur générale avec refroidissement (on conseille *Cactus grandifl.* lorsqu'il y a sensation de constriction au cœur). — Dans le cas de métastase rhumatismale ou goutteuse, il convient d'insister sur *Bryonia* et *Merc. s.*, durant la période aiguë, pour combattre la tendance à l'épanchement de sérosité, sur *Cantharis*, *Colchicum* (et *Kalmia latif.*) dans la période sub-aiguë (sur *Senega* contre l'épanchement de sérosité dans la cavité du péricarde).

Lorsque ces affections sont chroniques, on combat la douleur brûlante par *Arsen.*; la douleur sourde, avec sensation d'un poids ou d'embarras au cœur, par *Veratrum.* — *Arsen.* répond aussi à la lésion en général; telle est aussi l'indication de *Phosph.*, de *Spongia.* — Mais il ne faut pas négliger *Thuya* et *Lycopod.*, qui correspondent à l'intermittence du pouls et à des lésions avec végétations charnues, comme *Phosph.* répond à des dégénérescences de tissus, *Calcar. c.* à des ramollissements, *Arsen.* à des ulcérations, *Lachesis* à la lésion des valvules (ainsi que *Cactus grandiflorus*).

Péritonite. — Caractérisée par l'inflammation du péritoine, en totalité ou en partie. Cette phlegmasie est quelquefois liée à celle d'une portion de l'intestin (*entéro-péritonite*) ou à celle de la matrice (*métro-péritonite*). Lorsqu'elle est bornée au bassin, elle constitue la *Pelvi-péritonite*, qui souvent devient chronique avec recrudescence à l'époque des règles, et enfin suppuration. Elle reconnaît pour causes : une blessure, un coup, un refroidissement, une perforation intestinale ; elle se déclare souvent à la suite de l'accouchement (*fièvre puerpérale*, *péronite puerpérale*). Les symptômes principaux sont les frissons du début, une fièvre intense, des vomissements, la tension et la sensibilité des téguments abdominaux. Lorsque l'abcès se forme, le pus se fait jour au dehors par le vagin ou le rectum, à moins qu'on ne prévienne cette marche de l'abcès en l'ouvrant à propos.

TRAITEMENT. — *Aconit.* répond aux frissons du début, à la douleur, aux vomissements. — *Ipeca* lui succède dès que la chaleur s'est établie. — *Bryon.* et *Colocynthis* viennent ensuite et sont indiqués par la fièvre, par les douleurs vives, par la tension et la sensibilité du ventre, par les vomissements, la diarrhée, et les crampes. — Quand le pouls a acquis toute sa plénitude, *Belladona* et *Merc. s.* sont d'autant mieux appropriés que la fièvre est plus ardente avec ou sans délire. — *Arsen.* répond ensuite à l'anxiété, aux lipothymies, à la petitesse du pouls, à la face grippée, aux premiers symptômes asphyxiques, dont le développement croissant réclame l'emploi de *Carb. v.*, indiqué d'ailleurs par l'effacement du pouls et le météorisme.

Arthrite. — Caractérisée par l'inflammation de la membrane synoviale d'une articulation. Cette inflammation peut être occasionnée par un coup, un refroidissement, un effort violent. Elle constitue souvent une affection de la goutte, du rhumatisme, de la diathèse purulente, ou une métastase de la blennorrhagie. Il se produit quelquefois un épanchement articulaire, même sans inflammation aiguë préalable, ce qui constitue l'*hydarthrose*. — L'arthrite scrofuleuse est traitée en son lieu sous le nom de *tumeur blanche*.

TRAITEMENT. — *Bryon.* et *Merc. sol.*, dans l'arthrite aiguë; — *Rhus* est utilement substitué à *Bryonia* lorsqu'il ne se produit pas un soulagement marqué dès les premiers jours du traitement. — Si le gonflement devient considérable, *Apis mel.* est indiqué. — Plus tard, on donne *China*, quand l'enflure persiste avec sensibilité au toucher; — *Cantharis*, quand il y a fluctuation; — *Iodium*, quand l'enflure est rénitente et indolente; — *Sulfur* et *Calcar. c.* quand l'enflure est ferme et lisse. — Des douches d'eau chaude ou froide, salée ou sulfureuse, sont très-utiles dans l'état chronique. Le massage est aussi un précieux auxiliaire.

PHLEGMASIES DES VAISSEAUX SANGUINS.

Caractérisées par l'inflammation des artères ou des veines; nous en ferons le sujet de deux articles : l'*artérite* et la *phlébite*.

Artérite. — Caractérisée par l'inflammation des artères, ou plutôt par une lésion de leur tissu qui a pour résultat leur oblitération ou la destruction de leurs parois. Lorsqu'elle occupe l'aorte, cette inflammation reçoit le nom d'*aortite*, et de *cardo-aortite*, quand elle s'étend au cœur. Les débris organiques ou le pus qui se détachent des points qui en sont le siége forment les *embolies*, c'est-à-dire que, en circulant avec le sang, ces corpuscules vont s'arrêter dans les plus petites artères, qui ne peuvent leur livrer passage, d'où cessation de la circulation dans les parties qui reçoivent ces artères et *gangrène par embolie.*

La *cardo-aortite* et l'*aortite* se confondent souvent par les lésions et les symptômes. Elles affectent de préférence les goutteux et les hémorrhoïdaires, et débutent après l'âge de 40 ans, tantôt lentement, tantôt avec de la fièvre. La dyspnée avec anxiété en est le symptôme initial et ne fait que l'aggraver, mais elle n'est pas continue ; les malades éprouvent ces accès subits d'oppression, surtout la nuit et après les repas. La maladie a une durée de plusieurs années ordinairement ; à mesure que la lésion s'établit et s'étend, on voit surgir les symptômes qui décèlent les troubles de la circulation dus à l'absence de contractilité des parois artérielles : les veines deviennent plus apparentes, la dyspnée plus habituelle, et il se produit des œdèmes, l'hydropisie, l'albuminurie. Les malades succombent ordinairement à une défaillance ; à une congestion cérébrale, à une rupture de l'aorte, dans un état plus ou moins avancé de cachexie due à l'altération du sang et à l'absence de nutrition.

Dans les petites artères, l'inflammation détermine des désordres semblables, quoique moins importants; dans les artères capillaires du cerveau, elle produit la sclérose, le ramollissement de la partie du cerveau où elles pénètrent, l'oblitération des petits vaisseaux, ce qui constitue *l'endartérite*, *l'artérite déformante*. (Voy. *Sclérose*.)

TRAITEMENT. — L'artérite est souvent difficile à constater, surtout pour les vaisseaux profonds. Mais on doit toujours combattre les symptômes qui se produisent : le mouvement fébrile et les phénomènes locaux d'inflammation, tels que la rougeur, le gonflement, la sensibilité, par *Bellad.* et *Merc. s.*; — les désorganisations de tissus, par *Lachesis* et *Phosph.* — *Arsen.* et *Calcar. c.* sont adaptés aussi à l'ensemble des lésions. — Mais *Phosph.* correspond particulièrement à l'angoisse, avec crampes, lancinations, oppression. — *Apis mell.* et *Veratr.* correspondent à la plupart des symptômes de ces affections; — *Tarentula* et *Plumb.*, plus particulièrement aux accès de dyspnée et aux lésions; — *Spigelia* et *Arsen.*, à l'angoisse qui accompagne les accès de dyspnée. — *Chamo.*, *Coff. cr.*, *Sambuc.* trouvent souvent leur indication dans les accidents névralgiques. On pourra consulter les articles *Ramollissement du cerveau*, *Sclérose.*

Phlébite. — Caractérisée par l'inflammation des veines. On distingue deux espèces de phlébite :

10.

l'une, la phlébite suppurante, est caractérisée par la formation d'un abcès qui a pour résultat l'oblitération complète du vaisseau ; elle est une affection de la diathèse purulente ; l'autre, la phlébite adhésive, est caractérisée par l'absence d'abcès et par le retour de la circulation dans la veine dont la cavité se rétablit ; dans cette phlébite, l'inflammation est moins aiguë. Dans tous les cas, le vaisseau enflammé est dur, saillant, sensible, et d'une couleur rouge foncé sur tout son trajet.

Lorsque les veines sont dilatées et forment des *varices*, leur inflammation affecte une teinte uniforme d'un rouge plus ou moins brun, selon qu'elle atteint plus ou moins le réseau capillaire ; il se forme alors des lésions, soit à la peau avec ulcère variqueux, soit dans les parties internes, avec gonflement, ramollissement ; ces accidents sont souvent de nature hémorrhoïdale.

TRAITEMENT. — *Pulsat.* et *Merc. s.* alternés sont les meilleurs médicaments à opposer à toute phlegmasie veineuse, à toute irritation variqueuse. Si en peu de jours il ne s'est pas produit un soulagement très-manifeste, on remplacerait *Pulsat.* par *Hamamelis v.* — Dans les cas chroniques avec ou sans ulcère, on associe *Pulsat.* à *Sulfur* en les alternant. — *Lycopod.* est ensuite souvent utile. On a conseillé aussi *Clematis er.*

Les varices, indépendamment de bandages compressifs, se traitent souvent avec succès par *Sulfur, Lycopod., Merc. sol.* — Lorsque la douleur est violente, ou empêche le malade de marcher, *Clemat.* est très-indiqué; s'il se produit une ulcération, on emploie les moyens indiqués à l'article *Ulcères variqueux.* — Le *varicocèle*, ou varices du cordon spermatique, et le *cirsocèle*, ou varices du scrotum, sont plus particulièrement modifiés par *Carbo v.* et *Natrum mur.* Mais il faut continuer longtemps l'emploi de ces médicaments, donnés successivement, avec des intervalles d'une à deux semaines. Souvent le *Collodion* étendu par couches successives sur les varices, lorsqu'elles sont irritées, douloureuses, produit les meilleurs effets.

PHLEGMASIE DES VAISSEAUX LYMPHATIQUES.

Caractérisée par l'inflammation des vaisseaux lymphatiques. Cette inflammation est ordinairement liée à la diathèse purulente et au farcin; et dans ces cas elle ne présente pas d'indications en dehors de celles de la maladie. Mais elle peut se développer à la suite d'une excoriation, d'une plaie superficielle, d'un accouchement. Elle est aussi appelée *angioleucite* et *phlegmatia alba dolens.* Elle présente sur le trajet des vaisseaux affectés des cordons durs, sensibles, formant une traînée de rougeur claire et s'accompagnant de l'engorgement des glandes ou ganglions lymphatiques voisins.

TRAITEMENT. — Dans la période d'acuité : *Bellad.* et *Merc. s.;* — dans la période sub-aiguë : *Iodium* et *Merc. s.;* — dans la période chronique : *Sulfur* et *Merc. s.* Les douches, les frictions, le massage sont d'excellents moyens de réveiller la sensibilité des parties atteintes et engorgées, et de provoquer la résolution. Encore, dans ce cas, une couche épaisse de *Collodion* étendue sur la partie affectée favorise singulièrement la résolution de l'engorgement inflammatoire.

PHLEGMASIES DES GLANDES.

Caractérisées par l'inflammation des glandes grandes ou petites. Ces phlegmasies sont aussi nommées *adénites.* Il va être question des *adénites* en général, des *oreillons,* de la *parotidite,* de l'*orchite,* et de diverses affections du testitule, de la *prostatite,* des *écrouelles.* L'inflammation de la mamelle est comprise dans le phlegmon, parmi les *phlegmasies du tissu cellulaire.*

Adénite. — Sous le nom d'adénite, nous comprenons l'inflammation des glandes salivaires, des ganglions lymphatiques ou bubons, des glandules sudoripares à l'aisselle, à l'aréole du mamelon, à la marge de l'anus, et autres glandules en divers endroits de la peau.

TRAITEMENT. — Les bubons sont souvent symptomatiques de la peste, de la syphilis, de la scrofule. Dans la peste, le traitement est institué selon les indications tirées de la maladie; il est toujours secondaire, dans la syphilis, le bubon se traite comme un accident de la *première période;* dans la scrofule, le traitement ne diffère pas de celui des *écrouelles*, vrais bubons scrofuleux multiples. Le lecteur devra se reporter à ces divers articles.

En outre, l'adénite peut être le résultat d'un coup, d'un accident; le traitement consiste alors dans l'emploi de compresses imbibées d'eau et d'*Arnica* pendant deux jours, puis de simples applications d'eau tiède ou de couches de *Collodion.*

Dans toute inflammation glandulaire, l'on administre *Bellad.* et *Merc. s.*, alternés, pendant toute la période aiguë; *Conium* et *Merc. s.*, dans la période sub-aiguë; et enfin *Iodium*, *Merc. s.* et *Sulfur*, dans la période chronique, et contre l'*induration.* Lorsque la suppuration a lieu, *Hepar s.* est indiqué, soit par la douleur pulsative et la fluctuation, soit par l'ouverture de l'abcès. — *Carbo v.* et *Clemat. erecta* conviennent lorsque la glande présente une induration commençante. — *Hydras. C.* répond à la tendance à l'ulcération et à l'ulcération elle-même; — *Silicea*, lorsqu'il y a des points indurés et des trajets fistuleux. (*Carbo an.* est utile dans l'induration des glandes.)

Les *glandules sudoripares* donnent lieu par leur inflammation à des douleurs très-vives et à des abcès : *tubériformes*, à l'aisselle; *tubéreux*, au mamelon; *tuberculeux*, à la marge de l'anus. Ces abcès se forment plus ou moins rapidement, et existent souvent plusieurs ensemble ou successi-

vement; ils peuvent occuper aussi le périnée, les
grandes lèvres, les fesses et tous les points de la
surface cutanée pourvus de ces glandules.

Traitement. — *Pulsat.* et *Merc.* s., dans la période inflammatoire; — *Iodium* et *Mercur.* s., quand
l'inflammation se ralentit et que l'abcès tarde à se
former; — *Causticum*, spécialement dans les abcès
à l'anus. — *Sulfur, Merc. s.* (et *Kali hydr.*) s'opposent à leur reproduction. — *Silicea* et *Caustic.*
conviennent lorsqu'il reste des points indurés, des
trajets fistuleux.

Oreillons. — Caractérisés par l'inflammation de
la parotide et par la contagion. Cette maladie affecte
particulièrement les enfants. Elle débute par la
parotide d'un côté et forme une tumeur au-devant
de l'oreille; le mouvement fébrile est plus ou moins
prononcé, et la durée de l'affection de huit jours.
Les deux parotides sont affectées tantôt simultanément, tantôt successivement. Mais il n'est pas rare
de voir la tumeur inflammatoire de l'oreillon disparaître rapidement pour se porter sur un autre
organe, ordinairement le testicule chez l'homme,
et l'ovaire chez la femme. Cette métastase s'opère
au milieu de phénomènes alarmants, mais éphémères : fièvre ardente, délire, syncopes. Généralement, l'oreillon ne suppure pas, si ce n'est chez
quelques sujets scrofuleux, et la parotide reste
plus ou moins longtemps engorgée ou même indurée.

Traitement. — C'est celui de l'adénite; ordinairement, *Bellad.* et *Merc. s.* suffisent. — Dans le cas de métastase, *Belladon.* et *Ipeca* sont indiqués par la fièvre, le délire, les vomissements; — *Veratrum,* par l'anxiété et les syncopes. — On traite ensuite l'affection métastatique.

Parotidite. — Les parotides, ou glandes salivaires, dont l'inflammation contagieuse constitue les *oreillons,* sont parfois le siège d'une inflammation symptomatique ou consécutive de la scrofule, de la syphilis, de la peste. Dans tous ces cas, le traitement est celui de la maladie principale, ou du *bubon,* des *oreillons.*

Orchite. — Caractérisée par l'inflammation du testicule, ou plutôt de l'*épididyme,* car elle est ordinairement bornée à cette partie, qui est un appendice du testicule (*épididymite*). Elle est fréquemment métastatique des oreillons et de la blennorrhagie, et quelquefois occasionnée par une contusion.

Traitement. — Après une contusion, on emploie l'*Arnica,* comme il est dit ailleurs; l'inflammation persistante est dissipée par le traitement suivant, également applicable à l'orchite métastatique de l'oreillon ou de la blennorrhagie : *Pulsat.* et *Merc. sol.,* dans la période aiguë; — *Iodium* et *Mercur. sol.,* dans la période sub-aiguë; — *Sulfur* et *Iodium,* lorsque le testicule reste tuméfié sans douleur; on emploie aussi *Colocynthis.* Presque toujours, l'épididyme reste induré, et cette lésion peut devenir une cause d'infécondité chez l'homme : il importe d'insister sur l'emploi de *Conium* et *Merc. s.*, puis de *Sulfur* et de *Aurum*. (Dans quelques cas rebelles, *Carbo anim.* et *Bromum* ont été utiles.)

Albuginite. — La goutte et le rhumatisme déterminent quelquefois une sorte d'orchite, par l'inflammation de l'une des enveloppes du testicule ; ce qui constitue l'*albuginite*, qui simule le *testicule vénérien*.

Traitement. — *Merc. s.* et *Bryonia* sont les médicaments du début. *Sulfur* et *Calcar. c.* viennent ensuite. Lorsqu'il y a sensibilité exagérée et douleur au moindre contact, il est à propos de donner *Rhus* et *Aurum f.* (*Rhododend.* convient aussi).

Testicule vénérien ou syphilitique. — C'est une affection de la syphilis secondaire ou tertiaire, qui n'occupe ordinairement qu'un seul testicule. Cet organe acquiert souvent le volume du poing et prend la forme allongée d'une poire ; il est indolent et lisse, et sa tuméfaction est stationnaire pendant de longues années.

Traitement. — Son traitement se rapporte à la syphilis et se compose principalement de *Merc. s.*, *Iodium*, *Sulfur*, *Aurum*, employés avec constance, tantôt successivement, tantôt alternativement.

Testicule scrofuleux. — Il présente l'apparence du testicule vénérien.

TRAITEMENT. — Les mêmes médicaments lui sont appropriés. Mais ces deux affections interminables exigent souvent l'emploi de *Calcar. c.*, de *Silicea*, de *Clemat. er.* et de *Conium* (*Alumina* et *Rhododend.* ont aussi été employés utilement).

Quelquefois le testicule scrofuleux devient bosselé, présente un ou plusieurs points fluctuents et suppure; il constitue alors le *testicule tuberculeux*; la présence des tubercules rend la tumeur plus grave et la rattache à la tuberculisation d'autres organes.

Testicule cancéreux, ou sarcocèle. — Le testicule est plus ou moins tuméfié, sa surface bosselée, sa forme arrondie; et il est plus pesant. Des douleurs lancinantes se déclarent tôt ou tard; la tuméfaction devient quelquefois énorme; enfin surviennent les dégénérescences et les ulcérations.

TRAITEMENT. — Le traitement du cancer lui est appliqué, mais en outre quelques médicaments dont l'action sur les testicules est plus élective; tels sont : *Aurum f.* et *Clematis.*

Prostatite. — Caractérisée par l'inflammation de la prostate. Ce corps, composé de granules glandulaires et de fibres, est situé autour du col de la vessie. Son inflammation est ordinairement une extension de la blennorrhagie, une métastase goutteuse, une affection de la scrofule, une fluxion hémorrhoïdale. La prostatite devient chronique sous l'influence de ces fluxions et métastases, ou par le seul effet de causes existantes, provenant des affections de la vessie et de la pierre. En cet état, la prostate est le siège de désordres variés qui tous ont une influence considérable sur la *miction*, c'est-à-dire sur l'évacuation de l'urine ; elle oppose à cette évacuation un obstacle mécanique ; il en résulte que l'urine est retenue dans la vessie, d'où elle n'est expulsée que par une sorte de regorgement ; quelquefois son émission est douloureuse et difficile (dysurie), ou même impossible (rétention d'urine).

Les lésions de la prostate sont : 1° des *abcès* ; 2° des *fluxions* ; 3° l'*engorgement* par l'exsudation de lymphe plastique entre les lames de son tissu ; 4° l'*hypertrophie*, partielle ou totale, due à l'exagération de ses tissus normaux ou à l'organisation de la lymphe exsudée ; 5° l'*atrophie*, par la disparition d'une partie de ses éléments constitutifs ; 6° des *tumeurs* simples ; 7° des *excroissances*, des *polypes* ; 8° le *cancer* ; 9° des *tubercules* ; 10° des *concrétions* et des *calculs*.

TRAITEMENT. — Dans la période aiguë de la prostatite, *Pulsat.* et *Merc. s.* sont très-efficaces. — *Cantharis* est quelquefois utile pour calmer le ténesme vésical. — *Nux v.*, *Sulf.*, *Iodium*, conviennent dans l'état sub-aigu et chronique. Mais on ne doit pas perdre de vue la maladie principale : goutte, hémorrhoïdes, syphilis, blennorragie, qui peut fournir des indications majeures. Dans le cas de suppuration, *Hepar s.* et *Silicea* sont indispensables. L'hypertrophie et l'engorgement de la prostate exigent l'emploi de *Zincum*, de *Merc. s.*, de *Sulfur*, longtemps continué, avec des intervalles de plusieurs jours de 16 en 16 jours, soit qu'on alterne ces médicaments, soit qu'on les administre successivement. On insistera aussi sur *Conium* et *Iodium*. Pour les autres affections et lésions, on consultera les divers articles *Atrophie*, *Polypes...*

Écrouelles. — Affection éminemment scrofuleuse, caractérisée par l'engorgement inflammatoire des glandes du cou. On lui donne aussi le nom de *gourmes*.

Les écrouelles sont bénignes ou graves. Dans le premier cas, l'engorgement se dissipe sans suppuration, ou bien la suppuration est promptement suivie de résolution et de cicatrisation. Dans les cas graves, la suppuration est interminable, l'induration atteint plusieurs glandes, il se forme des trajets fistuleux, une tumeur parfois énorme et même des ulcères rongeants, phagédéniques.

Traitement. — Dans les écrouelles bénignes, le traitement de l'adénite suffit ; il consiste à donner *Bellad.* et *Merc. s.* en les alternant. Dans les cas graves, on doit soumettre les malades aux soins hygiéniques appropriés à la scrofule et administrer *Carb. v.*, *Coni.* et aussi *Iodi. (Kali hydr.)* ; — contre l'ulcération rongeante, envahissante, *Staphys.*, *Hydrast. Can.*, *Ars.* Les inflammations successives suivies d'abcès exigent accidentellement le traitement de l'adénite, et ensuite une grande constance dans l'emploi des médicaments dirigés contre l'*induration* et les *ulcères* fistuleux ou phagédéniques.

PHLEGMASIES DES VISCÈRES.

Caractérisées par l'inflammation d'un viscère et par des symptômes propres à chaque organe affecté : *encéphalite, myélite, ophthalmie, glossite, cardite, pneumonie, phthisie, gastrite, entérite, hépatite, splénite, néphrite, cystite, métrite, ovarite, carreau.*

Encéphalite. — Caractérisée par l'inflammation du cerveau. Cette affection est obscure, limitée à une partie de l'encéphale, tantôt isolée, tantôt liée à l'affection des méninges, à l'existence de tumeurs cérébrales et de noyaux apoplectiques, à la période aiguë des fièvres graves. Mais elle est, dans la pratique, facilement confondue avec diverses maladies du cerveau, surtout avec le *ramollissement* par oblitération artérielle ou sclérose. Toutefois, le traitement basé sur l'examen des symptômes ne souffre pas de l'incertitude du diagnostic. Dans sa durée, l'encéphalite présente les deux phases : apoplectique ou comateuse, et convulsive ou d'excitation, avec contractures et paralysie ; mais, du reste, suivant le siège qu'elle occupe, et suivant l'intensité de l'inflammation et les prédispositions individuelles, cette maladie présente une grande variété de symptômes.

TRAITEMENT. — Contre le délire : *Belladona, Stramon.*; — contre les symptômes apoplectiques : *Arnica, Opium;* — contre les convulsions et les contractures : *Nux vom.*, *Arsenic.* ; — contre les affections paralytiques : *Phosph.;* — contre la lésion qui se produit dans la masse encéphalique à la suite de l'inflammation : *Calc. c., Lachesis.*

Myélite. — Caractérisée par l'inflammation de la moelle épinière toujours limitée à un ou plusieurs points. Cette affection simule tantôt le tétanos, par la prédominance des convulsions et des contractures; tantôt l'apoplexie, par le coma et la paralysie. Elle est ordinairement accompagnée d'une vive douleur sur un point du rachis (*rachialgie*).

TRAITEMENT. — *Arsen.* et *Nux vom.* conviennent au début. — *Cocculus* et *Ignatia* s'adaptent ensuite aux convulsions; — *Cuprum* et *Plumbum,* aux contractures; — *Opium* et *Secale cor.*, au coma; — *Arsen.* et *Phosphor.*, à la rachialgie.

Ophthalmie profonde. — Caractérisée par l'inflammation de l'œil et des tissus de l'orbite.

Ophthalmie blennorrhagique. — L'inflammation est violente et aboutit rapidement à la suppuration, au ramollissement et à la perforation de la cornée. C'est une ophthalmie purulente produite soit par le contact direct du pus blennorrhagique, soit par une métastase de l'uréthrite blennorrhagique. Sa durée ordinaire est de 2 à 4 jours. Mais, lors même qu'elle est vaincue, elle laisse souvent diverses irritations ou lésions chroniques.

TRAITEMENT. — *Merc. cor.* est le premier médicament à donner. — *Calcar. carb.* est ensuite indiqué par la suppuration. On doit employer en même temps un collyre avec *Merc. cor.*, dont on instille quelques gouttes entre les paupières, le plus souvent que l'on peut (*Merc. cor.* 1re trituration, 1 gramme ; eau distillée, 100 grammes).

Ophthalmie goutteuse, ophthalmie rhumatismale. — Elles siégent sur l'iris et constituent l'iritis ; mais elles s'étendent souvent à d'autres parties membraneuses de l'œil et déterminent le glaucome. Leur marche est lente et avec recrudescences.

TRAITEMENT. — *Arsen.* et *Bellad.* d'abord, — *Rhus* et *Causticum* ensuite. — *Digitalis, Ipeca* et *Tartarus emet.*, sont souvent utiles.

Ophthalmie phlegmoneuse. — Elle consiste proprement dans le phlegmon de l'orbite : les tissus profonds étant tuméfiés tendent à repousser l'œil hors de la cavité pendant la durée de l'inflammation, qui est de 8 à 15 jours, et à distendre le nerf optique au point d'abolir momentanément la vision. Il se forme quelquefois des exsudations plastiques qui peuvent retarder beaucoup le rétablissement de la vision ou même l'altérer d'une manière durable.

TRAITEMENT. — Celui du phlegmon. Lorsque la vue ne se rétablit pas assez vite ou assez complètement, on a recours à *Phosph.*, *Silicea*, *Calcar. carb.*

Ophthalmie purulente. — L'inflammation est vive et d'une durée de deux à six jours; elle aboutit à la suppuration et à la perte de l'œil, ou à des lésions plus ou moins graves et chroniques. On en distingue plusieurs : celle des adultes, qui comprend l'*ophthalmie d'Egypte* et celle des *camps;* et l'*ophthalmie des nouveau-nés*, qui est ordinairement blennorrhagique.

TRAITEMENT. — Celui de l'ophthalmie blennorrhagique.

Ophthalmie syphilitique. — Elle siège sur l'iris (*iritis*), sur la choroïde (*choroïdite*), et même sur la rétine (*rétinite*); sa durée est longue et marquée par des changements de siège de l'inflammation et par des recrudescences.

TRAITEMENT. — Il se rapporte aux périodes tertiaire ou quaternaire de la syphilis. Cependant les lésions de l'œil exigent des soins particuliers, ainsi que les affections des membranes de cet organe et les troubles de la vision. Nous signalerons en général : *Apis mel.*, *Aurum* et *Phosph.*

Glossite. — Caractérisée par l'inflammation du parenchyme de la langue. Elle peut être superficielle ou profonde, avec ou sans abcès. La langue peut acquérir un volume énorme, et la marche de la maladie être très-rapide. C'est une affection symptomatique, presque toujours occasionnée par des substances irritantes et toxiques, par une blessure.

TRAITEMENT. — Le traitement de la *stomatite* peut convenir ici, au début de l'affection. L'*Arnica* mêlé à de l'eau pour un gargarisme est le premier médicament à employer en cas de traumatisme. Dans toute autre circonstance, on donne *Merc. s.* et *Apis mel.*, — puis, *Nux vom.* et *Sulfur* (*Kali bichromic.* peut aussi avoir son utilité). Si l'inflammation est superficielle, avec chaleur, sécheresse, gerçures, *Nux. v.* est encore un excellent médicament (ainsi que *Benzois acid.*).

Cardite. — Caractérisée par l'inflammation du tissu du cœur. Elle n'existe guère sans la *péricardite* et l'*endocardite* chroniques, et se traite comme ces affections. On attribue le ramollissement du cœur et sa rupture à cette inflammation de son tissu ordinairement atteint de dégénérescence. Tous les symptômes qui peuvent faire redouter ces accidents sont fort obscurs.

TRAITEMENT. — On peut, dès qu'on en soupçonne 'existence, leur opposer le traitement des lésions organiques du cœur. Les symptômes se confondant au début avec ceux de la péricardite, exigent l'emploi des mêmes médicaments, et aussi de *Bryon.* et de *Carb. v.*

Pneumonie. — Caractérisée par l'inflammation du poumon ; elle est appelée aussi *fluxion de poitrine*. La pneumonie est totale ou partielle, bornée à un poumon ou localisée sur plusieurs points *(pneumonie disséminée)*. Elle est toujours accompagnée de l'inflammation plus ou moins prononcée d'une partie de la plèvre *(pleurésie)*, ce qui lui a fait donner le nom de *pleuropneumonie*.

La pneumonie totale ou double s'observe surtout chez les vieillards ou dans les maladies graves ; c'est la plus dangereuse. La pneumonie partielle est la plus ordinaire et la plus franchement accusée. La pneumonie localisée et disséminée s'observe chez des sujets dont la plèvre est affectée ou dont le poumon est le siège de noyaux d'épanchement et de tubercules. Enfin la pneumonie est souvent symptomatique de fièvres graves, une extension de la bronchite capillaire, une inflammation ultime de quelque cachexie.

La marche de cette maladie est aiguë et sa durée de une à deux semaines. Elle est tantôt bénigne, tantôt grave, tantôt purulente, plus souvent de forme commune. Sous cette forme, ses prodromes sont fort courts et consistent en quelques frissons ; quelquefois la maladie débute brusquement par une violente douleur à la poitrine ou point de côté. Elle présente trois degrés : 1° l'engouement du poumon, comme dans la bronchite capillaire avec râle sous-crépitant ; 2° l'hépatisation rouge, avec dépôts fibrineux dans les vésicules pulmonaires, absence du bruit respiratoire et matité ; 3° l'hépatisation

11.

grise, par transformation des dépôts fibrineux en pus, également avec matité et absence du bruit respiratoire. Ces trois degrés constituent les trois premières périodes; la quatrième est constituée par la résolution de l'engorgement et des dépôts fibrineux, et est caractérisée par la cessation de la matité avec retour de l'air dans les vésicules, lequel produit un râle, dit râle crépitant de retour.

Les deux premiers degrés correspondent à la période d'invasion et à celle d'augment, caractérisées par le point de côté, la fièvre ardente, les crachats rouillés. Le troisième degré correspond à la période d'état, caractérisée par le délire, l'oppression et l'exacerbation inquiétante qui survient du 7e au 12e jour et se termine par un saignement de nez, par une sueur abondante, suivis d'un amendement considérable dans la fièvre et d'un sommeil jusque-là impossible. La résolution s'établit aussitôt et ouvre la période de convalescence.

Dans des cas moins heureux, la maladie se prolonge de plusieurs jours, avec des alternatives d'amélioration et d'aggravation, et se termine par la collection du pus disséminé sur un point qui devient le siége de l'abcès du poumon. Cet abcès s'ouvre ordinairement dans les bronches au milieu d'un accès de toux, et laisse une cavité appelée *vomique*, où se forme encore du pus qui est expulsé de temps en temps, et dont la cicatrisation n'est pas un cas rare.

Traitement. — On peut considérer *Aconit.* comme un moyen superflu, après les premières heures

(on peut le remplacer par *Cactus grandiflorus*);
Bryonia est promptement indispensable; du temps
de Pline, ce médicament était regardé comme spécifique contre la toux avec point de côté, oppression, fièvre et crachats rouillés ou sanguinolents.
— *Phosph.* est alterné avec *Bryonia* vers la fin de
la période d'augment et pendant celle d'état. —
Phosph. et *Hepar s.* sont indiqués contre l'hépatisation grise, quand la résolution se fait attendre,
et dès qu'apparaît le râle crépitant de retour. —
Silicea répond aux alternatives d'amélioration et
d'aggravation avec des frissons fugaces et des
sueurs plus ou moins abondantes, alors qu'on peut
redouter la suppuration. — Toutefois, même alors,
il ne faut pas abandonner complètement *Phosph.*
— Lorsque la terminaison se fait attendre, et que
l'on constate des noyaux d'hépatisation, de l'engouement pulmonaire par places, *Bryonia* et *Merc. sol.*
aident à la résolution et sont utilement suivis, après
quelques jours, de *Silicea* et *Lycopod.* — Ces deux
médicaments sont indiqués par l'existence des vomi-
ques du poumon, ainsi que *Sulfur*, *Phosph.* et
Tart. emet.; ce dernier, principalement lorsqu'il
existe une expectoration abondante et un râle muqueux avec grande oppression.

La pneumonie purulente est une affection de la
diathèse purulente et réclame son traitement. La
pneumonie des vieillards exige, après *Bryon.* et
Phosph., que l'on insiste sur *Sulfur* et *China*. La
pneumonie des enfants n'est pas traitée autrement
que le catarrhe pulmonaire grave.

Phthisie pulmonaire ou **tuberculeuse.** — Caractérisée par l'existence de tubercules dans le tissu pulmonaire et par les désordres fonctionnels et organiques qu'ils entraînent. Les symptômes de cette affection varient, ainsi que sa marche, suivant qu'elle se développe lentement, précédée de bronchites répétées *(rhume négligé)* ; suivant qu'elle débute brusquement, qu'elle présente l'hémoptysie au début ou qu'elle en est exempte ; enfin, suivant qu'elle suit une marche lente par le ramollissement successif des tubercules, ou une marche rapide par leur fonte simultanée ou prompte : c'est ce que l'on a appelé *phthisie galopante*. On a donné le nom de *phthisie bronchique* ou *glanduleuse*, ou *ganglionnaire*, ou *scrofuleuse*, à une affection caractérisée par l'inflammation et la suppuration des petites glandes des bronches, et dont la marche et les symptômes ont beaucoup d'analogie avec la phthisie tuberculeuse à marche lente. Enfin on a désigné quelquefois sous le nom de *phthisie muqueuse* le catarrhe pulmonaire chronique ; avec expectoration abondante *(phlegmorrhagie* ou *bronchorrhée)*.

Traitement. — Les moindres menaces de phthisie chez les sujets prédisposés à la tuberculisation par l'hérédité, doivent porter à combattre sérieusement tout rhume qui persiste ou qui récidive, et à employer des moyens hygiéniques reconstitutifs, tels que : l'exercice au grand air, la gymnastique, les voyages ou l'habitation dans des pays chauds, au bord de la mer, et un régime en très-grande partie lacté et

végétal. Les médicaments appropriés à la prédisposition et au début de la maladie sont *Hepar s.*,
contre le rhume tenace, l'enrouement; — *Aconit.*,
Phosph. ac., contre l'hémoptysie; — *Silicea,*
Bryon., contre l'essoufflement facile, avec palpitations; — *Phosph.*, contre l'oppression et la toux
sèche; — *Sulfur, Mercur.* s., alternés, contre la
facilité à contracter des rhumes et des coryzas; —
Drosera, Lycopod., contre la toux sèche matuti-
nale; — *Bryonia, Silicea*, contre les sueurs faciles,
surtout vers le matin; — *Arsenic.*, contre la disposition à un mouvement fébrile dans l'après-midi,
avec chaleur de la paume des mains et rougeur des
pommettes; — *Iodium*, contre l'amaigrissement
malgré un appétit soutenu.

Lorsque la maladie est déclarée, ces mêmes médicaments sont souvent utiles, et de plus : *Hepar. s.*,
Phosph., s'il y a des crachats arrondis, striés de
sang ou non; — *Arsenic.*, *China*, s'il y a sueur
nocturne; — *Phosph.*, si elle est visqueuse et ne
paraît que le matin; — *Carbo. veg.*, si elle est
acide; — *Calcar. carb.*, *China*, si la sueur se
montre dès que l'on commence à reposer; — *Ar-*
senic., *Iodium*, s'adaptent aux exacerbations fébriles le soir; — *Drosera* fait cesser la toux par
quintes excitée par des picotements à la gorge, et
déterminant des efforts de vomissements ou des
vomissements; — *Phosph.*, *Arsenic.*, s'opposent à
la diarrhée; — *Ferrum*, à l'hémoptysie avec sang
rouge; — *Phosph.* ac., à l'hémoptysie avec sang
brun; — *Phosph.*, à la grande impressionnabilité

à l'air froid; — *Lycopodium* est indiqué par les crachats purulents, jaunâtres, liés.

L'expérience a montré que *Phosph.*, *Lycopod.*, *Ferrum*, *Iodium*, jouissaient d'une grande efficacité et pouvaient constituer le fond du traitement par leur action plus puissante sur diverses constitutions, ainsi : *Phosphor.*, chez les sujets délicats, frileux, à taille élancée, à omoplates saillantes; — *Lycopod.*, chez ceux qui, tout en étant d'une constitution délicate, ont le teint coloré et jouissent d'un certain embonpoint; — *Ferrum*, chez ceux qui sont actifs, irritables, avec ou sans embonpoint, mais pâles, ayant la paume des mains chaude et les pommettes colorées; — *Iodium*, chez les sujets pâles, dépourvus d'initiative et devenant maigres malgré un appétit souvent vorace.

Dans l'affection appelée phthisie bronchique, glanduleuse, scrofuleuse, les thermes salins et sulfureux, les bains de mer, sont très-indiqués, alors qu'ils nuiraient à la phthisie tuberculeuse galopante; et dans son traitement on doit insister davantage sur *Conium* et *Mercur. s.*, sur *Iodium*, *Sulfur*, *Calcar. carb.* Dans l'affection dite phthisie muqueuse, les mêmes moyens sont très-utiles, indépendamment de ceux indiqués dans le catarrhe pulmonaire chronique.

GASTRITE.

Caractérisée par l'inflammation de l'estomac occupant les divers tissus qui le composent. La gastrite sous cette forme est très-grave et bien différente de la gastrite catarrhale ou superficielle. Sa marche est très-rapide, deux ou trois jours ; la fièvre est ardente, le vomissement incessant, la soif excessive, l'anxiété très-grande. Le délire survient promptement, puis le collapsus et les symptômes d'ataxie et de putridité.

TRAITEMENT. — *Aconit.* et *Ipeca* répondent au début ; *Veratrum* et *Arsenic.*, aux symptômes les plus graves. *Arsenic.* répond aussi, dès le début, à la douleur brûlante, à l'angoisse ; il est indiqué d'emblée si la maladie s'est déclarée après l'ingestion de boissons froides ou d'une glace.

Cette gastrite, heureusement très-rare, présente une forme chronique symptomatique de l'*ulcère de l'estomac* et peut se terminer par la perforation de ce viscère. Les symptômes caractéristiques sont : une douleur fixe, brûlante, à l'épigastre, et des vomissements de matières contenant du pus et des stries de sang.

TRAITEMENT. — *Arsenic.* répond à la douleur ; — *Phosph.*, aux crampes d'estomac ; — *Plumb.*, à des vomissements très-douloureux ; — *Nitri ac.*, à des vomissements devenus noirâtres, mélaniques. — *Phosph.*, *Silicea* et *Calcar. c.* correspondent à la lésion de la muqueuse et à l'ulcération. — *Arsen.* et *Plumb.* sont les médicaments essentiels de l'ulcère à l'estomac.

ENTÉRITE.

Caractérisée par l'inflammation de l'intestin occupant les divers tissus dont il est composé. Elle est ordinairement limitée à une de ses parties, plus souvent au côlon, rarement au cœcum, ce qui constitue la *côlite* et la *typhlite* profondes. Le péritoine qui recouvre les parties d'intestin affecté participe plus ou moins à l'inflammation (*entéro-péritonite*), et l'on observe surtout du météorisme, de l'anxiété, des vomissements. Suivant que l'entérite est plus ou moins limitée, et suivant son siége, elle se décèle par : le mouvement fébrile, la sensibilité du ventre, la soif, les vomissements, le ballonnement, la constipation au début, la diarrhée ensuite et même la dyssenterie. La durée de cette affection est de une à deux semaines.

TRAITEMENT. — *Belladona* et *Mercurius* s. sont d'abord indiqués, comme dans l'entérite catarrhale ou superficielle. — *Bryonia* répond à la tension, à la sensibilité du ventre et aux vomissements; — *Nux vom.*, à la rareté des selles et à la dureté du pouls; — *Colocynt.*, aux coliques violentes, au ténesme avec selles petites et fréquentes ; — *Arsenic.* et *Baptis. tinct.*, à la diarrhée, à l'anxiété, à l'abattement.

HÉPATITE.

Caractérisée par l'inflammation du foie, inflammation qui peut atteindre ce viscère en totalité ou en partie. Ses causes sont : des congestions répétées, l'abus des purgatifs ou de la bonne chère, surtout en été et dans les pays chauds, un accès de colère, une contusion. Elle peut être symptomatique de quelque fièvre grave, de la dyssenterie, des hémorrhoïdes, de la goutte.

TRAITEMENT. — La fièvre, le délire, les vomissements et les symptômes locaux, tels que : douleur, tuméfaction, appellent *Aconit.* et *Mercur. sol.* au début, puis *Belladona* et *Mercur. sol.* — Lorsque la tension et l'extrême sensibilité de la région hépatique, avec un pouls dur et des vomissements, trahissent l'inflammation du péritoine, *Bryonia* doit être préféré à *Belladona.* — *Cantharis* répond à la période sub-aiguë ; — *Nux vom.*, à la constipation et à la teinte jaunâtre de la peau. — *Mercur. sol.* est utilement associé à ces médicaments et répond mieux à la diarrhée. — *Chamom.* y répond aussi, non moins qu'à la persistance des vomissements. — *Bryonia* est encore indiqué par la céphalalgie frontale opiniâtre. — *Arnica* devrait être donné de bonne heure si l'hépatite reconnaissait pour cause une commotion physique, un coup, et *Bryonia* si cette cause était un accès de colère. — On oppose *Pulsatil.* et *Mercur. s.* à la diarrhée de l'état subaigu ; — *Nux vom.* et *Calcarea c.*, à la constipation ; — *Chamom.* et *Mercur. s.*, à l'ictère persistant.

L'*hépatite chronique* est souvent la suite des congestions ou de l'inflammation du foie : elle se déclare lentement et consiste en divers troubles fonctionnels du foie, fréquemment avec ictère, et toujours avec engorgement ou engouement, tuméfaction, et quelquefois abcès.

TRAITEMENT. — L'engorgement chronique du foie
avec ou sans induration exige un régime végétal,
une saison de raisins, l'usage d'eaux salines, et
l'emploi persévérant de *Pulsatil.* et *Merc. sol.*, en
substituant par périodes de plusieurs semaines
Chelid. maj. à *Pulsat.* — On donne successivement, de 15 en 15 jours pendant 6 ou 8 jours,
China, Laches., Sulfur, Phosph., pour revenir
aux premiers médicaments dès que reparaissent
des symptômes inflammatoires, des congestions
goutteuses ou hémorrhoïdales. Les fluxions hémorrhoïdales surtout se portent souvent, en effet,
sur le foie. *Graphit.* et *Hamam. virg.* conviennent en ce cas.

L'abcès du foie est quelquefois le résultat de l'inflammation, principalement dans les pays chauds ;
il peut survenir, dans les cas d'obstruction des canaux biliaires par des calculs, des vers, une tumeur ; cet abcès est aigu ou chronique et détermine
des lésions diverses suivant le siége qu'il occupe.
Lorsque des adhérences ont le temps de se former,
l'abcès peut s'ouvrir au dehors ; sinon, le pus se
fraye une voie à travers les organes voisins, et une
mort plus ou moins prompte en est la terminaison
fatale.

TRAITEMENT. — Dans l'abcès aigu, *Merc. s.* et
Chelid. maj. sont indiqués par le mouvement
fébrile et l'anxiété, l'agitation ; — *Laches.* et
Arsen., par la prostration qui survient après quelques jours. — *Chini. sulf.* a été utile contre la

rémittence de la fièvre, lorsqu'il y avait induration au pourtour de la collection purulente et tendance à la chronicité ; nous l'avons donné à la 1re trit. trois grammes par jour, en 3 fois, pendant 3 jours à deux ou trois reprises ; l'induration se dissipa, et le malade se rétablit. Dans l'abcès chronique, *Merc. s.* et *Carbo v.* doivent être recommandés, non moins que *Silic., Conium, Arsen.*

Le foie est le siége de diverses lésions : *cirrhose, cancer, hydatides, calculs ;* il en est question ailleurs.

L'*ictère,* ou *jaunisse,* se rattaché aux divers désordres organiques ou fonctionnels du foie, et à l'*angiocholite* ou inflammation de la vésicule biliaire et de ses canaux. Cette affection est quelquefois occasionnée par une frayeur ou par un accès de colère ; le plus ordinairement alors elle débute sans prodromes. Sa durée se prolonge souvent au delà de plusieurs semaines ; mais elle varie suivant la cause déterminante. La coloration jaune de la peau varie beaucoup aussi ; elle va jusqu'à la nuance noirâtre. La sclérotique, la conjonctive et le voile du palais se colorent en jaune dès le début ; l'urine prend cette teinte avant tout autre symptôme caractéristique et devient de plus en plus rare, épaisse et brune. En même temps il y a constipation, et les matières, privées de bile, sont blanchâtres ; cependant on observe quelquefois de la diarrhée.

TRAITEMENT. — *Merc. s.* et *Chelid. maj.,* dans l'ictère qui débute lentement ; — *Bry.,* dans celui qui succède à une émotion violente ; — *Aconit.*, lorsqu'il y a sensibilité de la région hépatique et constipation ; — *Chamo.* et *Nux. v.*, suivant que les selles sont molles ou consistantes ; — *Sulf.* et *Lachesis*, lorsque l'ictère se montre rebelle ; — *Hydrastis C.*, s'il y a diarrhée ; — *Aconit.* et *China*, s'il y a fièvre ; — *Pulsat.*, s'il y a grande sensibilité au froid et des frissons ; — *Lachesis* et *Phosph.*, quand l'ictère prend une teinte foncée ; — *Nux v.*, s'il y a dégoût des aliments et syncopes ; — (*Gelsemium*, s'il y a grande faiblesse musculaire et selles blanchâtres).

Ictère malin. — Cette maladie, plus fréquente dans les pays intertropicaux, est caractérisée par le délire, des convulsions, des hémorrhagies multiples, par la coloration jaune et plombée de la surface du corps, par des urines noirâtres, et par l'atrophie ou la dégénérescence du foie, du moins au Sénégal et dans les contrées de l'Océan Pacifique. Elle est quelquefois très-rapide dans sa marche et emporte les malades en peu de jours, quelquefois avant que la peau se colore en jaune ; ordinairement, elle se termine après deux ou trois septénaires.

Traitement. — *Aconit.* répond à l'ensemble des phénomènes du début ; mais, quand la fièvre est établie, *Bellad.* et *Merc. s.* sont mieux indiqués. — Les accidents cérébraux exigent l'emploi de *Bellad.*, si le pouls est très-fréquent et plein ; — de *Arsen.*, si la soif est ardente avec sensation brûlante à l'épigastre ; — de *Lachesis*, s'il y a tuméfaction et grande sensibilité à la région hépatique. — *Phosph.* correspond aux phénomènes locaux et aux hémorrhagies ; il est prudent de l'administrer immédiatement après *Aconit.*, quand les hémorrhagies apparaissent trop tôt.

Splénite. — C'est l'inflammation de la rate. Affection obscure et à marche chronique, débutant par l'*hyperémie* ou afflux exagéré du sang, qui peut constituer un état congestif ou fluxionnaire habituel, et aboutir à l'hypertrophie, à la dégénérescence de tissu et à l'abcès. Les causes connues sont la répétition d'accès de fièvre intermittente, des affections hémorrhoïdaires, des troubles de la menstruation, la *leucocytémie.*

Traitement. — Dans l'hyperémie, *Bryon.* et *China* répondent à la douleur qui augmente à chaque respiration ; — *Sulfur* et *Capsicum an.,* à la douleur sourde, à la gêne ressenties dans les mouvements du tronc (*Asa fœtida* et *Ranunculus scel.*, à la sensation d'excoriation). — Dans toutes les autres circonstances, *Chininum sulf.* répond au gonflement avec élancements ; — *Natrum mur.*, à la sensibilité locale. On a ensuite recours aux médicaments qui sont indiqués par la maladie principale, ou par la dégénérescence.

Néphrite (inflammation du rein). — On la divise en : *néphrite simple, néphrite interstitielle* et *pyélite.*

Néphrite simple. — Les causes déterminantes sont : une congestion accidentelle, une fluxion goutteuse ou hémorrhoïdale, la présence de concrétions

salines et de calculs, la cystite et la blennorrhagie.
Elle débute par des frissons, des vomissements
et une douleur fixe et continue aux reins ; il survient du délire, avec suppression des urines ; cet
état est grave, et le malade peut succomber en peu
de temps. Dans la plupart des cas, il revient à la
santé par la disparition successive des symptômes.
D'autres fois, il se forme un abcès ; les frissons
reparaissent ; la fièvre reprend de l'intensité, et la
suppuration s'établit. Suivant le siège de l'abcès,
le pus se fraye une issue au dehors, par le bassinet
et la vessie, ou par l'intestin ; il s'ouvre quelquefois
dans la cavité du péritoine, ou à la peau par une
succession d'abcès et une *périnéphrite* ou inflammation du tissu cellulaire qui environne le rein.

Traitement. — *Cantharis* et *Merc. s.* sont les
meilleurs moyens à opposer à l'état aigu. Lorsque
l'urine contient du sang avec persistance, on administre *Ipeca*, si le mouvement fébrile est très-pro-
noncé, puis *Canth.*, sinon *Nux. v.* ; on en vient à
Phosph. dès que l'inflammation tend à devenir
chronique. *Sulfur, Tarentula*, présentent des indications précieuses contre les symptômes opiniâtres.
On revient à *Cantharis* quand le ténesme vésical
reparaît.

Néphrite interstitielle. — Cette inflammation
affecte le tissu conjonctif ou cellulaire du rein et
y provoque le dépôt d'éléments de la lymphe qui
se transforment en un tissu nouveau constituant
la *sclérose* du rein et tendant à son atrophie et à

sa destruction. La néphrite interstitielle s'observe principalement chez des goutteux ; elle débute lentement par des symptômes aussi obscurs que variables. On la reconnaît plus tard, quand la soif et la *polyurie* se déclarent. Bientôt on constate la présence de l'albumine dans les urines, des œdèmes plus ou moins étendus, des palpitations, de la dyspnée, divers accidents cérébraux, des vomissements ; et, suivant la prédominance des groupes de symptômes procédant du cœur, de l'encéphale, de l'estomac, des reins, on pourrait croire à l'existence du *diabète*, de l'*albuminurie*, d'un *ramollissement du cerveau*, de la *cardo-aortite*. Cette néphrite a une durée de plusieurs années, interrompue par des périodes non moins longues de rémission et de guérison apparente dues à un traitement convenable.

TRAITEMENT. — *Plumb.* correspond à l'ensemble des symptômes et à la lésion (Dr Jousset). Après lui viennent *Alumina* et *Digitalis*, médicaments trop peu usités en pareils cas ; et enfin *Chinin. sulf.*, puissant modificateur des reins. Dans le cours d'un traitement toujours long, on a souvent à conseiller l'usage de quelque eau minérale (Evian, Plombières), à traiter diverses affections goutteuses ou hémorrhoïdales, et à prendre des indications dans le traitement de la néphrite simple, de l'albuminurie, du diabète.

Pyélite. — Cette inflammation du rein est partielle et siège dans le bassinet, dont l'inflammation reconnaît aussi pour cause la blennorrhagie, la cystite et la présence de calculs rénaux ; dans ce dernier cas, la *pyélite* prend le nom de *néphrite calculeuse*; c'est de beaucoup la plus fréquente et la plus grave. Son début a lieu, quelquefois après de légers prodromes, par la fièvre, des vomissements et par une douleur fixe et continue qui se propage jusqu'à la vessie, c'est la *colique néphrétique ;* elle peut se terminer également par l'élimination d'un ou plusieurs calculs, ou se prolonger indéfiniment si des calculs sont retenus dans les reins. Dès le commencement de la maladie, le ténesme vésical est constant, l'urine rare et chargée de sang et bientôt de pus. Si elle se prolonge, la suppuration augmente et épuise le malade, le rein se désorganise, et une terminaison fatale n'est retardée que quand l'un des reins supplée à l'autre.

Traitement. — Le mouvement fébrile avec plénitude du pouls et la douleur indiquent *Bellad.* Son alternation avec *Merc. s.* a les meilleurs effets sur l'élément phlegmasique. — *Canth.* doit être substitué à *Bellad*, après les 2 ou 3 premiers jours. — Viennent ensuite *Tarentula* et *Nux. v.*, dans l'état subaigu, lorsque la fièvre présente des alternatives de rémission et d'exacerbation. *Hepar. s.* et *Silicea* sont ici, comme dans tout autre cas, les meilleurs médicaments contre la suppuration. — *Arsen.* et *Hydrastis Canad.* répondent à la faiblesse, à l'œdème, au marasme. Mais *Canthar.* est toujours le médicament du ténesme vésical et de l'*hématurie.*

Cystite. — Il n'est pas question ici de la *cystite catarrhale*, dans laquelle la membrane muqueuse est seule affectée; il est question de l'inflammation de tous les tissus de la vessie. Cette cystite est rare, quelquefois partielle, et presque toujours occasionnée par des lésions organiques ou traumatiques, et par la présence de calculs dans la vessie. Elle est caractérisée par une sensation de gêne et de tension à l'hypogastre, par un ténesme vésical violent, par une douleur qui de la vessie se propage aux reins et à l'extrémité du canal de l'urèthre, enfin par la présence d'un mucus purulent dans les urines. Il se produit quelquefois des hémorrhagies et une douleur vive dans la vessie. La marche de cette affection est chronique avec des intervalles d'apaisement et des périodes de recrudescence. Sa durée est de plusieurs mois, même de plusieurs années, à moins qu'il ne survienne des abcès, l'inflammation des tissus environnants (*péricystite*), une perforation de la vessie, la gangrène à la suite d'ulcérations, des dégénérescences de tissus. La terminaison fatale dans ces cas peut être brusquement amenée.

TRAITEMENT. — Toutes les fois que les symptômes d'acuité se manifestent, on doit recourir à *Puls.* et *Merc. s.* — On peut donner *Canth.* le soir, si le ténesme n'était pas amoindri et si les urines contenaient du mucus et du sang. — *Nux. v.* et *Sulf.* sont ensuite indiqués. Après cela on en vient aux médicaments qui répondent aux lésions et aux accidents, sans abandonner absolument l'emploi de *Canth.* et de *Nux. v.* ; puis de *Ars.*, et de *Laches.*, contre les ulcérations ; — de *Thuya*, et de *Phosph.*, de *Apis mel.*, contre des végétations, des tubercules, le cancer et la dégénérescence des tissus. On a égard aussi aux indications que peuvent fournir les reins, les calculs et diverses circonstances accessoires.

MÉTRITE.

Caractérisée par l'inflammation du tissu de la matrice avec coliques ou tranchées utérines plus ou moins vives ; chaleur, gonflement... Cette inflammation peut se borner au col ou occuper tout le viscère. Elle est rarement aiguë ; elle se développe presque toujours lentement sous l'influence du froid humide, d'un refroidissement, d'excitations locales : elle est entretenue par l'une des maladies diathésiques ou constitutionelles, qui ont pour résultat la formation de tissus pathologiques : — pour la scrofule et la goutte : tissus fibreux, hypertrophie, granulations ; — pour la maladie hémorrhoïdale : tissus vasculaires, variqueux, fongueux ; — pour la sycose : tissus épithéliaux, granulations, ramollissement, fongosités ; — pour le rhumatisme : tissus fibreux et musculaires. Lorsque la métrite est occasionnée par les manœuvres de l'accouchement, elle se complique de péritonite (*métro-péritonite*). Quelle que soit sa cause, elle tend à la chronicité et présente tôt ou tard quelqu'une des lésions que nous venons de signaler. Les ulcérations qui se montrent dès le commencement sont dues à la syphilis. Les femmes qui, après l'accouchement, n'allaitent pas leur enfant, sont prédisposées à la métrite chonique, parce que la fluxion qui siégeait sur l'utérus n'est pas déplacée et portée sur les seins. Ce fait pathologique est beaucoup trop oublié aujourd'hui et détruit la santé d'un grand nombre de femmes.

TRAITEMENT. — Dans l'état aigu et dans les recrudescences qui ont lieu fréquemment : *Belladona* et *Mercur. sol.* — Lorsqu'il y a métro-péritonite, *Bryonia* et *Ipeca* sont souvent des auxillaires obligés de *Mercur. sol.* — Alors encore *Chamom.* et *Nux vom.* répondent à une douleur locale violente ; — *Pulsatil.* et *Platina*, à des tranchées prédominantes ; — *Phos.*, *Sec. cor.*, à la métrorrhagie ; — dans l'état sub-aigu : *Pulsatil.* et *Mercur. sol.* — *Nux. vom.* et *Calcar. c.* sont ensuite très-utiles contre les crampes, la sensibilité locale, la gastralgie ou la constipation concomitantes. — *Conium, Sulfur, Iodium*, sont plus particulièrement adaptés à l'état chronique ; — *Mercur. cor.*, *Nitri ac.* et *Baptisia*, au ramollissement, aux ulcérations, aux fongosités sanguinolentes ; — *Calcar. c.*, *Nux. vom.*, à l'hypertrophie ; — *Phosphor.*, *Calcar. c.*, à l'engorgement des tissus ; — *Thuya, Nitri ac.*, aux végétations, aux fongosités ; — *Arsenicum, Kreosot.*, *Apis mel.*, aux ramollissements avec ulcérations et engorgement considérable (on a aussi conseillé *Caulophyllum* dans la plupart des affections de l'utérus). On est souvent dans l'obligation de conseiller le repos, quelquefois l'usage de diverses eaux salines, plus fréquemment un régime mieux approprié à la maladie principale, et une modification dans le genre de vie.

OVARITE.

Caractérisée par l'inflammation d'un ou des deux ovaires. Cette inflammation est souvent unie à celle de la matrice; elle peut être due à la métastase des oreillons, d'une fluxion goutteuse ou rhumatismale, de la blennorrhagie. Sa marche est rarement aiguë; elle se développe sourdement dans la plupart des cas, et affecte une marche chronique. Son début a lieu quelquefois par une douleur violente. Dans l'état chronique, il se produit diverses lésions de l'ovaire, comme dans la métrite chronique.

TRAITEMENT. — *Belladona* et *Platina* sont les médicaments de l'état aigu. — *Chamomil.* répond à une douleur vive se propageant au col de l'utérus et provoquant le ténesme; — *Apis mel.*, à des douleurs lancinantes; — *Bryon.*, aux symptômes accessoires dénotant l'affection du péritoine, tels que la tension et la sensibilité du bas-ventre, des vomissements. — *Apis mel.* et *Mercur. s.* répondent à l'état sub-aigu avec tuméfaction; — *Colocynthis* et *Aurum ful.*, à une tumeur ovarique mieux circonscrite. On oppose à l'état chronique *Sulfur, Lachesis, Calcar. carb., Phosphor.*

CARREAU.

Caractérisé par l'inflammation du mésentère avec tubercules. Cette affection est scrofuleuse, occupe les ganglions du mésentère et s'observe chez les enfants de trois à dix ans ; elle présente une marche généralement lente, qui est du reste subordonnée à l'évolution plus ou moins lente ou rapide des tubercules. On lui a donné les divers noms de *mésentérite tuberculeuse, scrofule mésentérique, phthisie mésentérique.*

Le carreau débute sourdement, par des troubles généraux : faim exagérée, irrégularité des fonctions intestinales, lassitudes, mouvements fébriles fugaces. Après quelques mois, le ventre grossit, l'enfant y éprouve de la sensibilité, des douleurs ; son appétit est vorace, et il maigrit. Cet état de choses dure plusieurs mois, s'améliore par courtes périodes, reste quelquefois stationnaire pendant plusieurs mois, et en définitive s'aggrave en poursuivant sa marche. A une période avancée, la diarrhée s'établit d'une manière permanente, le ventre grossit de plus en plus, et l'on y palpe de petites tumeurs, puis enfin des points de fluctuation dus à des épanchements de sérosité.

TRAITEMENT. — *Iodi.* doit être donné avec continuité dès le début ; on y revient ensuite par périodes de plusieurs semaines après l'emploi alternatif de *Sulfur* et *Calcar. c.* et de *Bellad.* et *Merc.. s.* Ces deux derniers répondent surtout à tout symptôme inflammatoire, à toute recrudescence de la sensibilité locale. — *Arsenic.* est indiqué par la diarrhée avec émaciation (*Podophyllum pellatum* a aussi été employé). — On a souvent besoin de recourir intercurremment, dès le début, à *Cina* pour combattre la voracité des petits malades et divers symptômes vermineux.

PHLEGMASIES DES MUSCLES.

L'inflammation des muscles procède lentement, et leurs affections ne sont point encore exactement déterminées. Nous allons donc comprendre sous ce titre : la *myalgie*, la *rétraction musculaire* et l'*atrophie musculaire progressive*.

Myalgie. — Inflammation ou névralgie d'un muscle, le plus souvent observée au cou, sous le nom de *torticolis*, et *aux reins*, sous celui de *lombago*. Cette affection d'un muscle du cou, des lombes ou de toute autre partie, est caractérisée par la douleur dans l'exercice du muscle et par sa sensibilité au moindre contact ; elle a de la tendance à se terminer par la rétraction des fibres du muscle.

Traitement. — *Nux vom.* correspond à des tiraillements douloureux, à la sensation de meurtrissure avec sensibilité au toucher et élancement ; — *China*, à des myalgies du tronc ou des membres ; — *Bryonia*, lorsque l'affection persiste (*Sanguin. Canad.*, lorsqu'elle est plus vive la nuit); — plus tard, *Plumb.*, *Belladona* ou encore *Carbo v.* sont indiqués dans la plupart des cas. En outre, pour le torticolis en particulier : *Digitalis* répond à la raideur et à la tension douloureuse; — *Cicuta vir.*, à la sensation d'excoriation en renversant la tête en arrière; — *Aconit.*, à la douleur de meurtrissure avec raideur et impossibilité de faire le moindre mouvement sans souffrir beaucoup. On trouvera quelquefois avantage à recourir à *Sambucus* et à *Colchic. aut.* Les applications chaudes, les onctions avec la *Glycérine* ou enfin le *Collodion* par couches, sont très-utiles, surtout dans le lombago qui a de la tendance à reparaître chez les hémorrhoïdaires et les goutteux, après un effort musculaire même léger.

Rétraction musculaire. — Caractérisée par le raccornissement des fibres d'un ou plusieurs muscles. La rétraction diffère de la contracture, en ce que dans la contracture le muscle peut redevenir extensible, et que dans la rétraction le muscle perd son élasticité. La rétraction présente donc un caractère de permanence que n'a pas la contracture. Les sujets qui ont exercé certains muscles avec violence et continuité, comme les forgerons, sont de préférence affectés de rétraction, et souvent avec *tremblement* ou *paralysie agitante*.

TRAITEMENT. — Dès le début, le massage est un excellent moyen; il faut aussi modérer l'exercice du muscle menacé et généraliser les mouvements. On emploie avec succès *Nux vom.*, *Arnica*, *Causticum.*

Atrophie musculaire progressive. — Récemment décrite sous les noms de *paralysie musculaire atrophique, atrophie musculaire primitive;* elle constitue une maladie caractérisée par la transformation successive des fibres musculaires en graisse, sous la dépendance de la *sclérose* des nerfs ou des centres nerveux, par une faiblesse paralytique, par la paralysie, par des troubles fonctionnels s'aggravant à mesure que la lésion s'étend à un plus grand nombre de muscles, et par une marche très-lente.

TRAITEMENT. — On a conseillé l'application de l'électricité. Les médicaments les plus utiles, à en juger par leur pathogénésie, sont *Nux v.*, *Plumbum*, *Sulfur*, *Phosphorus.* Du reste, il n'a pas encore été institué de traitement sanctionné par la clinique, et la lésion appelle l'attention du médecin sur la *névrite*, le *ramollissement du cerveau*, la *sclérose.*

PHLEGMASIES DES OS.

La simplicité du traitement médical dans les affections des os nous permet de renfermer dans un même article l'*ostéite*, ou inflammation d'un os, et la *périostite*, ou inflammation du périoste. Cette inflammation est souvent accidentelle, comme à la suite d'un coup; quelquefois elle se déclare sous l'influence de la scrofule, de la syphilis. Elle se termine : 1° par induration et dépôt calcaire, et constitue l'*exostose* ou la *périostose;* 2° par suppuration, et elle constitue la *carie;* 3° par mortification d'une portion d'os, et elle constitue la *nécrose.* En ce cas, la portion d'os nécrosée, qui a reçu le nom de *séquestre,* doit être éliminée.

L'ostéite dépendant de la scrofule est souvent tuberculeuse. Il en sera question en parlant de la *tumeur blanche.* Parmi les affections des os, nous plaçons le *spina ventosa,* caractérisé par le boursouflement de l'os atteint, et sa transformation en tissu spongieux avec abcès et dégénérescence, ce qui n'a pas lieu sans tuméfaction souvent considérable, et sans ulcères profonds et fistuleux.

TRAITEMENT. — Quel que soit le siége de l'ostéite, le traitement est le même; il est adapté à la lésion et à la maladie générale. Les moyens chirurgicaux, s'ils sont nécessaires, varient seuls. Toute inflammation d'un os appelle *Bellad.* et *Merc. s.* par la chaleur, le gonflement et la douleur. *Sulfur* et *Merc. s.* répondent à la carie. *Argent. fol.* et *Aurum f.* ont les mêmes indications, surtout si l'on reconnaît à la carie une origine syphilitique. On lui oppose aussi quelques autres médicaments suivant la nature de l'*ulcère* ou du *pus* (voyez ces mot). Les moyens chirurgicaux sont souvent nécessaires pour faciliter l'élimination du séquestre.

Le *spina ventosa* est une affection scrofuleuse;

son traitement se complète par l'emploi de *Phosphor.*, *Calcar. c.*, *Silicea.*

L'exostose et la périostose exigent l'emploi de *Phosph.* et *Aurum fol.*

L'ostéite scrofuleuse prend quelquefois une autre forme. L'inflammation parcourt successivement les diverses parties d'un os, surtout d'un os long, et détermine sur son trajet une série d'ulcères serpigineux ou phagédéniques qui changent avec le siége de l'ostéite. *Mercur. cor.*, *Phosph.*, *Arsenic.* composent le fond du traitement. Les affections de ce genre, ordinairement d'une longue durée, exigent le concours d'autres moyens modificateurs de l'organisme : les eaux thermales sulfureuses, silicatées et arsenicales; les voyages; l'habitation des pays chauds et des côtes maritimes.

PHLEGMASIES DU TISSU CELLULAIRE.

Consistant en l'inflammation du tissu cellulaire ou conjonctif caractérisée par la douleur, le gonflement, la chaleur, la rougeur, et se terminant par résolution, par induration ou par suppuration, comme il a été dit pour l'inflammation en général.

L'inflammation du tissu cellulaire peut occuper des parties profondes ou superficielles, parce que ce tissu se trouve partout; mais, lorsqu'il occupe une partie profonde, son inflammation est peu facile à constater. Il sera question ici du phlegmon et du furoncle.

Phlegmon. — On a donné le nom de phlegmon à l'inflammation du tissu cellulaire, quelle que soit la partie qu'elle occupe. Le phlegmon est caractérisé par la tendance à la suppuration. Les symptômes présentent quelques variétés selon le siége de l'inflammation, profonde ou superficielle, dans les endroits pourvus d'un tissu cellulaire abondant et très-dilatable, ou sur des parties qui ne se prêtent pas au gonflement. Autour des reins, de la vessie et de la matrice, il constitue la *périnéphrite*, la *péricystite*, la *périmétrite* ou phlegmon péri-utérin ; aux doigts, il prend le nom de *panaris ;* à la paupière, celui d'*orgelet.* Lorsqu'il est étendu ou qu'il occupe des parties pourvues de beaucoup de nerfs, comme aux doigts, il s'accompagne d'un mouvement fébrile souvent intense. La suppuration s'établit au bout de quelques jours, ordinairement avec des frissons et une douleur fixe pulsative. A mesure que le pus se forme, la tumeur grossit en se limitant, et l'abcès devient manifeste par la sensation de fluctuation au toucher.

Cependant le phlegmon présente quelquefois une autre marche ; l'inflammation s'étend, et la suppuration ne se limite pas : c'est le *phlegmon diffus,* qui est plus grave, tant par l'abondance de la suppuration que par les vastes décollements qui se produisent. Dans quelques circonstances, la peau qui recouvre le phlegmon s'enflamme : c'est l'*érysipèle phlegmoneux.*

TRAITEMENT. — Le phlegmon ordinaire se traite
par *Bellad.* et *Merc. sol.* alternés, en même temps
qu'on recouvre la partie de compresses imbibées
d'eau tiède, de cataplasmes féculents, ou même de
Collodion. Lorsque l'abcès se forme, on administre
Hepar sulf.

Le phlegmon diffus exige l'emploi de *Merc. s.*
et *Bellad. Laches.* et de *Bellad.*, puis viennent
ensuite *Tarentula* et *Silicea*, dès que la suppuration s'établit. La compression est quelquefois
utile ; on l'exerce au moyen d'un bandage méthodique.

Le phlegmon du sein, *mammite*, siége tantôt
dans la glande mammaire, tantôt autour d'elle,
tantôt au-dessous. Le traitement de l'*adénite* lui
est en tout appliqué ; mais, quand il se produit
au moment où la sécrétion du lait commence à se
faire, on doit préluder au traitement par l'emploi du
Bryon. Lorsqu'il occupe la glande, il se forme ordinairement des abcès successifs qui obligent à revenir à *Bellad.* et *Merc. sol.* Lorsque la douleur
est très-vive, *Phosphor.* est très-indiqué, même
avant la suppuration. *Iodium* et *Sulfur* conviennent après *Hepar s.* ; *Hydrast. Can.* et *Conium*
complètent leur action dans les cas d'ulcération et
d'induration.

Les phlegmons internes, *périrénal*, *périuté-
rin....*, se traitent comme le phlegmon ordinaire
ou diffus, selon le diagnostic que l'on a pu porter.

Le *panaris*, s'il est profond, est excessivement
douloureux ; dès le début, on peut le faire avorter

en recouvrant le doigt de plusieurs couches de *Collodion*. — *Silicea* peut aussi l'arrêter dans son évolution. — S'il poursuit sa marche, il faut en venir à *Bellad.* et *Merc. sol.* alternés, avant que la suppuration s'établisse; — à *Hepar s.*, contre celle-ci ; — enfin à *Silicea*. Les *caries* consécutives exigent souvent le traitement particulier à cette lésion.

Dans le panaris superficiel, appelé *Tourniole* ou *Mal d'aventure*, on peut prévenir la chute de l'ongle par *Pulsat.* et *Hepar s.* L'orgelet trouve sa place parmi les affections des paupières.

Furoncle. — Caractérisé par l'inflammation d'une petite partie de tissu cellulaire qui est frappée de gangrène, et éliminée sous le nom de *bourbillon*. Le furoncle, appelé aussi *clou*, constitue une affection gangréneuse dont la place pourrait être ailleurs si l'on attachait plus d'importance à la classification ; il est simple ou multiple. Le furoncle simple conserve le nom de furoncle ; le furoncle multiple prend celui d'*anthrax bénin*, pour le distinguer de l'*anthrax malin*, qui n'est autre que le *charbon*. Le furoncle simple n'a qu'un seul bourbillon ; l'anthrax bénin en a plusieurs ; il est plus gros et plus douloureux, et les bourbillons sont éliminés par des ouvertures qui se forment au sommet de la tumeur. On observe souvent des éruptions de furoncles soit par groupes soit isolés. Ils sont tantôt pointus et très-douloureux, et de grosseur variable; tantôt plats, d'un rouge livide ;

dans ce dernier cas, ils sont une des manifestations du diabète, acquièrent un volume parfois considérable, et s'accompagnent de gangrène de la peau.

Traitement. — *Silic.* et *Thuya* sont les médicaments les plus ordinairement utiles. — *Nux v.* et *Arnica* conviennent dans les cas de furoncles plus petits et se produisant successivement; — *Arsenic.* et *Sulfur*, dans les furoncles rouges livides du diabète et d'autres cachexies.

PHLEGMASIE DES NERFS.

Cette phlegmasie constitue la *névrite* ou inflammation du tissu d'un nerf ou de ses membranes. Elle est très-douloureuse et se confondrait facilement avec une névralgie si elle n'était caractérisée par une trainée de rougeurs sur son trajet, et par un léger gonflement de ce nerf qui donne au palper la sensation d'un cordon tendu. Les causes de la névrite sont un effort, un coup, une plaie superficielle, l'extension d'une inflammation voisine.

Lorsque la névrite devient chronique, les tissus nerveux s'altèrent par le dépôt de lymphe plastique qui donne lieu à une transformation lente appelée *Sclérose*. Il se produit alors divers troubles de la motilité et de la sensibilité, tels qu'on les observe dans l'*atrophie musculaire progressive,* diverses *paralysies,* la *crampe des écrivains.*

Traitement. — *Phosphorus* et *Bellad.* paraissent répondre aux symptômes de cette affection assez rare. On débute par *Arnica* lorsqu'elle est due à une violence extérieure. *Mercur s.* et *Arsenic* pourraient être utiles en cas d'opiniâtreté de la douleur. L'application de couches de *Collodion* est un moyen qu'on ne devrait pas négliger.

La *Sclérose* exige l'emploi de *Phosph.*, de *Silic.*, de *Calc. c.*

Note sur le traitement des Phlegmasies en général. — Il a été question jusqu'ici principalement des moyens internes; nous devons indiquer maintenant des moyens externes presque toujours utiles, ne serait-ce qu'à titre d'auxiliaires. Ces moyens sont : des bains généraux ou locaux avec l'eau tiède ; des lotions, des injections d'eau ou de lait ; l'application de compresses imbibées de ces liquides ; des cataplasmes émollients et féculents.

On peut aussi recourir à l'application du *Collodion*, à l'aide d'un pinceau, par couches successives plus ou moins épaisses, sur la peau de la région affectée. Cette substance, à peine étendue sur la peau, se dessèche, isole la partie malade en s'opposant au contact de l'air et peut faire avorter l'inflammation non-seulement externe, mais interne et profonde.

7ᵉ CLASSE

HÉMORRHAGIES

Cette classe comprend toutes les effusions de sang. Lorsqu'elles ont lieu dans l'interstice des tissus, on les désigne sous le nom d'*hémorrhagies interstitielles*, et elles constituent les *apoplexies*, les *pétéchies*, les *taches*, les *ecchymoses*; lorsque le sang forme un seul amas, c'est une tumeur dite *hématocèle*; lorsqu'il est épanché au dehors, il constitue proprement les hémorrhagies. Il ne sera question ici que de ces *hémorrhagies externes* et des *apoplexies*; les autres ont leur place ailleurs.

HÉMORRHAGIES EXTERNES.

Les principales sont : l'*épistaxis*, l'*hémoptysie*, l'*hématémèse*, l'*entérorrhagie*, l'*hématurie*, la *métrorrhagie*; nous y ajouterons les hémorrhagies plus rares et moins importantes de l'œil, de la bouche, de l'oreille, de l'œsophage, de la peau, et nous compléterons cet article par les hémorrhagies hémorrhoïdaires et les hémorrhagies supplémentaires.

Epistaxis (hémorrhagie du nez). — Elle a son siége sur la membrane muqueuse des fosses na

sales. Il est probable qu'il existe une épistaxis
essentielle, qui constituerait la *diathèse hémorrhagique*, ou *hémophilie ;* on peut l'admettre
chez les sujets à peau fine et pourvue de vaisseaux
abondants, et chez lesquels cette hémorrhagie est
fréquente et se produit au delà de l'adolescence ;
mais on manque d'observations.

L'épistaxis est le plus souvent l'une des premières manifestations de la constitution hémorrhoïdaire ; elle est fréquente dans la seconde enfance et dans la jeunesse, et est quelquefois
supplémentaire des règles. Plus tard, elle est remplacée ordinairement par les hémorrhoïdes. Un
mal de tête, de la chaleur au visage ou à l'une des
joues précèdent presque toujours l'hémorrhagie.
La quantité de sang perdu varie depuis quelques
grammes à 100 et 200 grammes. Chez certains
sujets, elle se répète souvent, surtout en été, et la
perte de sang peut être très-abondante et produire
la syncope.

TRAITEMENT. — Dans les épistaxis trop considérables, *Arnica* à l'intérieur et à l'extérieur (voy. ce
mot) est souvent d'une efficacité parfaite. Dans
des cas d'hémorrhagie excessive, on a recours au
tamponnement des fosses nasales. Certains moyens
fort simples suffisent presque toujours : l'aspersion
brusque d'eau froide sur la figure, de longues
aspirations successives, l'élévation des bras au-
dessus de la tête, la vue d'un objet ou l'audition
d'un fait qui frappe vivement la curiosité. Chez les

enfants, *Crocus* et au besoin *China* ont une action rapide. — Chez les jeunes filles dont les règles sont en retard, on doit préférer *Pulsat.* et *Crocus;* — à l'âge critique, *Nux v.* et *Hamamelis;* — lorsque la malade est affaiblie par des hémorrhagies répétées, *China* et *Ferr. m.* — *Ipeca* convient lorsqu'il se produit un mouvement fébrile ou que le visage devient rouge et pâle alternativement; — *Moschus*, s'il y a des spasmes, des mouvements spasmodiques; — en outre, *Carbo v.*, s'il y a anémie et mouvements congestifs vers la tête; — *Antimon. crud.*, embonpoint et vertiges; — *Dulcamara*, douleur pressive à la racine du nez; — *Crocus*, sang noir et visqueux; — *Nitri ac.*, sang noir et très-liquide; — *Mercur. sol.*, épistaxis durant le sommeil.

Il est important de profiter des intervalles d'une hémorrhagie à l'autre pour traiter les malades et prévenir ces pertes. *Calc. c.* est le médicament essentiel dans l'enfance et la jeunesse; on y revient environ tous les deux mois; et, dans l'intervalle, l'on administre *Bellad.*, *Merc. s.*, aux sujets lymphatiques; — *Nux. v.*, aux sujets vifs et sans embonpoint; — *Sulf.* et *China*, s'il y a anémie.

Hémoptysie (hémorrhagie des poumons et des bronches). — Selon qu'elle est faible ou abondante, elle a reçu les noms vulgaires de *crachement de sang* ou de *vomissement de sang*. L'hémoptysie n'est souvent qu'un symptôme de fièvres diverses, de la phthisie tuberculeuse, de certaines affections du cœur, du catarrhe bronchique chronique..., elle remplace parfois les règles ou les hémorrhoïdes. On admet une hémoptysie essentielle qui ne se distingue point de celle qui est symptomatique. Il semble aussi que chez quelques personnes cette hémorrhagie provienne d'un défaut d'équilibre dans la circulation pulmonaire. Cette hémoptysie compensatrice peut être congéniale; elle s'observe chez les jeunes gens d'une santé florissante et ne présente point de danger immédiat.

L'hémoptysie est considérée sous le rapport de l'abondance du sang, de sa couleur et des circonstances dans lesquelles elle se produit. Sous le rapport de l'abondance du sang, elle peut-être *faible, abondante* et *foudroyante;* dans ce dernier cas, le malade succombe en peu d'instants. Sous le rapport de la couleur du sang, il peut être rouge, rutilant : c'est ce que l'on observe dans les hémoptysies foudroyante et abondante, et dans les hémoptysies faibles de la phthisie tuberculeuse; ou d'un rouge foncé; c'est le cas des hémorrhagies abondantes ou faibles, par la rupture d'un vaisseau dans une *vomique,* ou à la suite d'une affection du cœur, par lésion de la valvule mitrale. Sous le rapport des circonstances où l'hémoptysie se produit, elle peut être supplémentaire des flux menstruel ou hémorrhoïdal, et se montrer plus ou moins fréquemment par accès irréguliers.

TRAITEMENT. — Dans l'hémoptysie foudroyante, il faut, si le temps en est donné, faire vers la naissance

des membres une ligature qui intercepte momentanément le cours du sang; on les enlève ensuite
graduellement et successivement. L'*Arnica* est un
bon moyen. Il a réussi chez des individus et des
militaires qui faisaient une marche forcée sous le
soleil ardent de l'été en Algérie, lorsqu'il était possible d'introduire ce médicament dans la bouche
et les narines. Dans l'hémoptysie abondante, si
le sang est rouge, *Arnica* et *Ipeca* (on a conseillé
Ledum palustre); — si le sang est rouge foncé,
Nux v., *Arnica*, *Sulf. ac.*; — dans l'hémoptysie
faible avec sang rouge, par crachats, comme dans
la pneumonie, *Bryon.*, *Ipeca*; — *Digitalis* et
Rhus, dans le crachement de sang précédé de toux
convulsive; — avec sang brun ou noirâtre, *China*,
Ferr. met., *Phosp. ac.*; — dans l'hémoptysie des
fièvres graves, *Phosph.*, *Acon.*, *Ipeca*; — dans
le crachement de sang dépendant d'une affection
du cœur, *Cactus grand.*, *Arnic.*, *Chamo.*; — dans
l'hémoptysie des phthisiques, *Acon.*, *Ipeca*, surtout s'il y a bouillonnement du sang dans la poitrine (enfin *Millefolium* a été conseillé dans la
plupart des cas).

Hématémèse (hémorrhagie de l'estomac, *vomissement de sang*, et plus exactement *Gastrorrha-
gie*). — Elle a son siége sur la muqueuse de
l'estomac; elle est tantôt un symptôme des lésions organiques de ce viscère : *ulcère*, cancer... et
de plusieurs fièvres graves; tantôt supplémentaire
des règles, des hémorrhoïdes ou d'une autre hémor-

rhagie habituelle. Un coup sur l'épigastre peut la déterminer ; on l'a vue compliquer la *gastromalacie* chez les enfants. Dans tous ces cas, l'hémorrhagie peut être abondante ou petite, et le sang peut n'être pas rejeté par la bouche, mais passer dans l'intestin, où il subit un commencement de digestion ; il constitue alors le *mélæna*.

TRAITEMENT. — Le principal médicament est *Ipeca*, que l'hémorrhagie soit abondante ou non. — *China* vient ensuite, avec *Nux v.* ; ce dernier est préférable chez les adultes et dans la prédisposition hémorrhoïdaire. — *Arnica* convient dans des cas de traumatisme et même de lésion organique ; — *Phosph.*, dans les fièvres graves, en particulier dans le purpura ; *Chamo.* et *Arnica* sont ses auxiliaires. — *Calc. c.* nous a réussi chez un goutteux. On peut aussi donner *Hamamelis*. — Lorsqu'il y a grande faiblesse et anémie, *China* alterné avec *Chamo.* est très-indiqué. On a aussi recours à des moyens auxiliaires, tels que : des bains de pieds et de mains très chauds ; des frictions rudes sur les membres ; l'ingurgitation fréquente de petits morceaux de glace.

Entérorrhagie (hémorrhagie des intestins, ou *Mélæna*). — Symptomatique de diverses maladies et lésions intestinales, cette hémorrhagie peut aussi se produire sans cause appréciable. Généralement, le malade éprouve une douleur vive dans un point de l'abdomen, quelquefois seulement une sensation de chaleur inaccoutumée, puis aussitôt une colique plus ou moins violente avec tendance à la syncope.

13.

Mais le sang qui constitue cette hémorrhagie n'est pas toujours évacué aussitôt ; il est souvent retenu dans l'intestin, où il subit un travail digestif plus ou moins complet ; les selles sont alors liquides, noirâtres, d'où le nom de *Mélæna*. Les symptômes qui décèlent l'entérorrhagie manquent quelquefois ou échappent à l'attention, comme dans les fièvres graves ou chez les enfants ; mais il se produit toujours du malaise, de la pâleur à la face, et une grande faiblesse du pouls. Enfin cette perte de sang peut se répéter à courts intervalles et jeter le malade dans le marasme.

TRAITEMENT. — *Nux v.* et *Ipeca* sont les médicaments essentiels ; on les donne successivement ou en les alternant. — *China* et *Chamom.* sont indiqués par l'anémie. Si l'on avait à traiter cette hémorrhagie au moment où elle se produit, *Arsenic.* répondrait aux symptômes généraux et locaux ; après lui, *Ipeca* et *Phosph.* Dans les pays chauds, il convient de prescrire un régime végétal.

Hématurie (hémorrhagie de la vessie, vulgairement *pissement de sang*). — Sous cette désignation, nous comprendrons aussi l'hémorrhagie du rein et celles de la prostate et du canal de l'urèthre.

L'hémorrhagie de la vessie est déterminée par des lésions de cet organe, par la présence de calculs dans sa cavité ; on l'observe quelquefois dans des fièvres graves. Celle du rein est due à la présence de calculs dans ses canaux ou dans les uretères.

Celles de la prostate et de l'urèthre reconnaissent les mêmes causes. L'inflammation de l'un de ces organes peut aussi y provoquer une hémorrhagie; il en est de même des fluxions hémorrhoïdales; ces sortes de fluxions affectent surtout la prostate.

L'hémorrhagie de la vessie et celles du rein et de l'urèthre s'accompagnent de ténesme dans la miction; celle de la prostate ne présente pas toujours ce symptôme. La présence de mucosités et de pus avec le sang dans les urines décèle l'inflammation chronique de la vessie ou des reins, par suite de l'existence de calculs, ou de lésions telles qu'ulcérations et dégénérescence de tissus. Le sang mêlé à l'urine provient toujours de la vessie ou du rein; il est ordinairement brun et altéré par son mélange avec ce liquide. Le sang évacué avant, pendant ou après l'évacuation de l'urine a sa source dans l'urèthre ou la prostate, et il est plus rouge.

TRAITEMENT. — La simple hémorrhagie due à une congestion de la vessie ou du rein, à la suite d'une marche forcée, d'un excès de table, cède au repos, à des boissons émollientes, à la diète. L'existence d'un ténesme très douloureux indiquerait *Nux v.*, et au besoin *Capsicum annuum* (et *Mezereum*). L'hématurie abondante et répétée, avec ténesme et mucosités filantes, est symptomatique de la cystite; s'il y a du pus, elle est symptomatique de la pierre ou de calculs rénaux : *Cantharis* et *Mercurius s.* sont indiqués, puis *Hepar s.* et *Secale cor.* ; enfin les médicaments appropriés à la lésion. L'hématurie faible, mais fréquente, est plutôt l'indice de calculs dans les voies urinaires, de *fongosités* vésicales, d'hypertrophie de la prostate ; *Thuya, Merc. s., Phosph.* doivent être préférés. Lorsque l'émission de sang précède ou suit celle de l'urine, il faut diriger le traitement contre l'affection de l'urèthre ou de la prostate ; s'il s'agit de la *blennorrhagie cordée,* d'une déchirure ou d'un rétrécissement du canal, *Arnica, Cantharis* sont indiqués ; s'il s'agit d'une inflammation de la prostate, dont il a été parlé ailleurs, chez les hémorrhoïdaires, *Nux v.* et *Sulfur* sont préférables.

Métrorrhagie. — C'est la perte de sang en dehors des époques de la menstruation. Lorsque la perte de sang provient de l'écoulement excessif des règles, elle constitue la *ménorrhagie,* dont il est question ailleurs.

On observe la métrorrhagie dans l'avortement, dans l'accouchement, dans les lésions organiques de l'utérus : ramollissement de la muqueuse, fongosités, cancer ; dans les phlegmasies de cet organe et des tissus environnants : pelvi-péritonite, périmétrite ; dans la chlorose, dans le purpura, et diverses fièvres graves ; elle est tantôt très forte, tantôt faible, ou sans coliques. Celle qui succède à l'accouchement offre les plus grands dangers lorsqu'elle est rapide et très abondante.

TRAITEMENT. — Les métrorrhagies abondantes réclament l'emploi de *Arnica,* même lorsqu'elles sont consécutives à l'accouchement ; *Ipeca* lui est préférable s'il y a des frissons ou de la fièvre. — *Sabina* convient dans la métrorrhagie abondante, avec sang rouge, et douleurs, surtout à la suite des règles et dans leur intervalle. — *China, Chamom.* répondent à cette perte quand le sang est d'un rouge foncé et expulsé avec ténesmes ; — *Platina* et *Chamom.*, s'il y a des caillots expulsés avec tranchées vives. — *Secale cor.* est indiqué si la malade est anémique ; il l'est aussi dans les cas où la perte a lieu sans coliques utérines. — *Crocus* s'adapte aux pertes moyennes ou petites avec sang noirâtre et poisseux (*Nux moschata* convient également) ; — *Ipeca*, si le sang est rouge ; — *Ferr. met.*, lorsque la malade est débilitée par de fréquentes hémorrhagies, surtout quand il se produit des bouffées de chaleur à la figure, même des mouvements fluxionnaires çà et là. (*Gelseminum*, dans la ménorrhagie qui a lieu sans douleurs et sans intermittence). — *Hamamelis* et *Ignat.* s'adaptent à la métrorrhagie chlorotique ; *Nux v.* et *Calc. c.*, à celle des constitutions hémorrhoïdaires (on a aussi conseillé *Ledum palustre* et *Thlaspi bursa pastoris*). Dans l'intervälle des métrorrhagies, on trouvera presque toujours utile d'administrer *Arsenic.* et *Calc. c.*, chez les femmes hystériques ou nerveuses ; — *Laches.* et *Nux. v.*, à celles qui touchent à l'époque critique. — *Bellad., Mercur. s.* et *Calc. c.*, conviennent pour les constitutions disposées à l'embonpoint. Les aliments herbacés et les fruits sont souvent des auxiliaires précieux.

Les *hémorrhagies* dont le siége est la membrane muqueuse de *l'œil*, de *l'oreille*, de la *gorge*, sont peut-être uniquement des *hémorrhagies supplémentaires;* quoi qu'il en soit, *Chamom.* et *Laches.* sont indiqués dans l'hémorrhagie oculaire; *Merc. s.* et *Puls.*, dans celle de l'oreille; *Nux v. (Millefol.)*, dans celle de la gorge.

Les hémorrhagies de la *bouche* sont scorbutiques ou dues à une inflammation; comme toutes les autres, elles peuvent être observées dans le *pourpre hémorrhagique* et dans certaines cachexies ; elles ne présentent par elles-mêmes aucune indication spéciale, si ce n'est celle de déterger la partie par des lotions, des injections, des gargarismes composés d'eau et d'*arnica* (eau 1 verre, *arnica* une demi-cuillerée à café). — L'hémorrhagie de la peau est une affection très-rare, à laquelle on attribue pour cause une émotion très-vive, une grande angoisse morale; on conseille *Lachesis* (et *Nux mosch.*).

Hémorrhagie hémorrhoïdale. — Elle est constituée par un flux hémorrhoïdal excessif et fréquent. En pareil cas, les tumeurs hémorrhoïdales sont anciennes; les vaisseaux sont dilatés et privés de leur contractilité normale; c'est une lésion à laquelle il est nécessaire d'opposer des moyens externes : on les saupoudre de *tannin*, mêlé en proportions diverses avec une poudre inerte ; on les panse avec des compresses imbibées d'une solution de *perchlorure de fer ;* et on exerce sur elles une compression méthodique. En même temps, on administre

Nux v., *Ferr. m.* et *Nitri.* ac. successivement, et en variant le chiffre des dilutions.

HÉMORRHAGIES SUPPLÉMENTAIRES.

Les hémorrhagies physiologiques, telles que les règles et les hémorrhoïdes, cessent parfois d'avoir lieu par l'organe qui en est le siége normal, pour se produire d'une manière insolite, par un organe différent ; c'est une déviation de ces flux. Ainsi les règles supprimées sont quelquefois remplacées par un flux de sang des oreilles, du nez ; et le flux hémorrhoïdal par un pissement de sang.

TRAITEMENT. — L'indication principale consiste à rétablir le flux dans ses conditions ordinaires. Pour cela, il faut traiter les congestions et les hémorrhagies déplacées comme des affections, selon l'indication qu'elles présentent ; et, pour faciliter le retour du flux sur l'organe qui en est le siége normal, on profite des symptômes de congestion qui se produisent encore à des époques fixes sans flux, afin d'exciter celui-ci ; les cataplasmes chauds, les bains locaux chauds, des fumigations, sont quelquefois très-efficaces ; il en est de même des frictions, des sinapismes volants sur les reins, le bas-ventre, la partie interne des cuisses. On a aussi recours à *Ignatia*, chez les personnes nerveuses ; à *Pulsat.* et à *Hamamelis*, dans la déviation des menstrues ; — à *Nux vom.*, à *Sulfur*, dans la déviation des hémorrhoïdes.

Note. — Pour compléter tout ce que nous avons dit sur les hémorrhagies externes, ajoutons quelques indications fournies : 1° par la manière dont se fait l'écoulement du sang : par jet continu, *Arnic.*, *Ipeca ;* — en nappe, *Ferr. m.*, *China ;* — par gouttes, *Puls.*, *Nux v.*, *Hyosc. ;* — en caillots, *Phos. ac.*, *Crocus*, *Laches ;* 2° par l'état du sang : sang rouge, se caillant promptement, *Acon.*, *Arnic.*, *Bellad.*, *Sabina ;* — sang rouge brun , noirâtre, *Cham.*, *Croc.*, *Puls.*, *Nux v. ;* — sang noir, poisseux, en caillots, *Crocus*, *Cham.*, *Platin.*, *Phos. ac. ;* — sang rouge clair, *Sabin.*, *Acon.*, *Calc. c.*, *Rhus ;* — sang noirâtre, âcre, corrosif, *Canth.*, *Silicea*, *Kali carb. ;* — sang noirâtre liquide, *Carb. v.*, *Ferr. m.*, *Graph.*, *Sulf. ;* — sang aqueux avec caillots, *Secale c.*, *China*, *Puls.*, *Sulf. ac.*

HÉMORRHAGIES INTERSTITIELLES OU APOPLEXIES.

Ces hémorrhagies se produisent dans le tissu d'un organe important et prennent le nom d'*apoplexie*, de *coup de sang*. On distingue l'apoplexie pulmonaire, l'apoplexie cérébrale, l'apoplexie rachidienne.

Apoplexie pulmonaire. — L'épanchement sanguin a lieu dans le tissu du poumon, soit sur un seul point, soit en plusieurs noyaux hémorrhagiques. Il peut être lent ou rapide, abondant ou faible, et les symptômes varient d'intensité dans ces divers cas ; ils consistent en : toux, oppression, crachement d'un sang rouge, quelquefois visqueux et noirâtre.

Traitement. — *Arnica* et *Bryon.*, en premier lieu ; — *Phosphori ac.* et *Sulfur*, si le crachement de sang est peu considérable et répété. — *Nux v.* et *Ferrum* sont quelquefois nécessaires ensuite.

Apoplexie cérébrale. — L'épanchement de sang a lieu dans la pulpe cérébrale. Cette hémorrhagie est ordinairement causée par une disposition particulière des goutteux, des rhumatisants, des hémorrhoïdaires, par le ramollissement du cerveau, l'endartérite déformante. Les symptômes sont : chute du corps avec perte de connaissance, et paralysie qui varie suivant l'abondance de l'hémorrhagie et son siège. Lorsque l'épanchement de sang est suffisant pour comprimer le cerveau de manière à en faire cesser l'action, le malade tombe foudroyé, et la mort est prompte.

Il peut arriver que l'épanchement se fasse entre les feuillets des membranes du cerveau ou de la moelle épinière, ce qui constitue l'apoplexie *méningée cérébrale* ou *méningée rachidienne*, dont le traitement est le même.

Traitement. — Dans tous les cas, *Arnica* est le médicament essentiel pour détourner le molimen hémorrhagique et pour faire cesser l'épanchement interne. On l'emploie à l'intérieur et à l'extérieur (voy. *Arnica*). Plus son emploi est prompt, moins les accidents sont graves. — *Bellad.* convient ensuite, généralement après quelques heures, dès que les symptômes sont stationnaires ou amendés. — *Opium* est ensuite indiqué contre le coma, le *stertor* ou respiration bruyante ; — *Nux vom.*, contre la constipation, quand l'amélioration des symptômes cérébraux est prononcée ; — *Phosph.*, *Nux vom.*, contre les phénomènes paralytiques consécutifs ; — *Caustic.*, contre le tremblement paralytique, les contractions et les rétractions musculaires ; — *Plumb.*, contre la lourdeur de tête et des membres non paralysés, et contre la douleur dans les parties plus ou moins paralysées.

Apoplexie rachidienne. — L'hémorrhagie a lieu dans la moelle épinière ; les symptômes varient suivant la partie qui en est le siége et suivant l'étendue du foyer hémorrhagique ; ils consistent ordinairement en paralysie des membres inférieurs, en éclampsie, en contractures, en coma.

TRAITEMENT. — *Arnica* en fait la base ; *Nux vom.* et *Lachesis* viennent ensuite, ainsi que les médicaments indiqués par les affections concomitantes. La similitude qui existe entre les symptômes d'un épanchement séreux ou d'un arrêt de l'action cérébrale par une affection nerveuse, et ceux de l'épanchement sanguin, place naturellement ici :

1º L'affection dite *apoplexie séreuse*, due à un épanchement rapide de sérosité dans le canal de la moelle épinière ou dans la cavité du crâne, ce qui constitue proprement l'*hydrocéphalie aiguë*. Le traitement est le même que celui de l'apoplexie cérébrale. Mais, une fois les accidents apoplectiques conjurés, on doit adapter les médicaments à la maladie ou à la cachexie préexistantes.

2º L'affection dite *apoplexie nerveuse*, ainsi appelée parce que dans cette espèce d'apoplexie les symptômes ne sont pas dus à une lésion, à un épanchement sanguin ou séreux, mais à une affection nerveuse, telle qu'une émotion violente de joie ou de frayeur, une disposition hystérique sans lésion du cerveau ni épanchement. L'action cérébrale peut même être à jamais anéantie. Il est plus ordinaire qu'elle se rétablisse promptement. *Opium* convient si l'affection est due à un accès de frayeur ; — *Coffea cruda*, à un accès de joie ; — *Ignatia*, à une affection de l'hystérie. On a aussi recours à des moyens extérieurs d'excitation : chaleur, frictions, olfaction d'éther ou de vinaigre radical.

8ᵉ CLASSE

CONGESTIONS, FLUXIONS, PLÉTHORE

Ces trois affections sont caractérisées par un afflux plus ou moins abondant ou durable du sang sur un organe, et sous la dépendance d'une maladie constitutionnelle ou diathésique dont la marche et les symptômes fournissent souvent les indications principales.

CONGESTIONS.

Elles diffèrent de la fluxion et de l'inflammation en ce qu'elles ne se terminent jamais par suppuration, et de la pléthore en ce qu'elles déterminent un gonflement limité à leur siège. Leur durée est tantôt éphémère, tantôt persistante. Elles peuvent, en se renouvelant plusieurs fois, devenir chroniques et amener l'engorgement de l'organe affecté.

Congestion cérébrale. — La congestion a lieu sur le cerveau et ses membranes; elle est rapide et de peu de durée; elle peut être *faible* ou *violente*. Lorsque la congestion est faible, elle se traduit par des symptômes d'excitation cérébrale avec lourdeur de tête et vertiges ; lorsqu'elle est violente, on observe les phénomènes initiaux de l'hémorrhagie cérébrale : des accidents paralytiques, la perte de connaissance ; et selon le siège qu'elle occupe, il survient une *amblyopie*, des troubles de la *voix* ou de l'*ouïe*, l'*hémiplégie*, des convulsions. Cette congestion peut être *habituelle* : elle détermine alors de l'hésitation dans les mouvements, des vertiges, divers troubles des sens, de la somnolence, la syncope.

L'*anémie* cérébrale produit des effets semblables ; cependant l'anémie cérébrale présente une tendance à un état lipothymique ou syncopal d'autant plus prononcé que l'anémie embrasse plus complètement le cerveau. Elle est causée par la gêne de la circulation et se montre souvent dans la première phase de la sclérose ou du ramollissement du cerveau, bornée à une portion de la masse encéphalique ; elle se traduit par une grande variété de désordres nerveux.

La congestion cérébrale précède quelquefois l'apoplexie et diverses lésions du cerveau ; elle est un symptôme de plusieurs névroses, de la goutte, des hémorrhoïdes, des affections du cœur, de l'alcoolisme.

TRAITEMENT. — La sobriété, la privation des boissons alcooliques, le calme moral, la régularité de la vie, sont les premiers moyens à employer contre la congestion. On combat aussi les prédispositions et les maladies occasionnelles. *Arnica* dissipe ordinairement tous les symptômes ; on l'administre par olfaction et en potion. — L'anémie se traite selon les désordres nerveux qui se produisent : *troubles des sens, syncope, vertiges ; Coffea c., Calc c., Opium, Arsen., Phosph.* sont les médicaments le plus souvent indiqués.

Congestion de la moelle épinière. — L'afflux du sang a lieu sur la moelle et les membranes. Cette congestion est un symptôme qui précède l'hémorrhagie de la moelle ou qui accompagne diverses névroses et fièvres graves. Elle se traduit par des *contractures*, des douleurs, des accidents paralytiques. L'anémie peut aussi affecter une portion de la moelle épinière et produire des effets analogues à sa congestion.

TRAITEMENT. — *Nux v.* est le médicament le mieux adapté à la congestion ; on l'administre dès les premiers phénomènes qui la révèlent. Viennent ensuite les médicaments qui répondent à la maladie principale et aux prédispositions constitutionnelles. *Silic.*, *Rhus* et *Ipeca* pourraient être indiqués par l'anémie (on a conseillé aussi *Gelseminum*).

Congestion du foie. — L'afflux du sang y est caractérisé par le ralentissement de la circulation. Cette stase sanguine est surtout marquée lorsqu'il y a *pléthore veineuse abdominale*. Les symptômes de cette congestion sont une douleur sourde dans la région hépatique, la tuméfaction du foie, et tantôt la diminution, tantôt l'augmentation de la sécrétion biliaire. Cette congestion précède les lésions organiques du foie ou son inflammation. Elle se montre quelquefois spontanément dans les pays chauds et se termine le plus souvent alors par un *flux* bilieux.

TRAITEMENT. — Lorsque cette congestion se reproduit souvent, il importe de modifier le régime; il doit être végétal dans la plupart des cas. La congestion elle-même réclame l'emploi de *Chamom.* et *Merc. sol.*; — de *China*, si elle est chronique avec douleurs lancinantes; — de *Chelidon. maj.*, s'il y a des troubles digestifs; — de *Nux v.*, s'il y a constipation; — de *Digitalis* et *Merc. s.*, si les évacuations alvines sont blanchâtres; — de *Sulf.* et *Nux v.*, chez les hémorrhoïdaires; — de *Bryon.* et *Merc. s.*, chez les goutteux.

Congestion du rein. — L'afflux du sang produit des symptômes divers suivant qu'il se fait par les artères ou par les veines du rein; dans le premier cas, l'urine est abondante, pâle; dans le second, elle est rare, d'une densité plus grande et souvent albumineuse. En même temps, il existe une douleur sourde dans la région rénale. Cette congestion peut être hémorrhoïdaire, goutteuse ou symptomatique d'une affection de la vessie, des calculs rénaux, d'une maladie. Elle se produit quelquefois accidentellement après certains excès ou une marche forcée.

TRAITEMENT. — Quand l'urine est claire, *Alumina*, *Aur. fol.*, *Pulsat.*; — quand l'urine est plus rare et plus dense, *Colchic.*, *Colocynt.*, *Nux vom.*; —

si elle contient de l'albumine ou une petite quantité de sang. *Phosph.* et *Bellad.*; — si elle laisse déposer un sédiment blanchâtre, *Cal. c.* et *Rhus;* — si le sédiment est rougeâtre, *Lycopod., Cantharis;* — s'il y a ténesme vésical, *Cantharis* et *Nux v.* Ce dernier répond aussi aux tractions douloureuses dans le mouvement comme par un tour de reins.

Congestion de l'utérus. — L'afflux du sang est physiologique, normal, quand il précède les règles. Dans tout autre cas, il constitue une affection qui peut être bornée à l'utérus ou s'étendre à ses annexes, suivant qu'elle précède le catarrhe utérin ou qu'elle dépend de lésions organiques. Elle peut aussi être causée par des excès vénériens ou une prédisposition hémorrhoïdaire, et se révéler par des douleurs, par une sensation de pesanteur et de gêne.

TRAITEMENT. — *Bellad.* suivi de *Crocus* sont aptes à dissiper cette congestion. — S'il existait un élément hémorrhoïdal, on donnerait *Nux v.* et *Pulsat.*; — des épreintes, *Pulsat.*; — de la chaleur et du prurit au vagin, *Sepia* et *Sulf.*; — un écoulement blennorrhéique, *Mer. s.* et *Kreosot.*; — chez les personnes réglées avec excès, *Platina* et *Hamamelis.*

FLUXIONS.

La fluxion diffère de l'inflammation en ce qu'elle se termine toujours par résolution, à moins qu'une lésion antérieure, par exemple la carie d'une dent, ne fixe la fluxion et ne détermine la suppuration. Les fluxions peuvent se fixer partout et se déplacer en se portant d'un organe sur un autre. On les observe surtout aux organes des sens et aux articulations ; elles se rattachent à presque toutes les maladies, particulièrement au rhumatisme, à la goutte, aux hémorrhoïdes. Le plus souvent, elles constituent des métastases de ces maladies. Les indications sont alors fournies par l'affection : une *méningite*, une *endocardite*, une *arthrite*. En dehors de ces maladies, la fluxion se produit habituellement à la joue, sous l'influence de l'impression d'un air froid et humide ; elle se dissipe au bout de 3 ou 4 jours, quand elle n'est pas entretenue par une carie. On a désigné à tort la *pneumonie* sous le nom de *fluxion de poitrine*.

TRAITEMENT. — Les anciens étudiaient la fluxion dans ses trois termes : 1º le *pars mandans*, le lieu d'où elle vient ; 2º le *pars attrahens*, le lieu où elle est attirée ; 3º le *pars recipiens*, le lieu où elle va se fixer. Au point de vue pratique, cette triple donnée aide à déterminer la nature d'une fluxion (cataméniale, goutteuse, rhumatismale, hémorrhoïdaire, dartreuse), et à employer des moyens pour la ramener à son point de départ, par l'application de topiques irritants, lorsque l'organe sur lequel s'est opérée la métastase est essentiel à la vie. Dans tous les cas, les fluxions, ou métastases de la goutte ou du rhumatisme, se traitent comme une affection de ces maladies. Il en est de même des fluxions hémorrhoïdales, de la métastase des oreillons, et de la blennorrhagie. — La fluxion à la joue exige l'emploi de *Bellad.* et *Mercur. sol.*, tant qu'il y a rougeur, chaleur, douleur ; — de *China* et *Sulfur*, quand il y a *gonflement œdémateux*, mou et blanc, sans rougeur, mais avec sensibilité au toucher. — On donne *Nux v.* s'il y a des douleurs déchirantes. — *Mercur. s.* est indiqué par une carie des dents ; — et *Hepar Sulf.* par l'existence d'un abcès ; dans ce cas, on en vient promptement à *Silicea*, pour prévenir la formation d'une fistule. — Lorsqu'une fluxion devient indolente et que sa résolution est trop lente à se faire, *Apis mel.* est indiqué.

PLÉTHORE.

Elle est générale ou locale, et caractérisée par la surabondance de sang.

Pléthore générale ou polyémie. — La pléthore générale a reçu le nom de *polyémie ;* on observe la coloration rouge de la figure, de la gêne dans les fonctions de la respiration et de la circulation, la lourdeur de tête, une certaine pesanteur des membres.

Pléthore locale. — Lorsqu'elle est locale, on observe des phénomènes analogues dans la partie affectée, et, en particulier : des vertiges pour le cerveau, des palpitations pour le cœur, de l'oppression pour la poitrine, ordinairement avec chaleur locale.

La *pléthore veineuse abdominale* reconnaît pour cause le ralentissement du cours du sang veineux dans les viscères de l'abdomen, par l'embarras du foie ou de son système de la veine porte ; elle est due quelquefois au *molimen* cataménial ou hémorrhoïdal, c'est-à-dire au mouvement fluxionnaire qui précède ou remplace les règles, les hémorrhoïdes et tout autre flux sanguin (*molimen hémorrhagique*). Cette pléthore veineuse abdominale s'accompagne de pesanteur, de chaleur et de sensibilité du ventre, quelquefois de sensations passagères de froid, de flatuosités, de selles irrégulières.

Traitement. — Dans la pléthore générale, on recommande la sobriété, une alimentation peu nourrissante, la privation des boissons alcooliques, l'usage modéré des boissons aqueuses, et en outre : *Arnica, Bellad.* et *Calcar. c.*, donnés successivement et à plusieurs reprises, en mettant un intervalle de plus en plus grand entre eux ; — *Arsenic.*, si le teint est florissant, l'embonpoint sensible, la fatigue prompte, l'oppression habituelle ; — *Aconit.*, quand la peau est sèche ; — *Ferrum*, quand le caractère est irascible et s'il se produit des mouvements fluxionnaires ou congestifs çà et là.

Dans les pléthores locales, on a ordinairement à traiter des maladies qui les déterminent, et l'on a recours aux médicaments indiqués pour les congestions, et plus particulièrement : à *Cocculus*, dans le vertige chez les anémiques ; — à *Ignatia*, contre les diverses pléthores locales chez les hystériques ; — à *Nux vom.*, dans les mêmes cas chez les hémorrhoïdaires ; — à *Phosphor.*, contre les palpitations irrégulières ; — à *Spigelia*, contre l'anxiété précordiale ; — à *Ferrum*, contre les chaleurs âcres par bouffées, et contre les battements en diverses parties du corps.

Dans la pléthore veineuse abdominale, on traite, suivant les causes : une affection du foie ; un trouble menstruel, hémorrhoïdal, goutteux, hypochondriaque ; une tumeur abdominale. En général, *Mercur. sol.* et *Conium* sont très-utiles. — *Sulfur* vient ensuite, puis *Chelid. maj.* et *Hamamelis.* — *Carbo v.* est aussi très-utile ; il est indiqué par des douleurs lancinantes aux hypochondres, par la tension et le ballonnement du ventre, par des coliques sourdes, et la sensation de torpeur dans l'intestin. *Aloë* a aussi son utilité (ainsi que *Ricinus*, *Gratiola*, *Podophyl. pelt.* et *Ambra gr.*)

9e CLASSE

HYDROPISIES

Cette classe de maladies ou d'affections est caractérisée par l'exhalation, à la surface des membranes séreuses ou dans le tissu cellulaire, d'un liquide séreux dont l'accumulation se fait sans qu'il se produise de symptômes inflammatoires. Les hydropisies sont aiguës ou chroniques. Les premières sont la suite d'une inflammation : arthrite, pleurésie, péritonite, péricardite. Les secondes sont dues, tantôt à l'appauvrissement du sang, comme dans les cachexies ; tantôt à un désordre de la circulation avec difficulté du retour du sang vers le cœur, comme dans les cas de tumeur et d'obstructions avec compression des vaisseaux. Nous diviserons les hydropisies en hydropisies des membranes séreuses et en hydropisies du tissu cellulaire.

HYDROPISIES DES MEMBRANES SÉREUSES.

Hydrocéphalie, ou *Hydropisie du cerveau.* — Elle constitue, suivant son siége, l'hydropisie du ventricule ou l'hydropisie de l'arachnoïde. Elle est symptomatique de diverses affections du cerveau. Chez les enfants, l'ossification des os du crâne n'étant pas complète, la collection de sérosité, en dilatant le crâne, peut lui donner des dimensions excessives. Chez les grandes personnes, les os du crâne étant complets, cette cavité ne se prête pas à la dilatation, et la moindre accumulation de sérosité devient promptement mortelle; en ce cas, l'hydrocéphalie constitue une *apoplexie séreuse*. Celle des enfants se développe, tantôt rapidement, comme dans la méningite, en donnant lieu aux mêmes accidents que chez les adultes ; tantôt lentement, en déterminant des symptômes variables, suivant le siége de l'épanchement et sa marche plus ou moins rapide : fièvre, hébétude, convulsions, délire, somnolence, coma, contractures, paralysies.

TRAITEMENT. — Les symptômes fébriles réclament *Bellad.* et *Mercur. sol.*, puis *Cantharis* ; — le coma, l'hébétude, la somnolence, *Opium*, *Arnica* ; — les cris, les douleurs, *Chamom.*, *Apis mel.* ; — le délire, *Stramonium* ; — les affections paralytiques, *Phosphor.* — *Iodium, Sulfur, Calcar. c.* sont aussi des médicaments importants, sur lesquels on insiste dans l'hydrocéphalie à marche lente.

Hydrorachis, ou *Hydropisie de la moelle épinière.* — Elle est ordinairement liée à l'existence de l'hydrocéphalie. Chez les enfants, elle constitue le *spina bifida,* tumeur formée par une accumulation de sérosité qui distend les membranes de la moelle allongée et se produit sur les lombes ou sur tout autre point de la colonne vertébrale.

TRAITEMENT. — *Sulfur, Calcar. c., Iodium* forment le fond du traitement; on les administre tantôt successivement, tantôt alternativement, par périodes de plusieurs jours. *Cantharis, Mercur. s., Ars.* (et aussi *Senega*), ont ensuite leurs indications dans cette affection de longue durée. Le spina bifida exige, en outre, la compression méthodique exercée avec prudence.

Hydropéricarde, ou *Hydropisie du péricarde*. — Cette hydropisie accompagne la plupart des affections du cœur, l'albuminurie et diverses cachexies. — Les bruits du cœur sont sourds, ses mouvements gênés, ses battements intermittents ; il y a de la toux, de l'oppression et des accès de syncope.

TRAITEMENT. — On puise les principales indications dans la maladie dont l'hydropéricarde est un symptôme ou une lésion. *Sulfur, Iodium, Arsenic., Cantharis* sont, en outre, des médicaments très-utiles. On conseille encore *Tarentula*.

Hydrothorax, ou *Hydropisie de poitrine*. — Ordinairement consécutive à la pleurésie. La collection de sérosité occupe la cavité des plèvres, en refoulant le poumon. Elle est plus ou moins considérable, et souvent limitée par des fausses membranes, surtout quand elle est une lésion de la pleurésie. Il s'y mêle quelquefois du pus, ce qui

constitue l'*empyème ;* d'autres fois, de l'air, des
gaz, ce qui constitue l'*hydro-pneumo-thorax.* La
gravité de l'hydrothorax dépend du volume de
l'épanchement, des lésions concomitantes et de la
maladie principale.

TRAITEMENT. — *Hepar s.* est indiqué s'il y a des
fausses membranes et du pus — *Cantharis* convient dans tous les cas, surtout contre l'épanchement
de sérosité. — *Sulfur* et *Arsenic.* répondent à la
lésion avec fièvre, anxiété, syncopes. — *Apis mel.*
et *Tarentula* ont des indications pareilles. (*Spig.*
s'est montrée utile.) Le traitement de cette affection
est toujours lié à celui de la pleurésie ou d'une cachexie.

Hydrophthalmie, ou *Hydropisie de l'œil.* — Elle
est due à l'augmentation de volume des humeurs
de l'œil, qui est plus ou moins proéminent.

TRAITEMENT. — *Coffea. c.* et *Spigelia* répondent
aux douleurs ; — *Bellad.* et *Thuya,* à la sensation
de dilatation, non moins que *Spigel.* (on peut aussi
employer *Guaiacum*) ; — *Sulfur, Canthar.,* à la
lésion. — On a ensuite recours à *Lachesis,* s'il y a
douleurs lancinantes, sensation comme si l'orbite ne
pouvait pas contenir l'œil, et douleurs lancinantes ;
— à *China,* si la sclérotique est jaunâtre et la vue
trouble avec scintillements et points noirs ; — à
Platina, s'il y a douleur crampoïde et sensation de
froid ; — à *Çolocynthis,* s'il y a des douleurs

vives dans le globe de l'œil ; — à *Aurum fol.*, s'il y a proéminence de l'œil et sensation de tension.

Hydrotite, ou *Hydropisie de l'oreille interne.* — Elle fait suite à une inflammation ou à une lésion des os, avec obstruction du canal auditif.

TRAITEMENT. — *Sulfur* et *Mercur. s.* ont donné de bons résultats. — On doit recourir surtout aux moyens et aux médicaments indiqués par la lésion et par la maladie principale.

Hydarthrose, ou *Hydropisie articulaire.* — Elle siége dans une articulation, et constitue ordinairement la lésion d'une inflammation, d'une affection métastatique goutteuse, rhumatismale, blennorrhagique.

Dans quelques cas, l'hydarthrose se produit d'emblée, sans inflammation préalable. Cette hydropisie est quelquefois aussi prompte à se dissiper qu'elle l'est à se former ; mais elle peut ne se compléter qu'en plusieurs semaines et se résoudre lentement.

TRAITEMENT. — *Cantharis*, *Sulfur*, *Iodium* et même *Silicea*, sont employés successivement avec plus ou moins d'insistance. — *Apis mel.* est peut-être, après *Canthar.*, le meilleur médicament. — *Colchic.* et *Kali. c.* ont donné de bons résultats dans un cas rebelle. *China* est préféré dans l'hydarthrose du genou La compression méthodique, les douches, le massage, sont quelquefois des auxiliaires précieux.

Ascite, ou *Hydropisie du ventre*. — Elle accompagne diverses affections du foie, du péritoine, des ovaires ; elle est parfois un symptôme de l'*albuminurie*, de la plupart des cachexies, des lésions organiques du cœur. L'ascite se déclare quelquefois avec fièvre à la suite d'un refroidissement. La collection séreuse occupe la cavité du péritoine et distend plus ou moins l'abdomen.

Traitement. — Lorsque l'ascite se déclare brusquement après un refroidissement, on donne *Aconit.*, s'il y a mouvement fébrile prononcé ; — dans tous les cas, *Bryon.* et *Merc. s.* — Lorsqu'elle tend à se prolonger, c'est-à-dire lorsqu'elle devient chronique, on tire des indications importantes de la maladie principale et de l'affection concomitante. En général, *Digitalis*, *Cantharis* et *Sulfur* sont d'une grande utilité. — *Arsenic.* répond à la soif, à la rareté des urines et à la sécheresse de la peau ; — *China*, à la faiblesse générale et aux déperditions antérieures d'humeurs ; — *Iodium*, à la faiblesse avec œdème, pâleur mate de la peau, faim exagérée ; — *Apis mel.,* à des engorgements abdominaux, à la tension excessive du ventre. Le régime lacté exclusif compte des guérisons nombreuses. Le régime végétal s'est aussi montré efficace. Le suc d'oignons, les oignons cuits, les poireaux ont été justement préconisés, à condition qu'ils constituent le fond de l'alimentation. Enfin, les sueurs provoquées et l'hydrothérapie sont d'excellents auxiliaires.

Hydrocèle, ou *Hydropisie du testicule*. — La collection séreuse occupe l'intervalle des deux feuillets de la membrane séreuse qui enveloppe le testicule comme un sac sans ouverture ; la sérosité distend plus ou moins en lui faisant prendre la forme d'une poire, dont la grosse extrémité est en bas.

Traitement. — *Sulfur* et *Cantharis* doivent être donnés avec insistance ; puis viennent *Silicea*, *Digitalis*, *Phosphor*. Les douches, les lotions d'eau froide, sont souvent utiles.

Hydropisies du rein et de l'ovaire. — Elles sont toujours liées à une lésion de ces organes et n'offrent d'autres indications que celles fournies par cette lésion et par la maladie principale.

HYDROPISIE DU TISSU CELLULAIRE.

Cette hydropisie est générale ou locale, et constitue l'anasarque et l'œdème. Celui-ci se divise en œdème des nouveau-nés, œdème de la glotte, œdème des poumons, œdème des extrémités.

Anasarque. — C'est un œdème général appelé aussi *leucophlegmasie*. L'anasarque est aiguë ou chronique. Aiguë, elle est occasionnée par un refroidissement ; elle débute par des frissons et un mouvement fébrile accompagné de chaleur à la peau, avec teinte rosée générale ; sa marche est rapide, et elle disparaît sans laisser aucune trace.

L'anasarque chronique est symptomatique de l'albuminurie, des affections organiques du cœur, d'une cachexie quelconque; la peau est d'un blanc mat et conserve l'impression des doigts; sa distension est souvent telle qu'il s'y forme des crevasses. C'est l'anasarque la plus commune.

TRAITEMENT. — Dans l'anasarque aiguë, *Aconit.*, puis *Dulcamara*, enfin *Sulfur*. On excite en même temps la transpiration par la chaleur. Dans l'anasarque à la suite de la scarlatine, *Rhus*. Dans l'anasarque chronique, on retire de grands avantages d'un régime tout opposé à celui que l'on suivait auparavant, de frictions rudes, d'affusions froides et du massage. En outre, on administre *China*, s'il y a eu ou s'il y a des déperditions d'humeurs, des flux excessifs; — *Arsenic.*, soif ardente, sécheresse à la peau; — *Cantharis*, irritation vésicale ou cutanée, urines chaudes, rougeurs, excoriations çà et là; — *Apis mel.*, gonflement considérable; — *Digitalis*, faiblesse ou rareté du pouls (et *Cicuta virosa*). — Les crevasses qui se font aux jambes ou ailleurs exigent un léger bandage compressif imbibé d'eau et d'*Arnica*.

Œdème de la glotte. — Infiltration de sérosité dans la partie supérieure du larynx, déterminant une difficulté plus ou moins grande de respirer, un sifflement dans l'expiration et une sensation d'angoisse. Cet œdème s'accompagne souvent de symptômes de laryngite; il est ordinairement symptomatique de l'albuminurie, d'un état cachectique, et il complique la laryngite tuberculeuse.

TRAITEMENT. — Dans les cas aigus, *Bellad.* et *Merc. sol.* sont très-indiqués. — *Canthar.* et *Arsenic.* leur succèdent. — Dans les cas d'albuminurie, *Cantharis* et *Arsenic.* sont également indiqués. — *Sulfur, Lachesis, Phosphor.* répondent à l'œdème de la glotte avec cachexie ou lésion du larynx. — *Chininum sulf.* s'est montré plus d'une fois efficace.

Œdème du poumon. — Infiltration de sérosité dans le tissu du poumon. Cet œdème constitue une lésion de l'asthme et du catarrhe pulmonaire chronique ; il se déclare quelquefois à la suite de la coqueluche ou d'une toux opiniâtre, et accompagne souvent diverses cachexies.

TRAITEMENT. — *Arsenic.* est le médicament essentiel. — *Apis mel., Sulfur* et *Cantharis* en sont les meilleurs adjuvants.

Œdème des extrémités. — Infiltration séreuse des paupières, du scrotum, des grandes lèvres, des pieds, des mains. Cet œdème accompagne l'anémie, les cachexies, les convalescences des maladies graves. L'œdème des pieds ou des jambes s'observe souvent chez des personnes bien portantes ou seulement affaiblies, restant longtemps debout sans remuer, et chez des femmes enceintes.

TRAITEMENT. — Frictions sèches, exercices musculaires, affusions froides. *China* et *Sulfur* sont ensuite indiqués, ainsi que les médicaments qui répondent à la maladie principale. Quelquefois la chirurgie doit intervenir par des ponctions, lorsqu'on n'a pas à redouter le développement d'accidents érysipélateux et gangréneux.

10ᵉ CLASSE

NÉVROSES

Classe de maladies caractérisées par des désordres de la vie animale ou de relation, c'est-à-dire par des troubles de la sensibilité, du mouvement et quelquefois des facultés mentales ; tels sont : l'éclampsie, l'hystérie, l'hypochondrie, le tétanos, l'épilepsie, la chorée, le somnambulisme, les spasmes, la coqueluche, l'angine de poitrine, l'asthme, la dyspepsie, l'acrodynie, les crampes, les contractures, l'ataxie locomotrice, l'aliénation, la folie, la démence, le tremblement, la paralysie.

Il sera ensuite question des affections qui, tout en étant des symptômes et des syndromes des névroses, présentent un caractère nerveux plus ou moins déterminé et sont souvent la source d'indications particulières : émotions morales, nostalgie, impulsion au suicide, satyriasis, nymphomanie, anaphrodisie, nervosité, analgésie, anesthésie, hyperesthésie, troubles de l'ouïe, troubles de l'odorat, troubles de la phonation, troubles de la vue, vertige, mal de mer, insomnie, cauchemar, léthargie, carus, délire, coma, toux, indigestion, anorexie, abstinence morbide, boulimie, pica, acidités, pyrosis, mérycisme, flatulence, météorisme, incontinence d'urine, ictère, asphyxie, congélation, consomption.

ÉCLAMPSIE.

Névrose caractérisée par des accès de convulsions cloniques et par une marche rapide. On distingue : l'éclampsie des enfants, l'éclampsie des femmes enceintes et l'éclampsie symptomatique.

Eclampsie des enfants. — Propre aux enfants à l'époque de la première dentition. Elle est caractérisée par des vomissements, par la fièvre, par des accès de convulsions et par le redoublement de la fièvre à chaque accès. Les convulsions sont *cloniques*, c'est-à-dire avec relâchement alternatif des muscles ; elles alternent avec des convulsions *toniques* qui consistent en la contraction permanente des muscles. Il peut n'y avoir qu'un accès ; ordinairement il y en a plusieurs ; ils se renouvellent souvent pendant deux ou trois jours ; leur durée est de quelques minutes à une heure ; le coma ou quelque autre phénomène nerveux leur succède.

TRAITEMENT. — *Ipeca* est indiqué par l'ensemble des symptômes, principalement par la fièvre et les convulsions. — *Cina* répond aux accès incomplets et est toujours utile chez les enfants lymphatiques. — *Chamom.* est également toujours utile, surtout chez les enfants délicats. — *Ignatia* répond à l'irrégularité du mouvement fébrile avec répartition inégale de la chaleur, par exemple quand une joue est rouge et chaude, tandis que l'autre est pâle et froide, alternativement. — *Aconit.* et *Bellad.* alternés conviennent dans l'intervalle des accès, lorsque la fièvre persiste.

Eclampsie des femmes enceintes. — Elle apparaît durant l'état puerpéral, avant, pendant ou après l'accouchement, et présente plus de gravité que la précédente.

TRAITEMENT. — *Aconit.* et *Chamom.* sont donnés à titre de préservatif, lorsque la fièvre, l'éclat des yeux, l'animation des traits, des gestes et des paroles, font redouter l'invasion de l'éclampsie. — *Bellad.*, *Stramon.* répondent aux convulsions, au délire, à l'état fébrile. On substituerait *Hyoscia.* à *Stramonium* s'il y avait des accès d'évanouissement. — *Ignatia* et *Nux v.* répondent aux symptômes d'excitation alternant avec l'accablement et au trismus des mâchoires ; — *Platina* et *Ignatia*, au tremblement, à la loquacité, à l'extrême impressionnabilité ; — *Opium* et *Secale c.*, au coma, à la somnolence.

Eclampsie symptomatique. — Convulsions qui se produisent par accès plus ou moins réguliers, vulgairement appelées attaques de nerfs, crises de nerfs, dans l'albuminurie, l'helminthiase, l'hystérie et autres névroses, et certains empoisonnements. Ces accidents nerveux peuvent, par leur prédo-

minance, présenter quelques indications accidentelles.

Traitement. — Dans l'albuminurie : *Plumb.,
Chamom., Arsenic.* — Dans l'helminthiase : *Cina,
Stannum, Spigelia.* — Dans l'hystérie : *Ignatia,
Nux vom., Platina.* — Dans l'alcoolisme : *Arnica, Opium, Iodi.* — Dans l'empoisonnement par
le plomb : *Sulf. ac., Bellad., Arsen.* — Dans l'empoisonnement par le mercure : *Nux vom., Plumb.,
Platina.* Il ne faut pas perdre de vue que les substances toxiques prises à hautes doses ont souvent
leur antidote dans les doses infinitésimales des
mêmes substances. — Dans diverses névroses et
cachexies : *Bellad., Secale cor., Arsenic., Calcar. c.*

HYSTÉRIE.

Caractérisée par une grande variété de symptômes et de troubles nerveux, surtout par la *nervosité*, par la *boule hystérique* et par des *spasmes*.
L'hystérie semble propre au sexe féminin ; elle présente plusieurs formes : 1° la *forme commune*,
qui se développe et marche de concert avec la plupart des affections nerveuses ; 2° la *forme bénigne*,
qui se borne à la nervosité, à des spasmes et à
de légers accidents nerveux ; 3° la *forme névralgique*, dans laquelle les névralgies prédominent ;
4° la *forme convulsive*, avec accès de convulsions
et de spasmes ; 5° la *forme grave*, qui est caractérisée par la fièvre, par des symptômes d'aliénation,

par des affections graves et par une marche rapide.

Bien qu'on ait constaté des faits de guérison, on peut dire que l'hystérie est une maladie aussi longue que l'existence de la femme hystérique, surtout lorsque la maladie est héréditaire. Elle débute ordinairement dans l'enfance par une sentimentalité exagérée, et elle peut se perpétuer au delà de la ménopause. L'hystérie confirmée constitue un ensemble de souffrances nerveuses auxquelles on a donné le nom d'*hystéricisme* dans son état habituel, et de *crises de nerfs* dans les accès ou attaques de spasmes, de convulsions, de bouffées de chaleur pénibles, de tristesses, d'effusion de larmes, de rires immodérés, d'exaltation et d'affaissement physique et moral, de névralgies.

Les attaques hystériques sont précédées ou non de prodromes, ordinairement d'une grande activité intellectuelle, quelquefois de mélancolie ; et elles se déclarent souvent à la suite d'un *aura*, qui a son point de départ dans l'utérus, à l'estomac ou dans tout autre point de l'organisme ; l'aura consiste en une sensation, tantôt douloureuse, tantôt voluptueuse, qui s'élève vers la poitrine, le cœur, le cerveau, ou quelquefois s'épanouit à la périphérie du corps. Les attaques consistent en troubles de l'intelligence et du sentiment, et en désordres de la sensibilité organique et des mouvements : hallucinations, idées délirantes, impulsions maladives, spasmes des viscères, des sphincters, des membres, convulsions, somnambulisme, catalepsie, vomissements, flux, paralysies. Elles apparaissent à

intervalles plus ou moins éloignés, sont provoquées par divers actes fonctionnels et par des
émotions morales, et ont une durée fort variable
(depuis quelques minutes jusqu'à un et plusieurs
jours), avec des périodes de calme plus ou moins
longues. Elles se terminent le plus souvent par une
abondante émission d'urine aqueuse, par un flux
vaginal, par des larmes, par une sueur générale.

Dans l'intervalle des attaques, les malades sont
dans des états différents suivant l'acuité et l'ancienneté de la maladie ; quelques-unes jouissent
d'une santé florissante, troublée seulement par
l'excès de leur impressionnabilité ; la plupart sont
anémiques ou tourmentées par la dyspepsie, par
des névralgies protéiformes ; quelques-unes éprouvent des affections éminemment nerveuses, mais
qui simulent toutes les maladies selon que prédomine l'action du cerveau, de l'estomac, du cœur,
des nerfs de la moelle épinière, un organe, un sens,
le système musculaire. En général, leurs sensations sont extrêmes : ainsi, appétit vorace ou inappétence, recherche des plaisirs vénériens ou vive
répulsion pour l'accomplissement des fonctions
sexuelles.

L'hystérie de forme grave se termine ordinairement d'une manière fatale au bout de quelques
mois ; dans ses autres formes, la maladie a une
très-longue durée et cesse quelquefois dans un âge
avancé, à moins que des émotions pénibles trop souvent renouvelées, un mauvais régime, un traitement
inopportun n'amènent la cachexie. Cette cachexie

consiste en faiblesse musculaire avec amaigrissement croissant, en impressionnabilité de plus en plus
grande, et finalement en affections graves, en fièvre
de consomption et en quelque phlegmasie ultime.

TRAITEMENT. — L'hygiène offre des ressources
précieuses pour prévenir la maladie chez les petites
filles qui en présentent les prédispositions, et pour
l'atténuer plus tard. Il s'agit de développer le système musculaire et la vie nutritive par l'exercice, la
gymnastique, l'hydrothérapie, les voyages, une vie
laborieuse ; on doit en même temps éloigner tout ce
qui excite le sentiment ou exalte l'imagination. On
a quelquefois conseillé le mariage comme un moyen
de guérison. La vérité est que le mariage ne produit
de bons résultats que s'il donne lieu à la satisfac-
tion complète des besoins organiques par l'exclusion absolue de l'onanisme conjugal, et par l'accomplissement de toutes les fonctions de la maternité.
Une foule d'indications spéciales sont réservées
aux articles qui constituent des affections hystériques, notamment à ceux-ci : *Nervosité, Emotions
morales, Eréthysme, Troubles de la vue et des
autres sens, Névralgies, Spasmes, Convulsions,
Aliénation, Ataxie locomotrice, Somnambulisme,
Anesthésie, Analgésie, Hyperesthésie, Anémie,
Paralysies.*
Les médicaments les mieux adaptés à la maladie
elle-même sont *Ignat., Tarentula* et *Arsen.*, pour
les symptômes qui se manifestent plus ou moins
périodiquement une ou plusieurs fois par jour, sur

ce fond de souffrances versatiles; — *Platina, Moschus* et aussi *Stannum* (et *Asa fœtida)*, pour l'habitude d'idées mélancoliques et lascives, avec tendance aux flux muqueux; — *Aconit.*, pour les idées érotiques par accès avec pouls lent et dur; — *Veratrum*, dans le même cas, si le pouls est petit et fréquent; — *Veratrum, Phosph.* (et *Agaricus musc., Ambra grisea)*, pour sensations de chaleur et de froid qui se succèdent rapidement; — *Corall. rub., Conium, Natrum mur.*, pour les altérations du goût et des autres sens; — *Zincum, Calc. c., Hyosciamus*, pour les mouvements spasmodiques et convulsifs viscéraux ou internes, et musculaires; — *Bellad., Plumb.*, pour les spasmes des sphincters; — *Spigelia, Chamo., Coffea cr.* (*Gelseminum)*, pour les névralgies, l'anxiété, la flatulence; — *Aurum f., Cocculus, Phos.*, pour la faiblesse musculaire et les accidents paralytiques. Tous ces médicaments embrassent la plupart des symptômes de l'hystérie dans leur sphère d'action. — On a beaucoup recommandé *Moschus* aux basses dilutions contre les accidents cardiaques, les palpitations, et contre les attaques; il peut même les arrêter dès le début. Ces attaques sont quelquefois éloignées ou amoindries par l'inhalation ou par l'application extérieure du *Chloroforme.*

Enfin, l'expérience a fait connaître que dans les névroses, mais principalement dans l'hystérie, les médicaments ne parcourent pas toujours le cercle de leur sphère d'action, et qu'il est nécessaire de varier beaucoup le degré des dilutions chez des malades extraordinairement impressionnables et quelquefois apathiques et comme insensibles.

HYPOCHONDRIE.

Caractérisée par la préoccupation anxieuse de soi et de ses affaires, par une tristesse habituelle qui fait voir tout sous de sombres couleurs, par des troubles digestifs de tout genre, et par un grand nombre d'affections nerveuses, dont plusieurs aboutissent à des lésions organiques. L'hypochondrie a une marche très-lente et une durée longue, entrecoupée de périodes de bonne santé qui disparaissent graduellement pour faire place à un état habituel de souffrances. Elle marche souvent de concert avec les hémorrhoïdes, peut compliquer plusieurs affections, et se termine par une cachexie dont les caractères sont : un amaigrissement énorme par l'abolition des facultés digestives, la perte des forces, des troubles intellectuels, des œdèmes, des hémorrhagies, des flux colliquatifs.

TRAITEMENT. — On combat les prédispositions héréditaires ou acquises par un genre de vie actif, laborieux, par l'exercice des œuvres expansives de bienfaisance, par une éducation fondée sur le dévouement, la bonté, la serviabilité, et par un régime en grande partie végétal ; les boissons aqueuses sont préférables ; la gymnastique et l'hydrothérapie très-utiles ; les longs voyages ont guéri des hypochondriaques qui s'acheminaient vers la cachexie.

L'ensemble des symptômes présentés par l'hypochondrie est constitué par des affections dont le
traitement doit être consulté : insomnie, palpitations, vertiges, dyspepsie, flatulence, gastralgie, désordres de l'intelligence et des sens (hallucinations,
impulsions), névralgies, flux, hémorrhoïdes, congestions, irritations des muqueuses, phlegmasies diverses. En outre, étant données les souffrances de cette
maladie, voici les médicaments qui leur sont le mieux
adaptés : *Mercur. s., Calc. c., Lycopod.*, lorsque
la douceur de caractère s'allie à la mélancolie avec
découragement; — *Nux. v., Ignat., Sulf.* (*Sabadilla*), si le malade montre une grande irritabilité,
avec constante préoccupation de sa santé et de ses
aliments; — *Natr. m.* (*Petroleum*), lorsque le
moindre exercice provoque l'insomnie, des bouffées
de chaleur, des sensations de bouillonnement du
sang. — *Opium* répond aux fréquentes alternatives d'accablement et de surexcitation (*Oxalis
ac.*, à la facilité avec laquelle les malades oublient
leurs souffrances étant distraits et les ressentent
dès qu'ils y pensent; — *Phytolacca* et *Sanguin.
Canad.*, aux douleurs variées si souvent attribuées au rhumatisme); — *Chinin. sulf., Staphys., Muriat. ac.*, lorsqu'il y a indifférence, apathie profonde, avec tendance à la diarrhée ou selles
diarrhéiques ; *Nitri. ac.*, en pareil cas, convient
mieux s'il y a grande irritabilité, violence de caractère ; — *Zincum, Caustic.* (et *Tabacum, Ammon. carb.*), dans une période avancée de la maladie, lorsqu'il y a des tremblements musculaires.

Le penchant au suicide des hypochondriaques exige l'emploi de *Merc. s.*, *Aurum f.*, *Nux. v.* — Les craintes excessives et l'appréhension de la mort sont dissipées par *Arsenic.* et *Lachesis*, médicaments qui se montrent encore utiles dans l'état de cachexie.

TÉTANOS.

Cette névrose est caractérisée par des convulsions toniques, avec contracture permanente des muscles, qui deviennent durs, inflexibles et très-douloureux. Suivant les muscles affectés, les malades se tordent en arrière (*opisthotonos*), en avant (*empros-thotonos*) ou sur l'un des côtés (*pleurosthotonos*), ou serrent invinciblement les mâchoires (*trismus des mâchoires*). Dans le tétanos, le trismus rend la déglutition impossible ; d'autre part, les muscles de la respiration également contractés s'opposent à la respiration ; de sorte que, bien que la maladie ne dure que de un à cinq jours et qu'il n'y ait pas de fièvre, le malade succombe ordinairement à l'inanition ou à la suffocation avec tous les symptômes de l'asphyxie. Les blessés sont les victimes ordinaires du tétanos, quand ils ont à supporter une grande chaleur, comme durant l'été et dans les pays intertropicaux.

TRAITEMENT. — Le meilleur moyen de conjurer le tétanos chez les blessés, c'est de soigner promptement leurs plaies et d'employer l'*arnica* dans le pansement et à l'intérieur. *Arnica* répond d'ailleurs au début de la maladie; — *Nux v.*, à l'ensemble des symptômes; — *Opium*, à la maladie confirmée et avancée avec opisthotonos (ainsi que *Cicuta vir.*, *Curare* et *Angustura spuria*).

ÉPILEPSIE.

Caractérisée par des attaques ou accès périodiques de convulsions cloniques et toniques, et par la perte de connaissance avec chute subite du corps. Cette maladie est quelquefois légère et bornée à quelques accès (forme bénigne); d'autres fois, elle présente une marche rapide et des symptômes d'aliénation mentale (forme grave); plus ordinairement, sa marche est lente, avec accès plus ou moins rapprochés qui finissent par devenir habituels et aboutir à une cachexie caractérisée par l'hébétude et l'idiotisme ou la démence (forme commune). Les accès d'épilepsie sont incomplets ou complets. Les accès incomplets consistent tantôt en *vertige ténébreux*, tantôt en convulsions simplement cloniques ou en quelques spasmes. Les accès complets sont presque toujours précédés d'un *aura*, sensation particulière que le malade éprouve à un membre, à l'épigastre, ou partout ailleurs, et qui s'élève rapidement vers le cerveau au moment de l'accès.

Chaque accès se compose de quatre phases : 1° chute subite avec perte de connaissance; 2° spasmes toniques ou tétaniques ; 3° convulsions proprement dites ; 4° coma, et retour à l'état habituel avec embarras de tête plus ou moins durable.

TRAITEMENT. — Il est important de prendre en considération les maladies héréditaires et les dispositions individuelles. Les maladies héréditaires les plus matérielles dans leurs lésions, par exemple la dartre, peuvent affecter le système nerveux et déterminer chez les descendants une névrose, l'épilepsie. Les dispositions individuelles constitutionnelles, physiologiques ou pathologiques, peuvent aussi avoir une grande influence sur l'existence et la marche de l'épilepsie ; l'époque de la puberté, les périodes de la menstruation, l'usage des alcooliques, l'onanisme, sont souvent la source d'indications précieuses. Dès lors, le traitement de l'épilepsie doit avoir pour base des médicaments adaptés à la scrofule, à la dartre, à l'alcoolisme, à l'onanisme, à la dysménorrhée, à la suppression d'un flux sanguin, d'une sueur locale, et autres accidents ou affections. Les médicaments qui se sont montrés les plus efficaces sont : *Bellad.* et *Calcar. c.*, chez des sujets lymphatiques ; — *Caustic.* et *Nux. vom.* chez des sujets nerveux, irritables ; — *Lachesis* et *Hyosciamus*, chez ceux qui éprouvent des périodes d'excitation cérébrale dans l'intervalle des accès. — *Plumb.*, *Tarentula* et *Calcar. c.* ont souvent donné de bons résultats dans des cas opiniâtres. — On peut dire la même chose de *Cuprum* et *Ignatia.* — *Nitri.ac.* et *Bellad.* répondent aux accès incomplets ou avec vertige ténébreux ; — *Opium* et *Plumb.*, aux accès qui tendent à devenir habituels ; — *Calcar. c.*, aux accès nocturnes. Enfin, il est vrai de dire que l'on a préconisé un grand nombre de médicaments moins adaptés à l'épilepsie qu'aux maladies prédisposantes et aux dispositions individuelles (on a conseillé aussi : *Galium mollugo, Æsculus hippocastanum, Gelseminum, Cicuta virosa, Rana bufo*, et le *bromure de potassium*, fort usité aujourd'hui à hautes doses).

CHORÉE.

Caractérisée par des contractions musculaires, involontaires et désordonnées, que chaque mouvement volontaire rend plus intenses. Ce trouble des mouvements s'observe comme symptôme dans plusieurs maladies, par exemple, l'ataxie locomotrice, mais sans la même continuité. On a donné quelquefois à la chorée le nom de *danse de Saint-Guy*, mais à tort. La danse de Saint-Guy était une maladie convulsive qui régna autrefois en France et qui a complètement disparu. La chorée affecte principalement les enfants après la seconde dentition et vers l'âge de la puberté.

TRAITEMENT. — Au début, *Nux v.* et *Calcar c.* sont très-bien indiqués. — *Cuprum* et *Ignat.* ont été plus utiles lorsque le caractère était très-irritable et changeant. — *Bellad.* et *Causticum* répondent aux mouvements désordonnés plus considérables d'un côté du corps que de l'autre, et quand il y a grande faiblesse musculaire. — *Ignat.*, *Nitri ac.* et *Cuprum* sont indiqués par l'impossibilité de compléter un mouvement volontaire au milieu de l'agitation tumultueuse des muscles. — *Sulfur, Calcar. c., Lycopod., Plumb.*, ont leur indication dans les cas opiniâtres; *Tarentula* et *Zincum,* dans ceux où les accidents convulsifs s'aggravent par accès, et lorsque le malade éprouve le besoin de remuer continuellement (quelques médecins ont proposé *Curare*). Nous n'avons jamais eu besoin de recourir au *bromure de potassium.*

SOMNAMBULISME.

Il s'agit ici de la névrose caractérisée par un sommeil contre nature, pendant lequel le malade parle, agit, marche et éprouve divers phénomènes nerveux : *convulsions, spasmes variés, corybantisme, catalepsie, extase.* Les convulsions et les spasmes consistent plutôt en secousses plus ou moins accentuées se produisant par accès ; le corybantisme est caractérisé par des sauts, des danses plus ou moins continues ou cadencées ; la catalepsie par un état d'immobilité plus ou moins convulsive, avec diverses attitudes d'une personne qui médite, harangue, discute ; l'extase, ou mieux l'extase pathologique, n'est qu'une espèce de catalepsie avec l'attitude méditative ou contemplative.

Traitement. — Indépendamment des médicaments indiqués par la maladie principale : hystérie, chlorose, helminthiase, on donne : *Bryon.* et *Phosph.*, quand le malade se lève, parle, agit, avec un discernement apparent ; — *Crocus* et *Aconit.*, quand il éprouve des convulsions, rit, danse et regarde fixement ; — *Chamom.* et *Mercur. s.*, quand il garde une immobilité extatique ; — *Secale c.* et *Silicea*, quand il se livre à des mouvements convulsifs, à des marches périlleuses ; — *Bellad.* et *Hyoscia.*, quand il éprouve un mélange de phénomènes somnambuliques et d'hallucinations ; — *Lachesis*, quand l'accès se termine par le coma. *Tarentula* a été conseillé (ainsi que *Cicuta virosa*) contre la fixité du regard durant l'accès, avec convulsions, agitation et tressaillements.

SPASMES.

Les spasmes constituent une névrose caractérisée par des contractions involontaires de certains muscles de la vie de relation et de ceux de la vie organique, par la répétition de ces contractions à intervalles inégaux, et par leur excitation sous l'influence des contractions volontaires. Tels sont les spasmes de la glotte, des paupières, des muscles de l'œil, de l'œsophage, du diaphragme, du vagin, de l'anus, de la vessie, des bronches, des muscles de la phonation, du cœur et de l'estomac.

Spasme de la glotte. — Il affecte les enfants et se produit par des accès irréguliers de suffocation avec sifflement de la respiration. Les auteurs lui ont donné les noms divers de : *asthme thymique, asthme de Kopp, asthme des enfants, asthme de Millar*.

Ce spasme s'observe chez les enfants, et comme maladie convulsive et comme accident des vers, de la chorée, des inflammations de la gorge. Chez les femmes, il est quelquefois un symptôme de l'hystérie.

Traitement. — *Moschus*, puis *Cantharis* ; — *Platina* et *Chamom.*, quand l'affection résiste. — On a aussi conseillé *Plumb.*, par son action élective sur les sphincters (et *Gelseminum*). Dans un accès violent, on dissiperait rapidement le spasme par l'aspersion d'eau froide sur la figure ou par l'application du *chloroforme* sur la partie supérieure du cou.

Spasme des paupières, ou *blépharospasme*. — Il consiste dans un *clignotement* fréquent et involontaire des paupières. Nous devons lui adjoindre la paralysie de la paupière supérieure.

Traitement. — *Crocus*, *Platina*, et aussi *Spigelia*, en géneral ; — *Silicea* et *Iodium*, lorsqu'il y a des mouvements convulsifs dans les membres ; — *Merc. s.*, lorsqu'on peut à peine relever la paupière supérieure ; — *Sepia*, quand elle tombe ; — *Nitri ac.*, quand elle est paralysée, — et *Plumb.*, quand elle est paralysée et agitée de mouvements convulsifs.

Spasmes des muscles de l'œil. — Il consiste dans la divergence des yeux : l'un regarde en dedans quand l'autre regarde en dehors. Si les deux sont affectés, ils peuvent tous deux regarder en dedans ou en dehors : c'est le strabisme convergent et le strabisme divergent.

Traitement. — *Belladona* et *Cuprum.* — *Hyosciamus*, *Rhus* et *Spigelia* ont été employés avec succès. — *Alumina* convient aussi dans l'affection des deux yeux. Le strabisme est fréquemment causé chez les enfants au berceau par quelque objet qui fixe leur regard à contre-jour, ou trop près des yeux ; cet inconvénient peut être évité par un peu d'attention.

Spasme de l'œsophage, ou *œsophagisme.* — Déglutition difficile par accès, avec sensation de constriction et symptômes d'asphyxie. La simple difficulté d'avaler a reçu le nom de *dysphagie.*

Traitement. — Frictions, massage du cou ; manger lentement et mâcher parfaitement. *Moschus* par olfaction, dans les accès ; le même médicament à l'intérieur durant les intervalles. — On emploie aussi *Ignat., Lachesis, Plumb.,* — et enfin *Canthar., Platina, Stramon., Chamom.* ; ou le chloroforme à l'extérieur, sur le cou.

Boule hystérique. — Spasme qui donne la sensation d'une boule s'élevant de la matrice ou de l'estomac, vers la gorge, avec spasme de l'œsophage. C'est une affection hystérique.

Traitement. — *Belladona* et *Moschus*. — Viennent ensuite *Platina*, *Ignatia*, *Nux vom.*, *Magnesia carb.*, lorsque la sensation de boule remontant du ventre s'accompagne du hoquet. (On a aussi employé *Valeriana* et *Asa fœtida* ; *Agaric. musc.* leur est préférable, quand la malade est sujette au clou hystérique.)

Spasme du diaphragme. — Il simule parfois le spasme de la glotte avec menace de suffocation à chaque accès, mais sans sifflement de la respiration. D'autres fois, il consiste en une contraction brusque du diaphragme avec un bruit particulier appelé *hoquet*.

Traitement. — La simple compression du poignet, une émotion morale, une aspersion d'eau froide sur la figure, l'application d'un corps froid sur la nuque ou du chloroforme sur l'épigastre, suffisent ordinairement pour faire cesser le hoquet. — *Pulsatil.*, *Belladona* sont souvent utiles. — *Merc. cor.* est indiqué lorsque le hoquet est très-douloureux. Le spasme opiniâtre a quelquefois cédé à quelques gouttes d'*esprit de camphre*, à l'olfaction de l'*alcali volatil*, ou à l'emploi de dérivatifs.

Spasme du vagin, ou *vaginisme*. — Ce spasme s'oppose quelquefois au rapprochement sexuel, par l'excessive sensibilité des parties. C'est un symptôme de l'hystérie, une affection hyperesthésique.

Traitement. — Ce spasme a quelquefois cédé à la dilatation forcée. Les bains tièdes et le massage sont utiles. *Belladona* et *Platina* s'emploient en même temps, ou peuvent agir seuls. — *Drosera*, administré contre une toux sèche hystérique, guérit aussi la malade de ce spasme.

Spasme de l'anus. — Il consiste dans une contraction excessivement douloureuse de l'anus dans les efforts de défécation. Ce spasme accompagne les fissures à l'anus.

Traitement. — *Plumb.* et *Ignatia* se montrent ordinairement comme spécifiques. — *Nitri acid.* et quelquefois *Merc. cor.* ont aussi été employés avec succès.

Spasme de la vessie. — Il détermine par accès le ténesme de la vessie, avec difficulté plus ou moins grande d'uriner (*Dysurie*, *Strangurie*), et même la rétention d'urine (*Ischurie*).

Traitement. — Massage du bassin. Cataplasmes émollients sur le ventre. Bains tièdes. — Les meilleurs médicaments sont : *Nux vom.* et *Cantharis.* — Quelquefois *Belladona* et *Plumbum* ont réussi.

Spasme des muscles de la phonation. — Ce spasme réside dans les muscles qui servent à l'articulation de la voix, et produit le *bégayement.*

Traitement. — Indépendamment de *Causticum* et *Stramon.*, on emploie aussi *Opium, Belladona* et *Platina* ; on doit diriger l'exercice de la parole,

soit en forçant la voix par une déclamation méthodique, soit en parlant avec cadence, en marquant
les syllabes par un mouvement, un geste.

Spasme du cœur. — Il détermine la syncope à un
degré plus ou moins marqué, avec ou sans palpitations. Les palpitations sont quelquefois accompagnées d'angoisse et de mouvements très-tumul-
tueux du cœur *(asystolie)*. La *syncope* proprement
dite est caractérisée par la cessation momentanée
de l'action du cœur, avec perte de connaissance et
mort apparente ; leur fréquence constitue *l'état
syncopal*. A un moindre degré, avec conservation
de la connaissance, on lui donne le nom de *lipothymie*. On l'appelle aussi *évanouissement, défaillance*.

TRAITEMENT. — L'aspersion d'eau froide sur la
figure suffit dans les cas ordinaires. — L'olfaction
de l'*éther*, de l'*acide acétique*, de l'*alcali volatil*
est préférable dans les syncopes de l'anémie et dans
les cas graves, avec suspension de l'action cérébrale sur le cœur; l'*état syncopal* se traite par *Arsenic.*, *Veratrum, Ipeca*. Cet état syncopal est un
symptôme de l'anémie du cerveau, de la suette, des
affections organiques du cœur; on en tire les indications principales. Certaines syncopes accidentelles se prolongent d'une manière inquiétante et
ne cèdent qu'à l'application de chloroforme ou d'un
corps brûlant sur la région du cœur. *Arsen.*,
Moschus (et *Nux mosch.*) sont indiqués par des
syncopes fréquentes. — Dans les lipothymies occa-

sionnées par la joie, on donne *Coffea cr.*; — par la peur : *Aconit.*; — par une douleur : *Chamom.* et *Arsenicum*.

Les palpitations, lorsqu'elles sont fréquentes, présentent des indications spéciales : *Spigelia*, lorsqu'elles s'accompagnent d'angoisse; — *Iodium*, quand elles s'aggravent à l'excès par le moindre mouvement; — *Aurum fol.*, lorsqu'elles surviennent par accès irréguliers, sans cause connue; — *Natrum mur.*, s'il existe en même temps des tressaillements du cœur avec douleurs lancinantes. (En outre, les palpitations qui se font sentir sous le sternum appellent *Croton tiglium*; — celles qui s'accompagnent de coups subits au cœur, *Magnes. car.*; — celles avec flatulence et borborygmes, *Podophyllum*; — celles qui se produisent dès qu'on se couche sur le côté gauche, *Baryta carb.* et *Cactus grand.*).

L'asystolie exige l'emploi de *Aconit.* promptement suivi de *Spigelia*; — au besoin, de l'*Esprit de camphre* ou de l'*Ether* par gouttes. (*Tabacum* a été aussi proposé.)

Spasme de l'estomac. — Il détermine le vomissement. Ses causes sont une impression morale de dégoût, une vive émotion, une névrose.

TRAITEMENT. — Quand le vomissement se répète, on peut recourir à *Nux v.* et à *Chamom.* — *Veratr.*, *Ipeca* (et *Tabacum*) sont indiqués dans les vomissements avec diarrhée. On consultera au besoin les articles : *Vomissement, Gastralgie, Emotion morale.*

D'après l'axiome : *Febris solvit spasmos,* la fièvre dissipe les spasmes, il est quelquefois très-utile de provoquer une excitation sanguine. On peut donc, dans les spasmes durables, ou trop souvent répétés et réfractaires au traitement indiqué, employer l'*Esprit de camphre* ou le *Chloroforme,* comme il est dit ailleurs.

COQUELUCHE.

Caractérisée par les symptômes d'une bronchite, par une succession d'accès de toux convulsive et par une expiration longue et bruyante avec efforts de vomissements à la fin des accès. Cette maladie est contagieuse et affecte presque exclusivement les enfants. On la divise en trois périodes : 1° période d'invasion, ou catarrhale, avec une durée de une à trois semaines ; 2° période d'état ou convulsive, avec une durée de un à trois mois ; 3° période de déclin, avec une durée de un à deux mois.

TRAITEMENT. — 1ʳᵉ période : *Bellad.* et *Ipeca.* — 2ᵉ période : *Drosera* et *Corallium rubrum.* — 3ᵉ période. *Veratrum* et *Calcar. carb.,* et encore *Sulfur* et *Cuprum,* pour revenir à *Veratr.* et à *Calcar. c.* — Les médicaments de chaque période doivent être alternés. Ce traitement abrège beaucoup la durée de la coqueluche, et il est quelquefois rapidement curatif. Diverses affections viennent parfois la compliquer : bronchite capillaire, épistaxis grave, spasme de la glotte, éclampsie, helminthiase, hydropisies.

ANGINE DE POITRINE.

Caractérisée par une douleur subite sous le sternum, laquelle cesse promptement, mais s'accompagne d'angoisse et de petitesse du pouls, et se reproduit par accès irréguliers provoqués surtout par la marche. On a décrit cette maladie sous les noms de *sternalgie*, de *névralgie du cœur*. Elle se montre de préférence dans l'âge mûr, chez les goutteux, les hémorrhoïdaires, et se lie quelquefois à la *Cardo-aortite*, à une affection du cœur ou des gros vaisseaux.

TRAITEMENT. — *Nux vom.*, *Sulfur*, *Calcar. c.* ont été recommandés dans l'intervalle des accès ; — *Spigelia*, *Arsenic.*, *Coffea cr.*, *Veratrum*, contre les accès, et dans les intervalles lorsque les accès sont fréquents. — *Aurum fol.* a aussi des indications positives : douleur vive à côté du sternum, battements du cœur, oppression anxieuse. Il est important de puiser des indications dans la maladie concomitante ou principale. (On a aussi proposé *Tabacum*.)

ASTHME.

Caractérisé par des accès de dyspnée avec respiration longue et pénible, et par *l'emphysème* du poumon ; emphysème temporaire, puis fixe et permanent. Tantôt l'asthme procède par accès éloignés, avec santé parfaite dans les intervalles, et ces accès se terminent, après une ou plusieurs heures, par une toux humide et quelques crachats écumeux : c'est l'*asthme sec* ou *nerveux;* tantôt il procède par accès éloignés ou rapprochés qui présentent, durant leurs intervalles, de la toux et de l'oppression, et après l'accès des symptômes de bronchite : c'est l'*asthme catarrhal;* tantôt il s'établit après un catarrhe pulmonaire, et présente des accès avec crachats abondants et sans intervalles de santé; en ce cas, les accès ne sont que des recrudescences de l'état habituel : c'est l'*asthme des vieillards*, l'*asthme humide* ou *pituiteux*. C'est souvent par là que se terminent l'asthme nerveux et surtout l'asthme catarrhal. Enfin l'emphysème du poumon s'aggrave, devient général; le malade ne peut plus se coucher horizontalement sans étouffer (*orthopnée*); des lésions organiques du cœur s'établissent; la voussure de la partie antérieure de la poitrine se prononce de plus en plus, et l'*hydrothorax* survient avec la cachexie séreuse et l'asphyxie.

TRAITEMENT. — Dans les accès, et dès qu'ils s'annoncent, *Ipeca*, *Sambucus*, quelquefois *Arsenic.* — Au début de la maladie, *Nux. v.* et *Arsenic.* sont des médicaments essentiels, dans l'asthme sec. — *Cuprum met.* aussi, dans l'asthme sec, est indiqué par la respiration sifflante, la toux spasmodique, la contraction douloureuse de la poitrine. —

Silicea s'est aussi montré efficace quand les accès surviennent dans la dernière partie de la nuit, de grand matin, et chez les meuniers et les tailleurs de pierre. — *Conium* et *Aurum f.* sont ensuite utiles. — *Sulfur* et *Arsenic.* conviennent dans l'asthme catarrhal. — *Tartarus emet.* répond à l'asthme pituiteux et à tous les cas où l'expectoration est difficile avec râle muqueux, crachats abondants et oppression; — *Nitri acid.* et *Stannum* répondent à l'asthme avec crachats abondants et faciles; ou encore *Hydrastis C.;* — *Arsenic.* et *Phosphor.*, à l'emphysème; — *Mercur.* s. et *Conium*, à l'engouement pulmonaire qui se montre quelquefois partiellement, surtout à la suite des bronchites; — *Bryonia* et *Cuprum*, à la toux sèche et fatigante qui persiste souvent dans l'intervalle des accès, et aux points de côté; — *Ipeca* et *Pulsatill.*, à l'asthme avec accès le soir. Dans la dernière période, on doit combiner le traitement de l'asthme avec celui des lésions qui se produisent.

DYSPEPSIE.

Caractérisée par des digestions difficiles et douloureuses et par une grande variété de symptômes, suivant que la névrose affecte l'estomac ou l'intestin, suivant son intensité, et suivant qu'elle s'accompagne d'anémie ou de quelque autre affection de l'hystérie, de la chlorose, de l'hypochondrie, de la goutte, de la dartre.

Traitement. — *Phosph.* et *Nux vom.* répondent
à la plupart des symptômes : lenteur des digestions, flatuosités, gonflement, pesanteur, crampes
à l'épigastre, et impossibilité de conserver les vêtements serrés sur l'estomac. — *Graphit.* et *Nux
vomica*, alternés, sont préférables lorsqu'il y a
prédominance de la gastralgie ou des crampes,
renvois, mérycisme; — *China* et *Sulfur*, s'il y a
pyrosis, régurgitation de liquides acides; — *Hepar.*
s. et *Lachesis*, si la sensibilité à l'épigastre est
grande et ne permet pas de supporter le contact
des vêtements. — *Chamom.* est indiqué par les
selles faciles, la sensibilité à l'épigastre, le ballonnement, les bouffées de chaleur vers la tête;
Conium, par des aigreurs, une sensation de plénitude et d'engourdissement, le froid aux extrémités;
— *Antim. cr.*, par l'accablement après le repas et le
dégoût des aliments; — *Nux vom.*, dans les mêmes
cas, s'il y a constipation; — *Graphit.*, contre les
douleurs crampoïdes, les régurgitations de liquides
séreux ou muqueux. — *Apis m.* a été très-utile
quand la lenteur de la digestion donnait la sensation
d'inertie de l'estomac avec accablement, sensation
de plénitude et sueur incommode (*Bradyspepsie*);
— *Carbo v.*, quand il y a faiblesse et sueur pendant le repas, pyrosis et ballonnement à la suite,
et des crampes (*Carbo an.*, quand la digestion se
fait très-lentement, avec sensation d'inertie de l'estomac; — *Nux mosch.*, dans le même cas; —
Gratiola, lorsqu'il y a vomituritions et caractère
irritable.) — *Pulsat.* et *Bryon.* s'adaptent à la

diarrhée, à la tristesse maussade, à la frilosité.

Enfin, l'on aura souvent à consulter les articles : *Constipation, Diarrhée, Spasmes, Vomissement, Vertiges, Gastralgie, Entéralgie, Flatulence.*

Les malades doivent lutter contre leur tendance à adopter certains aliments d'une manière exclusive. Ils ont à varier leur régime par tous les moyens, sous peine de se constituer un système de nourriture monotone et de favoriser les progrès de la maladie.

ACRODYNIE.

Maladie appelée aussi *Ergotisme, Raphanie, Feu Saint-Antoine, Convulsion céréale.* Elle est caractérisée par des convulsions et des affections gangréneuses. Elle règne épidémiquement dans des contrées où l'on se nourrit avec des céréales altérées.

TRAITEMENT. — *Secale c.* répond aux convulsions, et *Arsenic.* aux affections gangréneuses ; — *Opium,* au coma ; — *Carbo v.,* aux symptômes asphyxiques. (*Agaricus muscarius, Solanum nigrum.*)

CRAMPE.

Caractérisée par la contraction momentanée des muscles de la vie de relation. On distingue la *crampe simple,* dans laquelle la contraction musculaire a lieu par accès de peu de durée et irrégulièrement, et la *crampe des écrivains ;* celle-ci se

reproduit toutes les fois que le malade veut faire
usage des muscles affectés, et s'accompagne de *contracture.* C'est l'un des phénomènes de la *sclérose.*

Traitement. — Crampe simple aux mains, *Colocynthis, Cuprum met., Chamomil.*; — crampe
aux mollets, *Cuprum met., Plumb.* (et *Bovista*);
— crampe à la poitrine avec gémissements et sou-
pirs, *Cocculus*; — crampes dans les membres
inférieurs, *Hyosciam.* (crampes avec élancements
douloureux, *Carbo an.*); — crampe des écrivains :
Drosera, Cuprum m., Calc. c.; — avec raideur
habituelle, *Caustic.*; — avec tremblement, *Coffea
cr.*, — avec rugosité et sécheresse de la peau des
mains, *Carbo v.* (et *Bismuth.*).

CONTRACTURE.

Caractérisée par la contraction avec inflexibilité
de certains muscles, revenant par accès irréguliers.
Cette affection se montre souvent comme symptôme
de la méningite, de la méningite rachidienne, de la
myélite, de l'éclampsie, des coliques violentes et de
diverses névroses, de la syphilis, de la blennorrhagie, de l'allaitement, d'où les divers noms de :
*contracture des nourrices, contracture des extré-
mités, contracture idiopathique, spasmes idiopa-
thiques, tétanie, tétanos intermittent.*

Traitement. — Suspendre l'allaitement chez les
nourrices. Changer de profession, lorsque les muscles les plus exercés sont affectés. Massage. Frictions.

En outre : *Bellad.* et *Graphit.* répondent aux douleurs et à l'affection des mains ; — *Plumb.* et *Nux vom.*, aux fourmillements, aux crampes qui accompagnent la contracture ; — *Digitalis* et *Stannum*, à la contracture des doigts ; — *Mercur. s.* et *Calcar. c.*, à la contracture avec tremblement ; on leur adjoint utilement *Causticum.* — *Thuya, Mercur. s., Nitri ac.* conviennent dans les contractures blennorrhagiques et syphilitiques. (On a conseillé aussi *Jatropha Curcas.*)

ATAXIE LOCOMOTRICE.

Caractérisée par le désordre des mouvements volontaires, par l'hésitation et l'inhabileté des muscles à obéir à la volonté tout en conservant leur contractilité, par des troubles des sens et par la tendance à la paralysie. Cette maladie se déclare dans l'âge mûr ou adulte, et de préférence chez les hommes robustes, adonnés aux excès vénériens et aux boissons alcooliques.

Elle présente trois périodes : 1° Période du début : vertiges, caractère irascible, douleurs vives et rapides dites fulgurantes à travers les muscles et les viscères, faiblesse paralytique de certains muscles, troubles des sens. Ces symptômes présentent une grande variation dans leur intensité et leur constance et sont compatibles avec une santé générale satisfaisante pendant plusieurs années. 2° Période d'état : les accidents acquièrent plus d'intensité et de constance ; les mouvements volontaires sont saccadés et désordonnés ; la marche devient difficile ; la santé générale commence à s'altérer, mais le plus souvent avec beaucoup de lenteur ; certains malades parviennent à la vieillesse. 3⁰ Période ultime : les mouvements volontaires deviennent impossibles ; il se produit des paralysies, des affections articulaires et viscérales ; le marasme survient, et la maladie se termine en quelques mois par la mort ; cependant la longue durée des autres périodes fait que la plupart des malades succombent à quelque autre maladie.

L'ataxie locomotrice est toujours accompagnée d'une lésion qui consiste dans la *sclérose* partielle de plusieurs nerfs. Nous renvoyons donc à l'article *Sclérose* et aux affections qui se manifestent dans le cours de la maladie : *paralysie, anesthésie, rétention d'urine, spasmes, contractures.*

Traitement. — Sobriété, continence, hydrothérapie, massage, eaux de Néris, de la Malou... Ce sont là de bons moyens de guérison. Les médicaments principaux sont : *Bellad., Phosph.,* successivement ou alternés, et alternés aussi avec *Chamom., Nux v.* (et *Angustura spuria*); ils parviennent habituellement à calmer les douleurs ; cependant *Tarentula* s'oppose quelquefois plus utilement à leur manifestation par accès. — *Phosph.* et *Veratr.,* appropriés à un grand nombre de symptômes, sont préférables lorsque les malades éprouvent fréquemment des excitations génitales.

Les troubles des sens exigent *Stramon.*, *Alumina* ; — le désordre des mouvements volontaires, *Bellad.*, *Plumb.*, (et *Asarum Europœum*); *Calcar. c.* a aussi produit de bons résultats. — Dans la période ultime, on obtient encore des effets remarquables de *Arsen.*, *Stannum*, *Argent. f.* et d'autres médicaments adaptés aux affections concomitantes.

ALIÉNATION

L'aliénation constitue un groupe de symptômes de la folie ; mais ces symptômes présentent des indications importantes, distinctes, et se rangent sous les trois titres suivants :

Hallucinations. — Perceptions d'objets chimériques, soit à la suite d'une impression des sens, soit par pure fiction de l'imagination. Elles peuvent affecter un seul sens ou tous les sens à la fois, ou constituer une sensation interne.

Impulsions maladives. — Propensions à des actes qui n'ont aucun mobile ou qui se rapportent à des objets qui n'existent pas : fuir un ennemi imaginaire, rire, courir, s'arrêter, se mettre en colère... Ces impulsions sont irrésistibles ou automatiques, et anxieuses ou avec lutte intérieure, comme on l'observe dans les impulsions homicides, suicides, génitales, le satyriasis.

Idées délirantes. — Idées nées sous l'influence d'hallucinations internes ou sensoriales. Le malade croit à la réalité de l'objet de ces idées, sans avoir conscience de son erreur ; ou, s'il en a conscience, il ne peut l'estimer ni en faire la base de ses déterminations.

Ces trois éléments se combinent diversement pour former quatre variétés d'aliénations : 1° la *manie*, caractérisée par la succession plus ou moins rapide d'hallucinations, d'impulsions et d'idées délirantes, avec incohérence ; agitation ou fureur ; 2° la *monomanie*, caractérisée par la prédominance d'une idée délirante expansive, joyeuse, avec impulsions gaies ; 3° la *lypémanie* ou *mélancolie*, caractérisée par la prédominance d'une idée délirante triste, avec impulsions anxieuses ; 4° l'impulsion maladive simple, au suicide, au meurtre, à la domination, à la lascivité, etc.

TRAITEMENT. — *Belladona, Hyosciamus, Stramonium* sont les trois médicaments principaux de l'aliénation ; ils correspondent à tous ses éléments.

Plusieurs autres médicaments répondent à certaines hallucinations : *Canth.*, aux hallucinations du toucher ; — *Stannum*, aux hallucinations du toucher avec sensations voluptueuses ; — *Opium*, aux sensations internes effrayantes.

Pour les impulsions : *Aurum f., Nux vom., Mercur. s.*, impulsions suicides ; — *Platina, Hepar sulf., Arsenic.*, impulsions homicides ; — *Aconit., Hepar. s.*, impulsions à l'incendie ; — *Bryon., Moschus*, au vol ; — *Cantharis*, à l'aboiement ; — *Veratrum, Ignatia,* à la sentimentalité amoureuse ; — *Crocus,* au chant ; — *Nux vom., Conium,* à la colère ; — *Nux vom.,* à la course ; — *Aconit., Phos. ac.,* à la danse ; — *Calcar. c., Pulsatil.,* au désespoir ; — *Lycopod., Pulsatil.,* à l'envie ; — *Hyosciam.,* à la jalousie ; — *Crocus, Ignatia, Cuprum,* à la bouffonnerie ; — *Natrum m., Lachesis,* à la haine, au mépris ; — *Arsenic., Staphysag.,* à l'indifférence, à l'apathie ; — *Arnica, Nux v., China,* à la méchanceté ; — *Lachesis, Platina, Lycopodium,* à l'orgueil ; — *Causticum, Pulsatil.,* aux larmes.

Pour les idées délirantes : *Aconit., Sulfur,* lorsqu'elles sont gaies, agréables ; — *Opium, Silicea,* lorsqu'elles sont effrayantes ; — *Apis mel., Bryon., Aconit.,* lorsqu'elles sont furibondes ; — *Aconit., Bryon., Pulsatil.,* lorsqu'elles viennent la nuit ; — *Arsenic., Ignatia, Mercur. sol.,* lorsqu'elles consistent en scrupules et en angoisses religieuses ; — *Tartar. emet.,* lorsqu'elles poussent au suicide par anxiété et désespoir en l'avenir ; — *China, Lachesis, Calcar. c.,* lorsqu'elles provoquent la crainte, la peur.

Pour les erreurs des sens internes et externes, après *Bellad., Hyosc.* et *Stram.,* les médicaments qui répondent le mieux aux hallucinations et impulsions qu'elles font naître, sont : *Arsenic., Calcar. c., Cantharis, Hepar sulf., Opium, Veratrum, Mercur. sol.*

Quant aux conditions morales qu'on doit favoriser, développer, il n'y a pas de règle absolue.

Généralement, il est bon de ne pas contrarier ouvertement l'aliéné. Mais on doit toujours l'entourer de soins, le traiter avec douceur, et lui imposer par l'autorité et la justice.

FOLIE.

Caractérisée par l'aliénation et par une marche progressive, avec des alternances d'aggravation et d'apaisement d'une durée de moins en moins longue. On lui reconnaît trois formes : 1° la forme bénigne, qui se termine ordinairement par la guérison ; 2° la forme périodique, dont les accès sont éloignés souvent de plus d'une année et qui est rarement curable ; 3° la forme grave , dont la marche est rapide et qui est promptement mortelle.

TRAITEMENT. — Changement radical dans le genre de vie, le régime, la direction morale, en la demeure elle-même ; procédant brusquement ou avec ménagements, selon les cas. Les médicaments sont choisis d'après les symptômes de l'*aliénation* et d'après les dispositions individuelles.

DÉMENCE.

Caractérisée par la perte graduelle des facultés intellectuelles, par des accidents cérébraux, par une paralysie tendant à se généraliser, et par une lésion de la couche superficielle du cerveau. Cette lésion consiste en une dégénérescence graisseuse du tissu nerveux avec oblitération d'une partie des vaisseaux capillaires. La démence se présente sous quatre formes : 1° forme commune, particulière aux vieillards, marchant lentement et se terminant par des phlegmasies mortelles, par l'apoplexie ou par une cachexie avec paralysie ; 2° forme apoplectique, caractérisée par des attaques d'apoplexie réitérées et de plus en plus graves ; 3° forme convulsive, caractérisée par des accès de convulsions épileptoïdes, se rapprochant de plus en plus et aboutissant à la cachexie paralytique ; 4° forme paralytique, la plus fréquente, et caractérisée par une paralysie générale qui s'établit lentement. Dans toutes ses formes, la démence présente des intermittences ou des rémittences d'une durée variable, l'altération des facultés intellectuelles et un progrès constant vers l'idiotisme et la paralysie, ordinairement avec une gloutonnerie qui occasionne souvent la mort par indigestion.

TRAITEMENT. — Dans la forme commune : *Cocculus*, au début ; — quand le malade est d'une extrême susceptibilité et perd la notion de la durée du temps : *Bellad.*, *Phosph.*, *Veratrum* ; — dans la forme apoplectique : *Arnica*, *Opium*, *Calcar. c.*, *Lachesis* ; — dans la forme convulsive : *Secale cor.*, *Nux vom.*, *Plumbum*, *Arsenic.* ; — dans la forme paralytique : *Phosphor.*, *Nux vom.* On a toujours à traiter incidemment quelque symptôme de l'aliénation et diverses affections concomitantes ou propres aux recrudescences.

TREMBLEMENT.

Affection caractérisée par l'agitation convulsive des muscles avec affaiblissement progressif des forces musculaires. Le tremblement est à la paralysie ce que l'amblyopie est à l'amaurose; il est souvent le premier degré de la paralysie. On lui a donné le nom de *paralysie agitante.* On l'observe comme symptôme de l'alcoolisme et des empoisonnements par le mercure et d'autres métaux; il se montre dans des convalescences de maladies graves, et alors il n'est qu'accidentel; enfin, il se produit dans la vieillesse; dans ce cas, il peut s'allier avec une santé parfaite.

TRAITEMENT. — *Causticum* et *Alumina* répondent au tremblement avec affaiblissement des muscles, et surtout au tremblement sénile. — *Plumb.* convient quand il y a flaccidité des muscles et tressaillements convulsifs; — *Rhus,* au tremblement paralytique avec marche indécise; — *Platina,* quand il y a sensation de raideur et d'engourdissement; — *Hyosciamus,* dans le tremblement des mains (et aussi *Baryta carb.*); — *Tartarus emet.* et *Cocculus,* dans le tremblement de la tête et des extrémités (et encore *Asar. E.*); — *Chamom., China, Phosph.,* au tremblement des convalescents; — *Moschus* et *Coffea cr.,* dans les mêmes cas, lorsqu'il y a des inquiétudes musculaires qui font remuer les jambes ou les mains; — *Nux vom., Arsenic., Hepar s.,* au tremblement occasionné par des excès véné-

riens. — *Nux v.*, *Plumb.*, *Cuprum*, *Mercur. s.*
sont souvent indiqués dans le tremblement métallique et dans les cas rebelles.

PARALYSIE.

La paralysie est tantôt une affection, tantôt une
maladie, c'est-à-dire qu'elle est ou symptomatique
ou essentielle. Elle est caractérisée par la diminution ou la cessation de la motilité ou de la sensibilité, ou par la diminution et la cessation de l'une
et de l'autre. On la distingue en paralysie générale
et en paralysie partielle; cependant la paralysie
générale n'est jamais complète. Les causes de la
paralysie sont très-nombreuses : refroidissement,
coup, émotion morale, abus des facultés physiques
et morales, névroses, névralgies, lésions organiques, fièvres graves, etc.

Paralysie générale des aliénés. — Caractérisée
par l'aliénation, par la marche graduelle de la paralysie et par une inflammation lente de la surface
du cerveau et des méninges. On lui a aussi donné
les noms de : *paralysie générale essentielle, mé-
ningo-encéphalite diffuse, péri-encéphalite.*

Traitement. — Il consiste en moyens hygiéniques,
qui varient suivant les habitudes acquises, et en
moyens thérapeutiques, qui sont : 1o les médicaments
appropriés aux divers symptômes de l'aliénation, des
névroses, des névralgies, des phlegmasies, suivant
leur prédominance et leur succession ; 2o les médicaments correspondant à la lésion de l'encéphale :

Phosph., Lachesis, Calcar. c., employés successivement, avec des intervalles variés, et alternés quelquefois avec : *Pulsatil., Mercurius s., Cantharis, Thuya.*

Paralysie de la face. — Caractérisée par la distorsion des traits, qui sont tirés d'un seul côté ainsi que la langue. Elle accompagne quelquefois d'autres paralysies et l'apoplexie ; mais elle peut survenir d'emblée après l'impression vive de l'air froid sur la figure ; et elle est tantôt étendue à tout un côté de la face, tantôt limitée à une de ses parties.

TRAITEMENT. — Quand cette paralysie survient à la suite de l'action du froid : *Aconit.* et *Phosph.*, ou encore : *Rhus, Canth.* ; — dans d'autres circonstances ou dans des cas rebelles : *Caustic., Nux vom.* ; — lorsque la paralysie s'étend à l'isthme du gosier : *Plumb.* ; — lorsqu'il y a distorsion des traits, parole embarrassée et douleurs tractives : *Graphit.*

Paralysie de la langue. — Maladie peu commune. Elle est caractérisée par une marche progressive, avec extension successive de la paralysie aux muscles du palais, des lèvres, des joues, et par des désordres croissants de la déglutition avec salivation excessive.

TRAITEMENT. — Il semble que *Nux vom., Bellad., Lachesis, Aurum*, soient indiqués de préférence. On conseille encore *Hyosciam.*, lorsque la déglutition excite des mouvements spasmodiques ; — *Colchic. aut.*, quand il y a sensation de pesanteur et d'insensibilité de la langue avec salivation.

Paraplégie. — Caractérisée par la paralysie de plus en plus prononcée des muscles de la partie inférieure du corps. C'est ce qu'on a appelé *paralysie spinale*. Elle s'étend aux muscles du tronc et se complique de la paralysie de l'anus et de la vessie. On l'observe comme symptôme du rhumatisme, d'une lésion, ou à la suite d'une maladie grave. En général, la marche de la paraplégie est lente ; elle présente cependant quelquefois une gravité extraordinaire et une marche rapide.

TRAITEMENT. — *Rhus* et *Phosph.* conviennent au début. — Viennent ensuite *Nux v.*, *Plumb.*, *Cocculus*, *Zincum* (on a aussi proposé *Argent. nitr.* et le *Sulfure de carbone*).

Hémiplégie. — La plus commune des paralysies symptomatiques ; caractérisée par la paralysie de l'un des côtés du corps. Elle est symptomatique de l'apoplexie cérébrale, du ramollissement du cerveau, de l'encéphalite.

TRAITEMENT. — L'indication principale est fournie par la congestion, l'hémorrhagie ou le ramollissement du cerveau. La paralysie elle-même réclame l'emploi de *Caustic.*, *Cocculus*, *Phosph.* et *Calc. c.* Presque toujours, à la suite des congestions cérébrales, les hémiplégiques éprouvent des mouvements congestifs vers la tête après le repas, dans une émotion morale, et comme effet d'une contention d'esprit ; il importe dans ces moments-là d'employer l'*Arnica* en olfaction. La constipation qui leur est habituelle est aussi une cause de céphalalgie et de congestion ; on la combat par *Nux v.*, par *Bryon.* et *Sulf.* alternés (et par *Podophill. pel.*).

Amaurose. — Autrement appelée *goutte sereine, cécité.* Elle est caractérisée par la paralysie du nerf optique ou de la rétine ; c'est quelquefois une paralysie éphémère de l'hystérie ; c'est plus souvent une paralysie permanente et lente à s'établir, comme dans le diabète et d'autres cachexies ; mais elle peut survenir plus ou moins rapidement, seule ou liée à diverses affections paralytiques. Il faut la distinguer de la cécité ou amaurose fausse, due à la simple interception des rayons lumineux par une lésion quelconque de l'œil, avec intégrité du nerf optique et de la rétine.

TRAITEMENT. — Les divers troubles de la vue dont il est parlé ailleurs sont la source de précieuses indications. En outre, *Aurum, Plumbum, Spigelia, Merc. s.* répondent aux accidents paralytiques. — *Bellad.* et *Calcar. c.* sont indiqués par les accidents congestifs ; — *Sulfur* et *Phosph.*, par les troubles de la vision au début. — *Chinin. sulf.* convient dans l'amaurose nerveuse ; — *Silicea*, dans les accès subits de cécité hystérique.

Paralysies partielles et *consécutives.* — Les paralysies des muscles de l'œil, des paupières (*Blépharoptose, Chute de la paupière*), du muscle grand dentelé, de ceux de la gorge, de l'œsophage, de l'anus, de la vessie, de la verge, sont ou sym-

ptomatiques de l'hystérie, d'une névralgie, d'une
cachexie, d'une lésion, ou consécutives à l'alcoolisme,
à la diphthérie, à la fièvre typhoïde, à certains
empoisonnements. Nous ne ferons que mentionner
ici la *Parésie*, qui est une légère paralysie du
mouvement, non du sentiment, et l'*Amyosthénie*,
qui est la même affection à un degré moindre.

TRAITEMENT. — Contre les paralysies éphémères de
l'hystérie : *Cocculus, Phosph.* et *Conium*, ou encore
Ignatia, Platina, Chamom. ; — contre les paralysies symptomatiques d'une névralgie : *Belladona,
Phosph., Nux vom* ; — contre la chute des paupières : *Zincum* ; — contre les paralysies consécutives aux fièvres graves : *Lachesis, Natrum m.* ; —
à des accidents goutteux, *Arsenic., Rhus* ; — à un
rhumatisme, *Rhus, Phosph.* ; — à la diphthérie,
Platina, Stann. ; — dans les paralysies de l'alcoolisme, *Arnica, Opium, Sulf.* ; — dans celles par intoxication métallique, la substance elle-même donnée
à doses infinitésimales, par exemple, *Arsenic.,
Plat.*, — et contre les paralysies saturnines, *Plumb.,
Platina, Secale c.* ; — lorsqu'il y a paraplégie, *Chinin. sulf.* et *Cocculus*, ce dernier lorsque les pieds
sont alternativement froids et chauds, gonflés (on
a aussi employé *Manganum carb.*). — *Nux v.* a été
efficace chez des enfants affectés de paralysie des
jambes avec atrophie (*Oleander*, chez des vieillards
qui éprouvaient un froid continuel aux pieds avec
vibrations dans les muscles).

AFFECTIONS NERVEUSES

Emotions morales. — Toutes les émotions, en provoquant une concentration nerveuse ou sanguine sur le cœur, le cerveau, le foie, peuvent avoir des suites fâcheuses, soit par la congestion elle-même, soit par la réaction qui la suit.

TRAITEMENT. — Dans les émotions de joie : *Coffea;* — s'il y a sensation d'angoisse précordiale : *Spigelia;* — syncope ou prostration : *Veratrum.*

Dans les émotions de colère : *Arnica, Bryon.;* — s'il y a gêne et chaleur dans la région du foie : *Chamom.;* — ictère, *Nux vom.;* — persistance de l'embarras du foie, *Merc. sol.*

Dans les émotions de frayeur : *Opium;* — avec accablement et malaises ou anxiété : *Veratrum;* — avec stupeur : *Opium;* — suivies de réaction, avec chaleur, mal de tête : *Aconit.*

Dans les émotions de contrariété : *Chamom.*, s'il y a irritation morale; — *Ignatia*, calme apparent; — *Staphys.*, contention habituelle.

Dans les émotions d'ambition : *Hyosciam., Platina;* — avec déception : *Mercur. s., Pulsat.*

Dans les émotions tristes d'amour déçu : *Phosph. ac., Ignatia;* — de jalousie violente : *Hyosciam.;* — de jalousie concentrée : *Staphysag.*

Dans les cas d'émotions suivies de réaction fébrile : *Aconit.;* — de convulsions avec fièvre : *Ipeca.*

Nostalgie. — Le chagrin d'être éloigné de son pays natal, ou le désir d'y revenir déterminent la nostalgie. Elle présente trois degrés : 1º tristesse, défaut d'appétit, palpitations; 2º recherche de la solitude, découragement, amaigrissement; 3º fièvre lente, consomption.

TRAITEMENT. — Moyens hygiéniques et moraux; puis *Nux vom.*, *Pulsatil.*, dans le 1er degré; — *Ignatia*, *Merc. sol.*, dans le second; — *Aurum fol.*, *Sulfur*, dans le troisième. — On traite ensuite les phénomènes de marasme qui se manifestent, en particulier le mouvement fébrile et l'amaigrissement, par *Arsenic.* et *Silicea*; — les sueurs nocturnes et les troubles digestifs, par *Phosph. ac.*

Impulsion au suicide. — Dégoût de la vie, avec impulsion maladive à se détruire. Cette affection s'accompagne d'anxiétés résultant des luttes intérieures.

TRAITEMENT. — Agir sur le moral. Distraire en intéressant surtout dans les actes de bienfaisance qui mettent en rapport avec les malheureux. Travail manuel. — A la suite de chagrins : *Pulsat.* et *Mercur. s.*; — d'excès vénériens : *Nux vom.*, *Mercur. s.*; — d'excès de table, de boissons : *Arsenic.*, *Nux vom.*; — de désastres de fortune : *Aurum*, *Pulsatil.*, *Mercur. s.*; — d'espérances déçues, de rêves de grandeur : *Lycopod.*, *Rhus*, *Veratr.*; — avec lypémanie : *Aurum*, *Pulsat.*; — avec mouvements congestifs à la tête : *Aurum*, *Mercur. s.*;

— avec nostalgie : *Aurum*, *Mercur. s.*; — avec diverses hallucinations : *Bellad.*, *Stramon.*; — avec tendance à des actes de violence : *Opium*, *Veratrum*.

Impulsions génitales, ou *lascivité*. — Excitation morbide du sens génital avec impulsion insatiable à des actes lascifs, à l'acte vénérien. Cette excitation est un symptôme fréquent de l'hystérie, de l'épilepsie, de la démence, des hémorrhoïdes, de diverses cachexies; elle est aussi occasionnée par l'ingestion de cantharides, et constitue le *satyriasis* chez l'homme, la *nymphomanie* chez la femme.

Le *satyriasis* a trois modes : 1° l'*érotisme*, ou érotomanie, avec impulsions lascives et recherche de tableaux et de lectures qui les entretiennent; 2° le satyriasis proprement dit, avec recherche incessante des plaisirs sexuels; 3° le *priapisme*, avec érections fréquentes et douloureuses, sans recherches vénériennes.

La *Nymphomanie* ou *fureur utérine* est à la femme ce que le satyriasis est à l'homme, avec cette différence qu'elle affecte souvent des petites filles et qu'elle peut durer plus longtemps.

Traitement. — Changement d'habitudes physiques et morales. Sobriété, exercices violents, travail manuel, vie sérieuse et occupée. Les principaux médicaments sont : *Cantharis*, contre les érections violentes avec ou sans désirs vénériens; — *Sulfur*, chez les hémorrhoïdaires ; — *Nux vom.*, chez les personnes menant une vie sédentaire ; — *Stannum*, chez celles qui sont nerveuses, en proie aux caprices de l'imagination, avec exaltation de la sensibilité tactile ; — *Phosph.*, chez les convalescents et ceux qui sont affaiblis. Chez les femmes, les médicaments principaux sont *Platina, Veratr., Sepia.* (On a utilement employé *Coccus cacti* chez des personnes dont les règles étaient en avance, avec tuméfaction de la vulve et douleur d'excoriation. — *Origanum vulg.* a été préconisé contre l'impulsion aux actes vénériens.)

Anaphrodisie. — Absence ou diminution des désirs vénériens et de la faculté génitale. Elle constitue l'*impuissance* chez l'homme, la *stérilité* chez la femme, c'est-à-dire l'*agénésie.* Cette affection est souvent chez les femmes un symptôme de l'hystérie. On l'observe chez les hommes obèses, chez ceux qui font abus du café, du poivre, du camphre, et chez les libertins.

Traitement. — Affusions froides, hydrothérapie ; sobriété chez ceux qui abusent de la viande ; nourriture restaurante chez ceux qui sont mal nourris ; alimentation végétale, lactée, douce chez les personnes irritables et nerveuses ; exercice chez les personnes sédentaires ; climats méridionaux pour les constitutions froides ; climats tempérés, humides, pour les constitutions sèches et impressionnables.

China, Phosph., contre la faiblesse suite de grandes déperditions ; — *Ferrum*, à la suite des

hémorrhagies; — *Chamom.*, *Phosph.*, pour les
constitutions nerveuses; — *Nux vom.*, *Stannum*,
pour ceux qui ont abusé de la fonction génitale. —
En outre, plus particulièrement pour l'homme :
Sulfur, *Graphit.*; *Muriat. ac.* ; — pour la femme,
Bellad., *Platina*, si les règles sont excessives ou
difficiles avec érotisme; — *Phosph.*, *Pulsatil.*, si
les règles sont tardives ou trop faibles, avec indifférence pour les rapprochements sexuels ; — *Sulfur*,
Stannum, s'il y a leucorrhée abondante.

Nervosité. — Etat habituel d'impressionnabilité
et de souffrances nerveuses qui rend pénibles la
plupart des impressions des sens et des émotions
morales, avec accidents spasmodiques et névralgiques. C'est un symptôme de l'hystérie, appelé
d'ailleurs *mobilité nerveuse*, *hystéricisme*, et que
l'on observe dans d'autres névroses. La nervosité
affecte quelquefois un organe en particulier et
constitue l'*hyperesthésie*.

TRAITEMENT. — Gymnastique, vie occupée, exercices corporels. *Coffea* répond à l'impressionnabilité; — *Chamom.*, à la faiblesse ; — *Ignatia*, à la
versatilité des symptômes. — Il faut consulter,
selon l'occurrence, les diverses affections qui se
produisent.

Analgésie, Anesthésie. — Ce sont des symptômes
de diverses névroses, particulièrement de l'hystérie
et de l'hypochondrie. L'analgésie est caractérisée
par l'absence de sensations douloureuses sur cer-

tains points de l'organisme : un doigt, une joue, la muqueuse de l'œil, un point de la vulve... L'*anesthésie* constitue un degré plus avancé de l'analgésie ; elle a plus de fixité, affecte des parties plus profondes, des muscles entiers, et détermine des troubles dans les mouvements volontaires, comme ceux de l'ataxie locomotrice.

TRAITEMENT. — Frictions, massage, douches, applications de la chaleur, de topiques irritants, ou de plaques métalliques d'après la méthode du Dr Burq ; *Bellad.* et *Ignatia* sont très-indiqués. — *Conium* et *Plumbum* le sont ensuite.

Hyperesthésie. — Caractérisée par l'exaltation de la sensibilité sur certains points de la peau (*dermalgie*), des membranes muqueuses, des muscles d'un viscère. Lorsqu'elle siége sur la vulve, elle peut rendre les rapports sexuels très-douloureux, impossibles, et déterminer le *Vaginisme.*

L'hyperesthésie est habituellement un symptôme de l'hystérie ; on l'observe aussi dans le cours de l'hypochondrie et d'autres névroses. Les hommes de cabinet, les mathématiciens, les compositeurs de musique éprouvent souvent l'hyperesthésie du cerveau. Cet éréthysme cérébral se traduit par de l'irritabilité, l'impression douloureuse des sons et de la lumière, des sensations de meurtrissure, de ballottement, de vacuité dans la tête, de la céphalalgie ou des vertiges par le moindre mouvement ; l'insolation, un exercice violent et prolongé, la pléthore ou l'anémie du cerveau, peuvent encore l'occasionner.

Traitement. — Contre l'hyperesthésie de la peau :
Silicea, *Natr. mur.*, *Agaric. musc.* ; — des membranes muqueuses : *Bellad.*, *Zincum*, *Senega*
(*Mezereum*) ; — des muscles : *Arnic.*, *Plumb.*
(*Croton tigl.*) ; — du cerveau : *Conium*, *Coff. cr.* ;
— *Nux v.*, chez les hommes de cabinet ; — *Bellad.*,
Bryon., après l'insolation ; — *Arnica*, *Colocynt.*,
après un exercice musculaire excessif ; — *Ignat.*,
Bellad, à la suite de veilles prolongées. Lorsque
cette affection tend à devenir habituelle, *Silicea*,
Veratr., *Natr. mur.* pourraient avoir de bons résultats ; mais il importe de puiser des indications dans
la maladie principale.

L'hyperesthésie de l'estomac se rattache à la dyspepsie, à la gastralgie, à la boulimie, à la pica, à la
flatulence ; celle de l'utérus, aux troubles de la
menstruation, à la métralgie, au vaginisme, à la
nymphomanie ; celle des organes des sens emprunte ses indications aux troubles qui les affectent. En outre, *Phos. ac.*, *Chin. sulf.* (et *Magnes.
mur.*) répondent à l'hyperesthésie de l'ouïe ; —
Chamom., *Conium*, à celle de l'odorat ; — *Ignat.*,
Coffea cr., *Nux v.*, à celle de la vue ; — *Sepia*,
Conium, *Merc. s.*, *Nux v.*, *Aconit.*, à celle des
sens et même du tact.

Troubles de l'ouïe. — La perception de sons imaginaires, les tintoins, les tintements et les bourdonnements d'oreilles (*paracousie*), la difficulté
d'entendre (*dysécie*), l'excessive sensibilité de
l'ouïe (*hypercousie*), sont des symptômes de di-

verses névroses, précèdent souvent la surdité, et dépendent de congestions diverses.

TRAITEMENT. — Veiller à la propreté du canal auditif. On oppose : *Stramon.* et *Sulfur*, à la perception de sons chimériques ; — *Merc. cor.* et *Natr. mur.*, à des grondements et au bruissement comme de grandes eaux ; — *Belladon.* et *Crocus*, aux tintements et aux bourdonnements ; — *Spigelia, Nitri ac.* et *Puls.*, aux irrégularités de l'ouïe ; — *Platina*, au bruit de roulement comme du tonnerre ; — *Aurum fol.*, à celui de bruissement et de son de cloches (en outre, *Rhododen.* répond au bourdonnement continuel ; — *Oleander*, aux tintements et à des chants ; — *Sabadilla*, aux détonations ; — *Baryta carb.*, aux craquements quand on mange) ; — *Puls., Bryon., Phosph.*, à la surdité ou dysécie ; et *Capsi. an., Puls., Chin. sulf.*, à la dysécie suite de l'otite (*Magnes. carb.*, à celle qui est aggravée ou diminuée selon la température et l'humidité de l'air).

Troubles de l'odorat. — Ils consistent dans la perte de l'odorat (*anosmie*), ou dans son extrême sensibilité.

TRAITEMENT. — La perte de l'odorat, dépendant de l'abus des stimulants, comme le tabac, est rarement curable ; on doit employer : *Caustic., Sepia, Phosph.* (*Mezereum, Cyclamen Europ., Magnes. mur.*). — L'exaltation de la sensibilité de l'odorat cède habituellement à *Lycop., Hepar s., Phosph.*

Troubles de la phonation. — Il est question de l'irrégularité de la voix (*bégayement*), de l'altération du timbre de la voix (*raucité*), de l'impossibilité d'articuler les mots (*aphonie*), de l'omission ou du changement de certains mots (*aphasie*); ces troubles dépendent du spasme des muscles de la phonation, de leur paralysie, de lésions organiques du larynx ou de la glotte où d'une irritation locale. L'aphasie cérébrale consiste dans le défaut de concordance entre la pensée et les mouvements volontaires des muscles qui agissent pour l'exprimer verbalement; elle peut être un symptôme du ramollissement du cerveau.

TRAITEMENT. — Raucité de la voix : *Aconit., Hepar s.* — Enrouement chronique : *Muriat. ac.* — Raucité avec toux par picotement : *Phos. ac.*; — avec sensation d'excoriation : *Bromum;* — par faiblesse des muscles de la phonation : *Caustic.* (avec extinction de la voix par accumulation de mucosités : *Baryta carb.*). — Aphonie incomplète, par refroidissement et autre cause : *Carbo v., Caustic., Drosera.* — Aphonie complète : *Canthar., Lachesis, Phosph.* — Aphonie de manière à ne pouvoir que chuchoter : *Phosph.* — Aphonie paralytique : *Caustic.* (aphonie nerveuse : *Oleander*). — Aphasie : *Chamom., Belladona;* — *Lycopod.*, lorsqu'elle tient à un trouble nerveux; — *Calc. c.* et *Colchic. aut.*, lorsqu'elle est due à une lésion du cerveau. — Le bégayement peut être atténué par : *Lycopod.*, quand il se produit à la fin des phrases (*Euphrasia*, s'il y a sensation de raideur à la langue ; — *Selenium*, si l'on semble chercher les mots). Dans plusieurs cas, il s'agit de traiter une laryngite, une névrose, une paralysie. (*Arum triphyllum* a été employé très-utilement dans les troubles de la voix chez les chanteurs ; *Argent. fol.* a aussi été recommandé.)

Troubles de la vue. — Ils constituent des symptômes d'une névrose, d'une amaurose, d'une lésion des organes de la vision. Ce sont : la *photopsie*, sensation de traînées lumineuses, de cercles do lumière, d'étincelles ; les *nubécules*, taches ou points noirs dans le champ de la vision (*mouches*), occasionnés par de petits noyaux d'injection de la rétine ; la *berlue*, sensation visuelle d'objets qui n'existent pas : insectes, images diverses ; le *daltonisme* ou *dyschromatopsie*, perception infidèle des couleurs : on prend l'une pour l'autre, ou l'on ne perçoit pas certaines nuances ; l'*asthénopie*, faiblesse de la vue qui se rapproche de la presbytie ; la *myopie*, vice de la vue qui consiste à ne voir distinctement que les objets plus ou moins rapprochés, par l'effet de la trop grande convexité du cristallin ou des humeurs de l'œil ; la *presbylie*, vice tout opposé à la myopie : il dépend des conditions opposées du cristallin et de la chambre antérieure de l'œil ; l'*amblyopie*, faiblesse de la vue, précédant souvent l'amaurose ; la *diplopie*, perception double de l'objet que l'on fixe ; l'*hémiopie*, perception incomplète de l'objet : on n'en voit que la moitié verticale ou horizontale ; l'*héméralopie*, trouble de la vue qui fait qu'on ne voit les objets que quand ils sont éclairés par la lumière du soleil, la *nyctalopie* consistant, au contraire, à ne voir les objets que pendant la nuit ; la *photophobie*, excessive sensibilité de la rétine avec perception douloureuse de la lumière, ou même impossibilité de la regarder ; la *mydriase*, dilatation permanente de la pupille, par un vice de conformation ou par paralysie de l'iris ; c'est aussi quelquefois un symptôme de l'helminthiase.

TRAITEMENT. — Photopsie : *Phosph.*, *Apis mel.* ; et, en particulier, vision d'arcs-en-ciel, d'objets fantastiques, *Digital.* ; — d'auréole verte autour de la lumière : *Phos.* ; — vue d'objets colorés et en travers : *Stramon.* ; — reflets verts dans la lumière : *Sepia* ; — perception de cercles lumineux : *Pulsat.* ; — de taches lumineuses : *Tarentula* (de clartés dans l'obscurité : *Valeriana* ; — d'étincelles dans l'obscurité : *Baryt. c.*).

Nubécules : *Phosph.*, *Sepia*, *Mercur. cor.*

Berlue : *Sulf.*, *Aurum fol.* (*Lactuca v.*).

Daltonisme : *Aurum f.*, *Bellad.* ; et, en particulier, aspect rouge des objets, bandes colorées, taches noires : *Conium* ; — aspect pâle des objets : *Pulsat.* ; — aspect vert ou jaune des objets : *Digitalis*, *Alumi.* ; — aspect bleu du feu : *Digitalis*.

Asthénopie : *Drosera*, *Cina*, *Phosph.* et surtout choix éclairé de verres convexes.

Myopie : verres concaves à divers degrés ; *Coni.,
Sulfur, Capsic. an., Magnes. c., Phosph.*

Presbytie : verres convexes à divers degrés ; *Drosera, Moschus, Calcar. c.*

Amblyopie : *Mercur. sol., Natrum m., Bellad.,
Sulfur.*

Diplopie : *Bellad., Digital., Secale cor.*

Hémiopie : *Aurum, Lycopod., Natr. mur.* ; hémiopie verticale : *Muriat. ac.* et *Lycopod.* ; trans-
versale : *Aurum f.*

Héméralopie : *Veratr., Pulsat. Mercur. sol.*

Nyctalopie : *Aconit., Nux vom., Phosph.*

Photophobie : *Belladona, Arsenic., Apis mel.*

Mydriase : *Opium, China, Belladona.* (En outre :
Magnesia mur. répond à la vision d'une auréole
verte autour de la lumière ; *Strontiana c.,* à des
scintillements ; *Oxalis acid.,* à l'apparence grossie
des petits objets ; — *Phytolacca,* à la photophobie,
à la presbytie ; — *Lactuca vir.,* à la berlue, aux nubécules ; — *Bromum,* à des sensations d'éclairs de
lumière avec mydriase ; —*Croton tigl.,* à l'amaurose accidentelle et éphémère, se reproduisant fréquemment.)

Vertiges. Mal de mer. — Le vertige est caractérisé par une sensation de tournoiement souvent
avec nausées ; on le distingue en vertige simple et
en *vertige ténébreux.* Le premier est symptomatique de congestions, d'anémie cérébrale, de névroses ; le second est un symptôme de l'épilepsie,
de la maladie hémorrhoïdale, et va jusqu'à la perte

de connaissance et à la chute du corps, mais rapide, avec retour instantané à l'état habituel. Le *mal de mer* est un état vertigineux avec vomissements, angoisse et indifférence morale. Le vertige à *stomacho læso*, qu'il soit une forme adoucie de l'indigestion grave, ou un effet d'une lésion cérébrale, se produit quelquefois avec mouvements congestifs à la tête, et peut durer plusieurs jours. Le malade est obligé de garder l'immobilité sous peine de tomber, ou d'exagérer ses mouvements à droite ou à gauche malgré sa volonté ; le moindre mouvement d'ailleurs excite des nausées.

TRAITEMENT. — Vertige simple : *Arnica*, *Cocculus*, *Lachesis*. — Vertige ténébreux : *Sulfur, Nux vom., Nitri ac.* — Mal de mer : *Cocculus, Arsenic.* (on a conseillé *Tabacum*). Le vertige plus grave, qui semble procéder de l'estomac, exige *Nux v., Cocculus* (*Tabacum*); il peut être un symptôme du déplacement d'une fluxion hémorrhoïdale et exiger l'emploi de *Sulfur.*

Voici encore quelques indications relatives aux diverses espèces de vertiges : *Chelidon. maj.*, avec sensation de froid à l'occiput; — *Chamom.*, avec défaillances; — *Pulsat.*, avec défaillances, palpitation, sensation de froid ou frissons fugaces ; — *Nux v.*, avec bourdonnement des oreilles et sensation de vacillation du cerveau; — *Moschus*, avec faiblesse et anémie ; — *Silicea*, avec bouffées remontant du dos au cerveau (*Kali bichromicum*, avec sensation comme si tout tournait).

Insomnie. Cauchemar. — L'insomnie est fébrile, congestive ou nerveuse. Elle est plus ou moins simple et dégénère parfois en anxiété. Le *cauchemar* est caractérisé par un réveil anxieux, à la suite d'une sensation de pression sur l'épigastre et de divers phénomènes accessoires et variables. Il est souvent le résultat d'une digestion laborieuse.

Traitement. — Contre l'insomnie fébrile : *Coffea, Bellad. (Gelseminum).* — Contre l'insomnie congestive : *Bellad., Opium;* — quand le sommeil est anxieux, avec rêves pénibles, comme dans un demi-réveil, *Cocculus;* — quand il est agité, avec gémissements, *Ipeca;* — quand il est troublé par des bouillonnements intérieurs, *Silicea;* — avec des ronflements qui réveillent, *China;* — avec sursauts fréquents; *Drosera,* — somnolence après les repas, *Phosph.* — Contre le cauchemar : *Nux v., Pulsatil.;* — *Sulf.,* avec effroi, illusion des sens et fatigue au réveil; — *Opium,* avec oppression, rêves lascifs, somnolence au réveil; — *Stannum,* avec gémissements. On doit recommander de manger peu le soir. Quelquefois un verre d'eau pure avalé au moment de se coucher procure un sommeil calme.

Léthargie. Carus. — La léthargie est un sommeil profond qui peut se prolonger au delà de plusieurs jours et dans lequel le malade entend et parle lorsqu'on le réveille, mais sans en garder le souvenir et pour se rendormir aussitôt. Le *carus* est un sommeil plus profond, pendant lequel le malade n'entend pas et ne parle pas. Ces deux affections sont ordinairement des symptômes de l'hystérie.

TRAITEMENT. — Contre le sommeil lourd, excessif : *Opium, Conium, Tarentula.* — Contre la léthargie : *Nux vom., Chamo.* — Contre le carus : *Opium, Arnica.*

Délire. Coma. — Le délire est un symptôme fébrile ; il est tantôt actif, aigu, furieux, tantôt tranquille et passif. Dans les fièvres graves, le délire passif est désigné sous les noms de *subdelirium*, de *coma vigil*. Le *coma* succède ordinairement au délire ; il consiste, comme le délire, dans la perte de connaissance, et, de plus, dans une immobilité et un assoupissement dont le malade ne sort que s'il est excité. A un degré plus prononcé, il se confond avec le *carus*.

TRAITEMENT. — Dans le délire aigu avec idée fixe : *Aconit.* — Avec crainte de la mort : *Aconit., Mercur. s.* — Avec idées effrayantes, hallucinations : *Belladon., Hyosciam.* — Avec actes de violence : *Stramon.* — Dans le délire passif ou subdelirium, s'il y a paroles inarticulées : *Arsenic., Chamom.* — Hébétude : *Rhus.* — Loquacité incohérente : *Ignatia.* — Dans le coma : *Opium.*

Toux. — Il est question ici de la toux comme symptôme dominant de plusieurs affections. Elle est tantôt convulsive, tantôt sèche et fatigante, ordinairement par quintes, parfois provoquant des congestions et des maux de tête.

Traitement. — Toux provoquée par des picotements dans la gorge et déterminant des efforts de vomissements ou des vomissements, durant les quintes ou à la fin : *Drosera (Coccus cacti)*. — Toux petite, saccadée, avec sécheresse ou picotements à la gorge : *Acon., Bellad., Caustic.* — Toux violente, sèche, avec congestion à la tête : *Bellad., Nux vom.* — Toux par quintes, surtout la nuit, provoquée par l'inspiration : *Conium.* — Toux avec sensation d'ardeur ou d'excoriation et de constriction à la gorge : *Cuprum, Canthar., Caustic (Bovista).* — Toux avec sensation d'ébranlement et de brisement des muscles abdominaux : *Bellad., Pulsat.* — Toux violente avec sifflement rauque : *Cupr., Coral. r.* — Toux sèche, aboyante, rauque, par quintes, accompagnée d'angoisse : *Hepar s.* — Toux violente avec suspension de la respiration : *Veratrum, Tartar. emet., Crocus* (toux avec enrouement et expectoration abondante : *Coccus cacti*).

Indigestion. — Affection de l'estomac caractérisée par l'arrêt de la digestion et par des phénomènes variables, suivant que l'indigestion est simple ou grave. L'indigestion simple ou de forme commune est accompagnée d'anxiété et se termine par le vomissement. L'indigestion grave s'accompagne de congestion cérébrale.

Traitement. — La première indication est de provoquer le vomissement en titillant l'arrière-gorge, ou en faisant avaler de l'eau tiède ; *Ipeca* et *Digitalis* conviennent ensuite, dans la forme commune ; — *Pulsatil.*, s'il y a anxiété avec frissons et accablement ; — *Chamom.*, s'il y a agitation et soif. — Dans la forme grave, la congestion cérébrale indique *Ipeca, Tartar. emet.*, puis le traitement du coma. — Lorsque l'indigestion a été causée par l'ingestion d'eau froide, de glace, de fruits, on donne *Arsenic.* et *Veratr.* ; — par l'ingestion de substances graisseuses, huileuses, pâteuses : *Pulsatil.* ; — par l'ingestion de lait : *Veratr., Calcar. c.*

Anorexie. Abstinence morbide. — L'anorexie, ou simple perte de l'appétit, est tantôt un symptôme d'une maladie, tantôt purement nerveuse, ou gastrique ; elle est rarement en pareil cas une source d'indications. L'*abstinence morbide* est un symptôme de plusieurs névroses, surtout de l'hystérie ; elle est caractérisée par l'aversion pour la nourriture et par l'impossibilité de manger sans vomir. Cette abstinence peut durer des semaines et des mois.

Traitement. — Dans l'anorexie nerveuse : *Chamom., Nux v., Sulf.* — S'il y a pointillement rouge de la langue : *Digital., Graphit.* — Dans l'anorexie gastrique : *Ipeca, Pulsat., Nux v.* — S'il y a répugnance pour la nourriture : *Tartar. emet.* — Soif : *Veratr.* — Absence de soif : *Pulsatil., Plumb.* — Goût amer : *Nux vom., Drosera.* — Goût métallique : *Calcar. c., Thuya, Natrum*

mur. Les indications pour le traitement de l'abstinence morbide se tirent de la maladie principale et
des affections concomitantes.

Boulimie ou *faim canine*. — Besoin de prendre une
quantité d'aliments beaucoup plus grande qu'à
l'ordinaire. Cette faim dévorante s'accompagne
d'une puissance de digestion extraordinaire.

Traitement. — Boissons lactées, mucilagineuses,
émulsionnées. Aliments gras et huileux, ou quelquefois sucrés. Les meilleurs médicaments sont :
Phosph. et *Nux v.*, chez les sujets vigoureux ou irritables (*Oleander*, quand il y a tremblement, comme
par impatience de manger); — *Cina* et *Iodium*,
chez les sujets pâles, amaigris; — *Chamom.*,
Sulfur, *Veratrum*, chez les sujets maladifs, faibles; — *Calcar. c.*, *Phosph.*, chez les sujets obèses
ou lymphatiques; — *Cina* (*Sabadilla*), chez les enfants.

Pica. — Perversion du goût caractérisée par
l'aversion pour les aliments ordinaires et la recherche de substances non nutritives : le malade mange
du plâtre, de la cendre, du bois, des chiffons. Cette
affection est aussi appelée *Malacie*. Elle est un
symptôme de diverses névroses et de la croissance
maladive, et conduit quelquefois à la consomption.

Traitement. — Combattre les affections concomitantes. Recourir aux moyens hygiéniques convenables, tels que les voyages, l'hydrothérapie. Quant

aux médicaments adaptés à la perversion de l'appétit, les principaux sont: *Conium, Bryonia, Silicea* (et *Kali bichromicum*, qui répond à l'appétence pour le sucre et les acides); on les administre successivement et à distance de plusieurs jours. *Nux v.* convient dans la généralité des cas où il y a altération du goût (*Senega*, quand il y a perception d'une saveur métallique, *Petroleum* perception d'une saveur putride).

La perte du goût (*ageustie*) est presque toujours un symptôme de quelque névrose et présente peu d'indications particulières. On peut choisir de préférence *Natrum mur.* (et *Magnes. c.*).

Acidités. Pyrosis. — Les acidités de l'estomac se manifestent par une sensation désagréable d'ardeur avec renvois acides et régurgitations d'un liquide acide. Le *pyrosis* est caractérisé par des acidités et par la sensation de brûlement à l'estomac, d'où le nom de *fer chaud*.

TRAITEMENT. — *Conium,* s'il y a régurgitation de glaires avec acidités ; — *Sepia, Nux v.*, constipation ; — *Carbo v.*, flatuosités ; — *Sulfur*, soif ; — *Alumina*, rapports acides, insipidité des aliments; — *Natrum mur.*, gonflement à l'épigastre, mucosités acides ; — *Lycopodium*, pyrosis, sitôt après le repas ; — *China, Arsenic.*, pyrosis avec selles faciles (*Sulfuris acidum*, *Curare*, *Ambra gr.* et *Nux moschata* ont aussi été conseillés).

Mérycisme. — Affection caractérisée par la régurgitation du bol alimentaire pendant la digestion, et par une espèce de rumination. C'est souvent un symptôme de gastrite chronique.

Traitement. — Alimentation sèche, et mastication parfaite. *Thuya, Nux vom.* et *Phosph.* sont très-indiqués. — *Lycopod.* convient lorsqu'il y a acidité des régurgitations.

Flatulence. Météorisme. — La flatulence est caractérisée par la production de gaz dans le tube intestinal. C'est un symptôme de la dyspepsie et de diverses névroses. Lorsque les gaz ne sont pas expulsés et qu'ils circulent dans l'intestin, les bruits qu'ils occasionnent s'appellent *borborygmes.* Si les vents incarcérés distendent l'intestin, il y a *ballonnement;* et si cette distension est excessive, il y a *météorisme.* Le météorisme est un symptôme des fièvres graves à leur dernière période. On lui donne aussi le nom de *tympanite, tympanisme.*

Pour un ouvrage didactique, la flatulence serait une division de la *Pneumatose,* affection caractérisée par un développement ou une accumulation de gaz dans les tissus ou dans une cavité. Dans le tissu cellulaire, c'est l'*emphysème ;* dans la plèvre, le *pneumo-thorax ;* dans le péricarde, le *pneumo-péricarde ;* dans l'utérus, le *physomètre ;* dans le scrotum, le *pneumatocèle ;* dans l'intestin, la *flatulence.* Au point de vue pratique, nous ne devons signaler que l'*emphysème* du poumon (voy. ce mot). En traitant de la *gangrène,* nous avons parlé de l'*œdème emphysémateux.*

Traitement. — *Chira, Chamom., Sulfur* répondent à la flatulence chez les convalescents, les personnes affaiblies ; — *Ignatia, Nux vom., Chamom.,* à la flatulence de la dyspepsie, des névroses ; — *Bryonia, Cuprum,* aux borborygmes avec vominturations ou crampes ; — *Phos. ac.,* aux borborygmes fréquents, suivis de selles diarrhéiques ; — *Nux vom., Carbo v. (Lactuca v.),* au ballonnement ; — *Carbo v., Phosph. a., Colocynthis,* à la tympanite. Les frictions chaudes et l'application de la chaleur sont d'excellents auxiliaires.

Incontinence d'urine. — L'*incontinence* d'urine n'est autre chose que son émission involontaire. On l'observe surtout chez les enfants, chez les vieillards et les femmes enceintes. Chez les enfants, l'urine paraît être expulsée par excès de contractilité de la vessie. Chez les vieillards, l'urine sort par affaiblissement de cette contractilité ; chez les femmes enceintes, par la pression des viscères abdominaux. Cela explique pourquoi l'incontinence d'urine est nocturne chez les enfants (*pissement au lit*), diurne chez les vieillards, et se produit au moindre effort chez les femmes enceintes.

Rétention d'urine. — Elle est occasionnée par des lésions, des calculs, des obstacles mécaniques, par l'inflammation de la vessie, un spasme, une paralysie. Elle reçoit le nom de *Dysurie* ou difficulté d'uriner quand elle est imcomplète ; d'*Ischurie,* lorsqu'elle est complète ; de *Stranguric,* lorsque la difficulté d'uriner est très-grande et

accompagnée de ténesme vésical et de vives douleurs.

TRAITEMENT. — L'incontinence d'urine nocturne
chez les enfants exige de prime abord *Bellad.* —
Thuya et *Kreosot.*, ou *Thuya* et *Plumb.* alternés,
sont souvent très-efficaces. — Dans les cas opiniâtres : *Sulfur* et *Calcar. c.*, suivis de *Bellad.* et
Mercur. s.; — *Canth.* et *Thuya*, chez des jeunes
filles pubères ; — *Cina*, chez des enfants, quand
l'incontinence est diurne ; — *Antim. cr.*, chez les
femmes qui perdent l'urine dans les efforts et en
toussant. — Chez les vieillards : *Nux vom.* et
Cantharis (et *Gelseminum*) répondent à l'incontinence d'urine, s'il y a ténesme ; — *Phosph.*, *Caustic.*
(et *Podophyllum*), s'il y a atonie. — *Sulfur*, *Nux v.*
conviennent aux cas rebelles ; — *Secale cor.* et
Hyosciam., à la supression des urines dans des
états fébriles.

La rétention d'urine présente souvent les indications du spasme de la vessie, de la cystite, d'une
paralysie, de la pierre... On est quelquefois obligé
de recourir au *Cathétérisme* ou introduction de la
sonde creuse dans la vessie.

Asphyxie. — Etat de mort apparente par suspension de la fonction respiratoire, soit directement
par obstacle à la respiration, soit indirectement
par cessation momentanée de l'action cérébrale.
On observe des symptômes d'asphyxie dans le
choléra, les maladies graves du poumon, du cœur
ou du cerveau, dans certaines névroses telles que

le tétanos, et toutes les fois que le sang, n'étant pas complètement oxygéné dans l'acte de la respiration, passe dans les artères à l'état de sang veineux ; il produit alors une stase sanguine dans les vaisseaux capillaires , avec rougeur noirâtre des extrémités (*cyanose*), et diminution de la chaleur animale jusqu'au refroidissement (*algidité*).

L'asphyxie occasionnée par la submersion, par la strangulation et par l'introduction dans le poumon d'un gaz non respirable, s'accompagne souvent de congestion cérébrale.

TRAITEMENT. — Dans l'asphyxie des maladies graves et des lésions du cœur ou du poumon, les indications sont fournies par ces maladies et ces lésions. Dams les autres cas, le traitement consiste à faciliter l'introduction de l'air dans le poumon et à réveiller la sensibilité. Les noyés sont débarrassés de leurs vêtements et couchés sur le côté gauche. On nettoie la bouche et les fosses nasales, on frictionne fortement la surface du corps, on l'enveloppe de couvertures chaudes.

Pour ceux qui ont subi la strangulation, on coupe leurs liens, on les couche sur le dos avec la tête élevée, on les frictionne, et on fait sur la peau l'application de corps chauds et irritants.

Pour les asphyxiés par un gaz, par exemple l'acide carbonique, on fait des aspersions d'eau froide sur la peau, on frictionne le corps, on frotte les narines de vinaigre.

Dans tous les cas, on presse la poitrine et le

ventre légèrement et avec méthode, pour simuler
le mouvement respiratoire ; on insuffle de l'air
dans la bouche ou même dans le larynx avec précaution ; et ce n'est quelquefois qu'après plusieurs
heures de persévérance dans ces manœuvres que
l'on parvient à ramener un asphyxié à la vie.

Sitôt que le malade donne quelque signe de vie,
on administre *Carbo v.* On suit les progrès de la
réaction, que l'on modère par *Aconit.*, si la chaleur et la fièvre s'élèvent ; ou que l'on excite par
Opium, s'il y a stupeur ou hébétude.

Congélation. — Lorsque le froid a déterminé la
congélation du corps ou d'une partie du corps, on
pratique des frictions avec de la neige, et on sur-
veille la réaction pour l'activer ou la modérer ,
comme dans l'asphyxie. — Quelquefois, à la suite
de l'action du froid, il se produit une paralysie, à
laquelle on a donné le nom de *Béribéri* ; on lui
oppose *Rhus* et *Phosph.*

Consomption. — Affaiblissement progressif des
forces avec amaigrissement, anéantissement de la
nutrition et flux colliquatifs. Les diverses formes
de la consomption ont pris les noms de *marasme*,
de *fièvre hectique*, d'*étisie*, de *cachexie*, et caractérisent la dernière période des lésions organiques
et des maladies chroniques... Dans une autre forme
de la consomption, il se produit une ostéite vertébrale ; elle est particulière aux jeunes gens onani-
ques et a reçu le nom de *tabes dorsalis.*

Traitement. — Des modifications hygiéniques sont ordinairement très-importantes pour le physique et le moral. *Arsenic.* répond à l'amaigrissement avec diarrhée et aux divers phénomènes d'irritation des muqueuses des yeux, du nez, de la gorge. — *Ignat.* et *Phosph. ac.* sont indiqués par les désordres de la calorification, les bouffées de chaleur âcres mêlées à des sensations de froid ; — *Chamom.* et *Silicea,* par la chaleur fébrile, la rougeur des pommettes, l'ardeur des mains. (*Bovista* peut être utile dans un état d'émaciation avec sueur matinale bornée à la poitrine.) On traite en même temps les lésions.

11ᵉ CLASSE

NÉVRALGIES

Les névralgies sont des affections douloureuses siégeant sur un ou plusieurs nerfs, dont elles suivent le trajet, en se fixant sur un ou plusieurs points, d'où la douleur paraît se propager. Leur marche est irrégulière et quelquefois intermittente ; telles sont : la migraine, le tic douloureux de la face, la névralgie cervicale et ses divisions, l'otalgie, la pleurodynie, la gastralgie, l'entéralgie, le lombago, la sciatique, les névralgies des viscères et des glandes, l'odontalgie, la céphalalgie.

MIGRAINE.

Caractérisée par une douleur violente sur un côté de la tête (*Hémicrânie*), par un malaise général avec nausées ou vomissements, et par une marche intermittente avec accès irréguliers. La migraine est le plus souvent une affection de l'hystérie, de la goutte, des hémorrhoïdes, de la dartre. Elle est tantôt légère et bénigne, tantôt grave ou maligne. Sous cette dernière forme, la névralgie s'étend à la moelle épinière et finit par devenir habituelle.

Enfin la migraine, surtout grave, présente souvent un point douloureux qui donne la sensation d'un clou enfoncé dans la tête (*clou hystérique*).

TRAITEMENT. — On a souvent à puiser des indications dans la maladie principale, et dans une affection de l'estomac ou de la matrice, avec lesquelles la migraine a des rapports de corrélation ou d'alternance. Les médicaments les plus ordinaires sont *Nux vom.* et *Chamom.*, *Nux vom.* quand il y a comstipation habituelle, *Chamom.* dans le cas contraire. — *Pulsatil.* convient s'il y a selles faciles et frilosité chez des sujets délicats, lymphatiques. — *Calcar. carb.* et *Pulsatil.* sont très-indiqués dans la migraine qui débute le soir, *Puls.* surtout quand la douleur s'étend à la nuque avec sensation de constriction et de contraction; — *Nux vom.* et *Calcar. carb.*, dans celle qui débute le matin. — *Sepia* est indiqué dans celle qui s'accompagne de malaises d'estomac et de constipation, chez les personnes délicates; — *Belladona*, par des mouvements congestifs à la tête; — *Alumina*, par la céphalalgie compressive avec battements, pulsations dans la tête; — *Coffea*, par des douleurs portant au désespoir ; — *Aurum fol.*, par la sensation de meurtrissure au cerveau. — On alterne *Ipeca* et *Nux vom.* dans les cas où les accès se reproduisent avec une périodicité régulière; — *Phosph.*, *Aur. f.* et *Veratr.*, dans ceux où les accès deviennent habituels. — *Ignat.*, *Coffea c.* et *Agaric. musc.* répondent au clou hystérique;

après eux viennent : *Bellad.*, *Hepar s.*, *Chamom.*, surtout quand le clou hystérique est accompagné d'une douleur perforante avec sensation de dilatation du front ; — et *Thuya*, quand le clou hystérique siége au sommet de la tête (*Lactuc. vir.*, quand le clou hystérique change de place).

(Dans ces derniers temps, on a préconisé *Sanguinaria Canadensis*, contre la migraine en général ; *Gelseminum*, contre l'ensemble des désordres nerveux qui l'accompagnent ; *Mezereum* et *Oleander*, contre l'excessive sensibilité du cuir chevelu. On a aussi employé quelquefois *Verbascum*, *Asa fœtida*, *Valeriana*). Toutes ces indications trouveront un complément utile au chapitre *Céphalalgie.*

TIC DOULOUREUX DE LA FACE.

Appelé aussi *Névralgie trifaciale* et *prosopalgie*. Cette névralgie est quelquefois bénigne : c'est la *névralgie de la face ;* plus souvent, elle est d'une violence extrême : c'est le *tic douloureux.* Cette névralgie se localise sur divers points de la face, principalement au voisinage de l'œil, s'accompagne de contractions musculaires très-douloureuses sur le point qu'elle occupe, et se produit par accès de quelques secondes, revenant très-souvent, par exemple, toutes les cinq minutes, dans l'état de veille.

Les contractions des muscles qui caractérisent le tic douloureux existent dans d'autres névralgies, qua ndelles acquièrent une certaine violence ; on les observe souvent dans la sciatique. Les médicaments indiqués ici contre ce symptôme conviennent dans toute autre névralgie où l'on en constate l'existence.

TRAITEMENT. — *Nux vom.* et *Ipeca*, contre la périodicité; — *Graphit.*, *Nux vom.*, *Phosp.*, contre la sensation crampoïde; — *Lycopodium*, quand les déchirements s'étendent aux os de la face; — *Colchicum*, quand ils s'étendent dans la tête, avec tressaillements des muscles de la face; — *Sepia*, dans le tic sus-orbitaire; — *Platina*, quand il y a distorsion des muscles de la face, et sensation de froid et de fourmillement après les accès de douleur; — *Thuya*, *Colocynth.*, *Caustic.*, en général, quand il y a des contractions musculaires; — *Agaricus musc.* et *Zincum*, si la sensation de déchirement se propage dans la tête; — *China*, *Colocynt.*, *Hepar s.*, lorsque la douleur s'aggrave au moindre attouchement. — Il faut encore citer : *Bellad.*, *Spigel.*, *Chamom.*, *Pulsatil.*, *Cuprum*, *Veratrum*, qui trouvent leur place dans le traitement, quand il est long; ils s'adaptent à l'ensemble des symptômes (en outre, *Verbascum* correspond aux tiraillements douloureux; — *Mezereum*, à la pression crampoïde étourdissante dans les os de la joue, jusqu'à l'orbite; — *Kalmia latif.*, aux déchirements qui s'étendent au maxillaire inférieur; — *Gelseminum*, aux palpitations musculaires avec grande impressionnabilité; — *Guaiacum*, aux déchirements avec battements aux tempes; — *Kali*.

hydriodicum, aux douleurs déchirantes dans toute
la face). Enfin on réussit quelquefois à calmer les
douleurs atroces de cette cruelle affection, par des
applications de Collodion ou d'un peu de Chloroforme (voyez ces mots).

NÉVRALGIE CERVICALE ET DES MEMBRES SUPÉRIEURS.

Cette névralgie occupe l'occipital, la nuque, la
partie postérieure du cou, et s'étend aux bras et
aux avant-bras, ce qui constitue les névralgies *cer-
vico-occipitale* et *brachio-occipitale*.

TRAITEMENT. — Contre le point névralgique de la
nuque : *Nux v.*, *Sulfur*, *Sabina*, *Ignatia ;* — du
cou : *Bellad.*, *Lycopod.*, *Thuya ;* — du bras, de
l'épaule, du dos, par irradiation : *Calcar. c.*, *Pulsat.*, *Staphysag. ;* — lorsque la douleur s'aggrave
le soir, *Pulsat. ;* la nuit, ou par la chaleur : *Thuya,
Mercur. sol. ;* — si la chaleur est brûlante : *Carb. v.,
Arsenic. ;* — si l'impression du froid l'aggrave :
Aconit., *Rhus*, *Dulcamara ;* — si le mouvement
la soulage : *Rhus*, *Ignat. ;* — si elle s'accompagne
de sensation d'engourdissement : *Nux v.*, *Rhus,
Aur. f. ;* — dans la névralgie du cou et des bras,
avec élancement dans l'épaule et engourdissement,
Ledum palustre, *Kali carb.* et *Ferrum met. ;* —
avec tremblement des mains, *Colchicum ;* — avec
lancinations, sensation de meurtrissure dans les os
du bras, *Cocculus ;* — dans les douleurs tractives
du dos, avec raideur du cou, sensations de brûlement, *Carbo v.* (On a conseillé quelquefois : *Asa-*

rum Europæum et *Baryta carbonica*, contre la
névralgie cervicale ; — *Oleander*, contre la névralgie brachio-occipitale ; — *Coccus cacti*, dans
les névralgies de la nuque, du cou, des bras et des
doigts, des lombes, avec des lancinations déchirantes.)

OTALGIE.

Névralgie de l'oreille. — Elle est le plus souvent symptomatique d'une névrose ou d'une otite.

Traitement. — *Pulsatil.* et *Chamom.* ; — si la
douleur rayonne vers la tête : *Belladona, Phosph.* ,
— vers l'œil : *Spigelia ;* — vers le nez, la face :
Rhus, Aconit., Causticum ; — si elle est suivie
d'une sensation de froid et de torpeur, *Platina.*

PLEURODYNIE.

Névralgie intercostale, qu'il faut distinguer du
point de côté. Elle se manifeste surtout au dos,
sur le côté, vers le sternum ; elle précède souvent
le *zona* et persiste quelquefois après la disparition
de l'éruption.

Traitement. — *Arnica* et *Bryonia.* — Viennent
ensuite : *Rhus* et *Bryonia* alternés, puis *Merc. cor.,*
ce dernier surtout quand la douleur traverse la
poitrine ; — *Cantharis,* si la douleur est avec sensation brûlante ; — *Pulsatil.* et *Sulfur,* si la douleur change de siége ; — *Natrum mur.* et *Thuya,*
si elle s'étend vers le cou ; — vers le dos, *Bryon.* et

Pulsat. ; — vers le côté, *Nux v.*, *Pulsat.* ; — *Arsenic.*, *Spigel.*, *Caustic.*, si elle se montre opiniâtre (*Phytolacca*, *Ranun. scel.* et *Sabadilla*.)

GASTRALGIE

Névralgie de l'estomac. — On lui a aussi donné les noms de *cardialgie* et de *gastrodynie*; ce dernier désigne plutôt la nature rhumatismale de cette névralgie. La gastralgie est caractérisée par des douleurs crampoïdes avec angoisse plus ou moins prononcée, et procédant par accès. Elle est souvent un symptôme de la gastrite chronique, de la dyspepsie, de la chlorose, du pyrosis, de la pica, de la goutte, de diverses affections de la matrice.

TRAITEMENT. — *Belladona*, douleur vive, pongitive ou crampoïde ; — *Chamom.*, gastralgie avec angoisse ; — *Coffea cr.*, douleur crampoïde avec anxiété, oppression, gêne par les vêtements ; — *Veratrum*, avec anxiété et sueurs froides ; — *Nux vom.*, crampes et constipation ; — *Phosph.*, crampes et grande sensibilité au froid ; — *Cocculus*, crampes violentes s'étendant aux intestins ; — *Arsenic.*, douleur brûlante ; — *Carbo veg.*, crampes avec sensation de brûlement et flatulence ; — *Conium*, crampes et sensation de froid à l'estomac ; — *Hepar s.*, douleur crampoïde avec flatulence et régurgitation de liquide ; — *Stannum, Lycopod.*, gastralgie liée à la leucorrhée ; — *Nux v.*, *Platina*, gastralgie accompagnée de tranchées crampoïdes et ténesme à la matrice ; — *Graphit.*, gastralgie

liée aux hémorrhoïdes ; — *Sepia*, *Calcar. carb.*,
gastralgie avec marasme, flux colliquatifs ; —
Plumb., *Sulfur*, gastralgie ancienne avec amaigrissement ; — *Canthar.*, *Caustic.*, douleur d'excoriation ; — *Cocculus*, *Silicea*, gastralgie accompagnée de vertiges. Il est presque toujours utile,
et souvent indispensable, de modifier le régime et
de recommander une mastication parfaite.

ENTÉRALGIE.

Névralgie de l'intestin. — Ce mot comprend
toutes les variétés de *coliques* : les tranchées, les
pincements, les douleurs d'élancement et de torsion. En dehors de l'entérite et de la péritonite,
les coliques s'observent dans une foule de circonstances et chez des personnes de tout âge ; elles sont
des symptômes des hémorrhoïdes, de l'hystérie et
d'autres névroses, de l'helminthiase, de la flatulence,
de la présence de corps étrangers, de la hernie...

TRAITEMENT. — *Belladona* contre les coliques par
tranchées, avec chaleur ou sensibilité ; — *Nux
vom.*, contre les coliques crampoïdes, les sensations
de torsion ; — *Chamom.*, coliques avec découragement ; — *China*, coliques avec tintements d'oreilles
ou vertiges et dyspepsie ; — *Chelidon. maj.*,
coliques avec rétraction du nombril, et qui obligent
à se courber en avant ; — *Colocynt.*, coliques
crampoïdes violentes, retentissant jusque dans les
membres, quelquefois avec ténesme rectal, sans
selles (*Copaïva*, coliques violentes, subites, avec

syncope et refroidissement du corps) ; — *Veratrum*, coliques excessives avec anxiété et sueurs froides. — En outre, *Nux v.* et *Carbo v.* correspondent aux coliques flatulentes ; — *Secal. cor.* et *Nux vom.*, aux coliques hémorrhoïdales ; — *Bellad.*, *Chamom.*, *Ignatia*, aux coliques nerveuses. On trouvera d'autres indications à propos de la colique saturnine, de la hernie, de la flatulence.

LOMBAGO.

Névralgie des lombes (Lombo-abdominale). — Elle a son siége dans la région des reins, d'où elle se propage ordinairement soit à l'intestin, soit au testicule, au scrotum, à la matrice, aux grandes lèvres, au ventre, en prenant le nom de la partie à laquelle elle s'étend. Le lombago est souvent occasionné par un effort ou un refroidissement, et en ce cas il constitue plutôt une simple *myalgie*.

TRAITEMENT. — *Arnica, Bellad., Nux vom.*, répondent à la douleur des lombes ; — *Rhus* et *Lycopod.*, aux douleurs déchirantes, suivies de raideur ; — *Colchicum (Petroleum)*, aux douleurs s'irradiant dans les membres. — Les irradiations au testicule réclament l'emploi de *Phosph.*, de *Sepia* (*Rhododen.*) ; — à la matrice, de *Hamamelis, Cocculus, Ignat., Pulsat., Nux v. (Cicuta).*

SCIATIQUE ET NÉVRALGIE DES MEMBRES INFÉRIEURS

Névralgie ischiatique, appelée aussi *goutte sciatique.* — Elle a son siége dans la fesse ; et, suivant qu'elle s'étend vers le sacrum, vers la cuisse ou la jambe, elle prend les noms de *Névralgie crurale, fémorale* et *præ-tibiale.* La sciatique est très-fréquente ; et presque toujours elle prolonge ses irradiations, même jusqu'au pied. Souvent les douleurs sont atroces, procèdent par accès et s'accompagnent de contractions musculaires, comme le tic douloureux.

TRAITEMENT. — *Bryonia* et *Rhus* alternés sont les premiers médicaments à employer. — *Chamom.* répond aux douleurs tiraillantes dans la hanche et la cuisse, avec engourdissement et crampes dans tout le membre. — *Nux vom.* et *Colocynt.* conviennent lorsque les douleurs s'étendent au ventre, aux pieds, et entourent le tronc avec des sensations de constriction, de crampes. — *Colchic.* et *Caustic.* répondent aux douleurs par accès avec faiblesse musculaire ; — *Arsenic.* et *Phosph.* ac., aux douleurs brûlantes ; — *Plumb., Caustic.*, aux douleurs avec contractions musculaires. — *Bellad., Lycopod., Thuya, Calcar. c.* trouvent leur place dans le traitement des sciatiques rebelles.

Les névralgies bornées à la jambe et au pied exigent principalement l'emploi de *Bryon.* et *Rhus,* souvent de *Colchicum ;* — les douleurs brûlantes aux pieds avec alternative de chaleur et d'engourdissement, *Carbo. v.* (et *Carbo an.*) ; — à la plante des pieds, *Causticum.*

NÉVRALGIE DES VISCÈRES ET DES GLANDES

Ces névralgies sont souvent des symptômes d'inflammation ou de lésions organiques, un retentissement sympathique de fluxions goutteuses ou hémorrhoïdales ; elles sont aussi quelquefois purement nerveuses, surtout chez les hystériques.

TRAITEMENT. — *Névralgie du cœur.* — Elle a le plus ordinairement pour siége les enveloppes du cœur et s'observe plutôt chez les rhumatisants, les goutteux et les personnes affectées de quelque névrose. *Aconit.* et *Cactus grandif.* s'emploient d'emblée. — *Spigelia* et *Colchic.* répondent à l'angoisse concomitante ; — *Arsen.* (et *Aur. mur.*), à la sensation de brûlement ; — *Digital.* et *Causticum,* au ralentissement du pouls ou aux mouvements spasmodiques du cœur. On pourra consulter les articles : *Palpitations, Spasmes, Lésions organiques.*

Névralgie du poumon. — Cette névralgie, lorsqu'elle n'est pas un symptôme de l'hystérie ou d'une névrose, est peut-être uniquement due à une lésion organique. Les douleurs lancinantes donnant la sensation d'un trait qui traverse la poitrine réclament *Aconit., Bryon. (Squilla, Kalmia latif.) ;* — les douleurs crampoïdes, *Nux vom., Stramon , Cocculus ;* — les douleurs accompagnées d'angoisse, *Ipcca ;* — et s'il y a sueur froide, *Veratr. ;* — aggravation par la respiration, *Bryon., Tart. emet., Chamom. ;* — sensations brûlantes, *Arsen., Kreosot.*

Névralgie du foie (hépatalgie). — A la suite d'une émotion morale ou de colère : *Aconit.*, *Bryon.*, *Colocynt.* ; — avec sensation de gêne, de pesanteur, *Merc. s.* et *Aur. f.* ; — contre les douleurs lancinantes, *Conium* ; — brûlantes, *Carbo v.* ; — crampoïdes, *Nux v.* ; — en général, *Nux v.*, *Graphites*, chez les hémorrhoïdaires ; — *Chelid. m.*, *Baptis. t.*, chez les hypochondriaques et dans les cachexies ; — *Lycop.*, *Arsen.*, *Calc. c.*, chez les goutteux ; — *Bellad.*, *Chamom.*, chez les hystériques.

Névralgie de la rate (splénalgie). — Après des atteintes de fièvre intermitente, *Canthar.*, *China*, *Natrum mur.* ; — chez des sujets lymphatiques ou obèses, *Conium*, *Sulfur* ; — lorsqu'il y a en même temps tuméfaction de la rate, *Chinin. sulf.*, *Iodium* ; — contre la douleur sourde, continue, *China*, *Bryon.* ; — si la douleur est lancinante, *Nitri ac.*, *Silicea* ; — si elle est brûlante, *Merc. s.*, *Caustic.* ; — crampoïde, *Carbo v. (Oleander, Croton tiglium).*

Névralgie des reins (néphralgie). — Le plus souvent, cette névralgie est une irradiation de la cystalgie, des douleurs qui accompagnent l'inflammation d'une partie des voies urinaires ou qui sont dues à la présence de calculs. Elle se distingue du lombago ou d'une myalgie, en ce qu'elle est profonde et se propage à la vessie et à l'urèthre ; cette irradiation doit faire porter le choix sur *Pulsat.* et *Nux v.* ; ou sur *Capsic. ann.*, si elle s'étend à l'anus.

Les douleurs lancinantes appellent *Canth.* et *Bellad.* (*Cannabis*).

Névralgie de la vessie (cystalgie). — Lorsque la douleur est localisée à l'hypogastre, *Nux v.*, *Canthar.* ; — si elle s'étend à l'urèthre et rayonne dans le bassin, *Pulsat.*, *Carbo v.* ; — contre les douleurs lancinantes et brûlantes, *Carbo v.* et *Dulcam.* ; — les douleurs constrictives, *Nux v.* ; — les douleurs sourdes, la sensation de meurtrissure et d'excoriation, *Nitri ac.*, *Pulsat.* — Contre une excessive sensibilité de la vessie, *Apis mel.* (douleurs s'étendant aux reins, à la verge, *Phytolacca*).

Névralgie du testicule. — Elle constitue la névralgie *iléo-scrotale* et s'étend à l'anus. Le testicule est quelquefois tellement douloureux qu'on le désigne en pareil cas sous le nom d'*Irritabile testis.*

Arnica et *Bellad.* sont recommandés tout d'abord. — *Clematis er.* paraît avoir une action plus spéciale (il en est de même de *Rhododend.* et de *Oxalis ac.*). — *Nux v.* convient lorsqu'il y a ténesme rectal ; — *Cocculus*, quand la douleur est tiraillante avec sensation de meurtrissure dans le testicule. — *Phosph.* et *Merc. c.* sont indiqués contre les irradiations de la douleur ; — *Phosph. ac.*, lorsque le testicule est tuméfié, douloureux et rétracté jusque vers l'anneau inguinal.

Névralgie de la matrice (métralgie, hystéralgie). — Elle est fréquente chez les femmes nerveuses ; on l'observe quelquefois à la suite d'excès vénériens, d'une impression de froid aux pieds, d'une émotion morale ; souvent elle précède ou accompagne les règles ou un molimen hémorrhoïdal, et peut s'étendre aux ovaires, au vagin, à l'anus. *Ignat.* et *China* répondent à la douleur lancinante ou crampoïde, aux tranchées ; — *Nux v.* et *Conium*, qnand elle est causée par des excès vénériens (*Podophyllum* est utile dans la métralgie qui complique la grossesse) ; — *Aconit.* et *Nux v.*, répondent à la douleur provoquée par une impression de froid ; — *Chamom.* et *Bellad.*, à celle qui est occasionnée par une émotion morale. — *Puls.* et *Sulf.* sont préférables si elle est due à un molimen hémorrhoïdal ; — et *Hamamelis, Sepia, Chamom.*, à la dysménorrhée. — *Thuya, Platina* sont indiqués par ses irradiations aux ovaires ; — *Mercur. s.* et *Bellad.*, au vagin ; — *Capsic. an.* et *Merc. cor.*, si elle s'accompagne de ténesme à l'anus. Enfin l'utérus peut être dans un état d'éréthisme qui exige l'emploi des bains tièdes.

ODONTALGIE.

Névralgie dentaire, mal de dents. — On doit distinguer un mal de dents par refroidissement de celui qui est symptomatique : 1° d'une névrose, de l'hystérie, et d'une maladie comme la goutte, la dartre ; 2° d'une congestion, d'une action sympathique de l'estomac, de la matrice, comme chez les femmes enceintes ; 3° d'une lésion de la dent ou de son alvéole.

Traitement. — Odontalgie par refroidissement, *Aconit.* et *Hyosciamus.* Viennent ensuite : *Rhus,*

Merc. s., Bryon. — Chez les personnes nerveuses, hystériques : *Ignatia, Chamom., Bellad., Cocculus;* — chez les goutteux : *Arnica, Bryon., Phosph., Caustic.;* — les rhumatisants : *Rhus, Bryonia, Colchic.;* — les hémorrhoïdaires : *Merc. s., Nux vom., Sulfur;* — les dartreux : *Canthar., Pulsat., Arsenic.;* — les femmes enceintes : *Bellad., Calcar. c., Mercur. sol.* — Lorsqu'il y a carie de la dent et inflammation de la muqueuse alvéolaire : *Bellad.* et *Mercur. s.* alternés, puis *Staphys.* et *Silicea.*

Parmi les circonstances qui influent sur la douleur, on trouve souvent des indications précieuses ; ainsi : *Arnica, Hyosciamus* répondent à l'odontalgie par violence extérieure, par effort d'extraction ; — *Dulcamara, Rhus,* à celle qui est occasionnée par l'humidité de l'air ; — *Pulsat., Silicea,,* à l'aggravation par l'action du vent ; — *Arsenic., Pulsat.,* à l'aggravation par le froid ; — *Phosph., Mercur. s., Calcar. c.,* à l'aggravation par la chaleur ; — *Rhus, Chamom.,* à l'aggravation par la chaleur du lit ; — *Caustic., Hyosciam.,* à l'aggravation en mangeant ; — *Sulfur, Bryon., Merc. s.,* à l'aggravation par le moindre contact ; — *Pulsat., Cocculus,* à l'aggravation par le séjour dans la chambre ; — *Hyosciam., Nux vom., Laches.,* à l'aggravation dès le matin ; — *Pulsat., Mercur. s.,* à l'aggravation le soir ; — *Apis mel., Phosph., Chamom.,* à l'aggravation vers le milieu du jour ; *Mercur. s., Rhus,* — *Silicea,* à l'aggravation la nuit ; — *Sulf., Bryon., Merc. sol.,* à la sensation comme si les dents s'étaient allongées.

Le siège et le genre des douleurs fournissent aussi quelques indications. A la tempe : *Bellad.*, *Thuya*, *Calc.* c. — Au front : *Aconit.*, *Bryon.*, *Ignat.* (*Sanguin.* c.). Autour des yeux et aux yeux : *Spigel.*, *Bellad.* — Quand les douleurs s'étendent au cerveau : *Ignat.*, *Apis. m.*, *Bellad.* — Au cou : *Bry.*, *Merc.* s. — A la nuque : *Sabina*, *Ignat.*, *Pulsat.* — Au sommet de la tête : *Calc.* c., *Nitri ac.*, *Lycop.*

Enfin, *Bell.*, *Calc.* c., *Acon.* répondent à des mouvements congestifs chez les personnes bien portantes d'ailleurs, et *Ferr. met.*, *Spigel.*, *Sepia*, chez les anémiques ; — *Arsenic.*, *Carbo v.*, aux douleurs brûlantes ; — *Cocculus*, *Chamom.*, *Nux vom.*, aux douleurs crampoïdes ; — *Bellad.*, *Mercur.* s., aux douleurs lancinantes ; — *Apis mel.*, *Arnica*, *China*, à l'extrême sensibilité de la peau où siège la douleur ; — *Nux v.*, à l'extension des douleurs, qui rayonnent partout ; — *Sepia*, vers l'oreille et le cou (*Rhododend.*, vers les membres, *Millefolium* quand la douleur semble avoir son point de départ dans la peau ; (*Coccinella septem-punctata* a paru quelquefois jouir d'une grande efficacité).

CÉPHALALGIE.

Mal de tête. — Symptôme commun à un grand nombre de maladies. Il existe quelquefois seul, ou présente des indications particulières, indépendamment de celles qu'on puise dans le diagnostic de la maladie dont il est une manifestation.

TRAITEMENT. — Chez les femmes enceintes : *Bellad., Calcar. c.* — Chez les hystériques : *Ignat.,
Cocculus.* — Chez les dartreux : *Lachesis, Nitri
ac.* — Chez les goutteux : *Colchic., Bryon., Caustic.*
— Chez les hémorrhoïdaires : *Nux v., Graphit.,
Phosph.* — Chez les personnes robustes, sanguines :
Arnica, Bellad., Veratr. — Chez les sujets affaiblis, anémiques : *Phosph., Cocculus, Spigelia.*
— Lorsque la céphalalgie est occasionnée par un
refroidissement : *Aconit.* ; — par l'acide carbonique : *Bryon., Drosera;* — par le séjour dans une
chambre : *Moschus, Cocculus;* — par l'action du
soleil : *Belladon., Arnica;* — par la fatigue :
Bryon., Arsenic.; — par l'étude : *Nux v., Phosph.
ac.;* — aggravée par le grand air et le vent : *Muriat. ac.*

Les circonstances accessoires fournissent souvent
des indications excellentes : Céphalalgie avec crainte
de la mort, *Aconit., Arsenic.;* — avec excessive
sensibilité au bruit, à la lumière, *Arnica., Aconit.,
Apis mel.* ; — avec envie de vomir, *Arnica, Digitalis;* — avec vertiges, *Ignat., Cocculus;* — avec
abondance d'urines limpides, *Bellad., Ignat., Chamom.* ; — avec douleurs portant au désespoir, *Coffea c.* ; — avec anxiété, sueurs froides, froid extérieur, *Veratrum;* — avec douleurs s'aggravant le
soir, et sensibilité au froid, *Pulsatil.;* — avec sensation d'une barre compressive sur le front, *Bryon.* ;
— avec sensation de vide et de vacillement dans
la tête, *Cocculus, Spigel.* — Douleur très-aiguë par
accès, avec agitation, *Colocynt.* — Douleur opi-

niâtre très-vive, *Sulfur, Arsenic., Mercur. s., Cuprum.*

Selon le siège de la douleur, on peut aussi choisir : pour le front, *Ipeca*, s'il y a déchirement ; *Bryon.*, barre douloureuse (*Croton tigl.*, douleur qui s'étend de la tempe à la nuque) ; — pour le sommet de la tête, *Arnica, Lachesis* ; — pour les tempes, *Staphys., Caustic.* ; — pour la nuque, *Nux v., Antimon. cr., Silicea (Euphrasia)* ; — pour l'orbite oculaire, *Spigelia (Croton tigl.)* ; — pour toutes les parties de la tête, *Nitri ac., Arsenic., Bellad., Chamom.* ; — *Aurum, Nitri acid., Mercur. s.*, si elle paraît siéger dans les os ; — *Bellad., Calc. c., Phosph.*, dans le cerveau ; — *Silic., Mercur. s., Rhus*, dans le cuir chevelu.

Les indications suivantes faciliteront encore le choix du médicament : *China*, céphalalgie avec sensibilité du cuir chevelu ; — *Phosph. ac.*, avec pression crampoïde et aggravation au moindre mouvement ; — *Graphit.*, avec bouillonnement de sang dans le cerveau ; *Ferr. met.*, par accès avec pulsation dans la tête ; — *Platina*, avec douleur qui augmente graduellement jusqu'à un degré intolérable ; — *Lachesis*, avec douleur qui procède de l'intérieur ; — *Muriatis ac.*, avec élancements et sensation de meurtrissure au cerveau ; — *Corall. rubr.*, avec sensation comme si le cerveau allait sortir par le front (en outre : *Bismuth.*, douleur qui du vertex s'étend aux yeux ; — *Ranunc. scel.*, sensation comme si la tête était serrée dans un étau ; — *Phytolacca*, douleur sus-orbitaire, avec nausées; — *Podophyll.*, céphalalgie avec tiraillements dans les yeux).

Enfin, les caractères de la douleur peuvent faire préférer : *Bellad.*, si elle donne une sensation de dilatation ; — *Nux. vom.*, de resserrement ; — *Apis m.* et *Arsenic.*, de lancinations rapides ; — *Phosph.*, de battement ; — *Cocculus*, de vide.

NOTE SUR LE TRAITEMENT DES NÉVROSES ET DES NÉVRALGIES.

Le *chloroforme* appliqué à l'extérieur offre une précieuse ressource pour calmer les spasmes, les convulsions, les crampes, les douleurs qui, par leur violence et leur opiniâtreté, font naître quelque crainte. Pour cela, on verse une demi-cuillerée à café de chloroforme sur une petite compresse de papier de soie que l'on applique rapidement sur le lieu affecté. Cette application peut se répéter plusieurs fois.

Lorsque le calme ne se fait pas sentir immédiatement, on a recours à l'olfaction : on met une demi-cuillerée à café de chloroforme sur un linge que l'on place rapidement sous les narines du malade. On peut y revenir au besoin, mais en surveillant l'effet du chloroforme sur le cerveau, afin de ne pas pousser son action jusqu'au sommeil anesthésique.

L'emploi du *chloral*, récemment introduit dans la thérapeutique pour le traitement palliatif des névroses et des névralgies, peut très-avantageusement être administré sous forme de sirop ou de pilules.

12ᵉ CLASSE

RÉTENTIONS

Les rétentions sont des affections caractérisées par l'accumulation d'une substance solide ou liquide dans les réservoirs ou conduits destinés à son excrétion, avec difficulté ou impossibilité d'en sortir. Telle est la rétention de la salive, des larmes, de l'urine, de l'arrière-faix, des matières fécales, des règles.

Rétention de la salive, rétention des larmes dans le sac lacrymal, rétention de l'arrière-faix, rétention des règles. La rétention de la salive dans le canal de Sténon, celle des larmes dans le sac lacrymal, celle de l'arrière-faix dans la matrice, ne sont pas en question ici, non plus que la rétention des règles par vice de conformation.

Rétention d'urine. — Quant à la rétention d'urine, elle se lie à des affections ou à des lésions : *calculs, prostatite, spasmes, rétrécissement* de l'urètre. Le lecteur voudra bien se reporter à ces divers articles.

Rétention des matières fécales ou constipation.
— Symptôme commun à une foule de maladies, et
qui a quelquefois pour cause un obstacle mécanique au passage des matières fécales, une tumeur,
un rétrécissement intestinal. La constipation est
aussi, plus souvent qu'on ne le croit, un simple résultat d'un spasme **intestinal**, d'un état d'éréthisme
des valvules et de l'intestin. En dehors de ces cas,
la constipation consiste dans une suppression de
l'évacuation alvine pendant plusieurs jours; il n'est
pas rare de rencontrer des personnes, d'ailleurs
bien portantes, quoique presque toujours affectées
de quelque névrose, n'obtenir de garde-robe que
toutes les semaines et même tous les quinze jours.
En général, la constipation qui existe depuis plusieurs jours entraîne des malaises et des mouvements congestifs vers la tête.

TRAITEMENT. — Quand la constipation est due à
une cause matérielle, telle que le durcissement des
matières, on obtient leur évacuation au moyen d'injections froides en petite quantité et répétées dans
le rectum; l'introduction d'un morceau de savon
arrondi (*suppositoire*) est parfois utile. On a souvent à combattre une cause générale, telle que : une
névrose, une paralysie, une affection du cerveau, un
état spasmodique, l'inflammation de l'intestin, une
fièvre, dont la constipation est l'un des symptômes.
Les moyens les plus directs contre la constipation sont : *Opium*, *Plumb.*, chez les femmes enceintes ; — *Bry.*, *Nux v.* quand une selle est en re-

tard dans une maladie aiguë ; — *Phosph.*, *Silicea*, *Caustic.*, lorsque l'intestin est inerte et ne jouit pas de toute sa contractilité. Dans ce cas encore, *Lycopod.*, *Nux vom.* et *Opium* sont très-indiqués. Ce dernier convient surtout quand les matières sont en petites boules agglomérées. — *Lycopod.* et *Nux v.* le sont également dans les cas de flatulence ; — *Bellad.*, *Mercur. s.*, dans un état inflammatoire ; — *Hydrastis C.*, dans le même cas, si les matières sont sèches et noires ; — *Bryonia*, *Sulfur*, *Chamom.*, dans un excès d'irritabilité de l'intestin ; — *Platina*, *Ignatia*, dans des névroses avec spasmes. — On a souvent à choisir : *Calc. c.* et *Sulfur*, chez des sujets lymphatiques ; — *Opium*, *Nux v.*, *Lachesis*, chez les personnes qui mènent une vie sédentaire ; — *Natrum m.*, *Cuprum*, *Plumb.*, lorsque la constipation est suivie de coliques et de selles diarrhéiques ; — *Silicea*, *Platina*, lorsque les matières sont très-dures et agglomérées en une seule masse ; — *Colchicum*, *Hepar s.*, lorsque les matières sont recouvertes de mucosités desséchées en forme de membranes ; — *Lycopod.*, *Plumb.*, *Sulfur*, lorsqu'elles ont une forme marronnée, olivaire. Le bain tiède est quelquefois un excellent moyen d'obtenir une selle.

La constipation des hémorrhoïdaires et de ceux qui éprouvent une *pléthore veineuse* abdominale, consiste le plus souvent en selles, mêmes bi-quotidiennes, mais très-incomplètes. *Nux v.* et *Merc. s.* alternés pendant quelques jours provoquent des évacuations satisfaisantes. On intercale au besoin une dose de *Sulf.* le soir (*Podophyllum* se montre efficace dans ces cas de selles incomplètes).

Agalactie (suppression de la sécrétion du lait). — Elle est souvent occasionnée par une émotion vive après l'accouchement, ou même dans le cours de l'allaitement, quelquefois aussi par un mauvais régime ; dans ce cas, la sécrétion du lait cesse peu à peu, et un régime convenable la rappelle à l'état normal. Dans les autres cas, *Pulsat.* est le premier médicament à donner, puis on en vient à *Chamom.* chez les femmes très-nerveuses, à *Calc. c.* et *Aconit.* chez celles qui sont moins impressionnables. *Chamom.* convient aussi dans l'agalactie suite d'une vive émotion ; cependant on devrait préférer *Bryonia* après un accès de colère. Dans le cours de l'allaitement, l'agalactie survenue chez des femmes hémorrhoïdaires exigerait *Chelidon. majus*, et, lorsque la sécrétion du lait cesse par suite de la réapparition des règles, on se trouvera bien d'administrer successivement *Platina*, *Pulsatilla* et *Sabina*, chaque médicament pendant deux jours (on a conseillé aussi *Millefolium*).

13e CLASSE

DÉPLACEMENTS

Les déplacements sont caractérisés par le changement de direction d'un organe ; c'est ce qu'on appelle, suivant le siége du déplacement : prolapsus, chute, descente. Les organes qui se déplacent quelquefois sont le rectum, le vagin, la luette, la matrice, une anse d'intestin. Ce dernier déplacement prend le nom de hernie.

PROLAPSUS OU CHUTE DU RECTUM.

Sortie du rectum ou dernier intestin par l'anus. Chez les enfants, la chute du rectum est un signe de la constitution hémorrhoïdaire ; il y a ordinairement afflux de sang dans le tissu de la membrane muqueuse du rectum, et même inflammation. Chez les vieillards, il y a plutôt relâchement et atonie de cette membrane, qui forme souvent en dehors une tumeur considérable.

TRAITEMENT. — *Bellad.* et *Merc. sol.*, chez les enfants. — *Apis. mel.*, s'il y a saillie considérable et grande difficulté de faire rentrer l'intestin. — *Na-*

trum. mur., s'il y a constriction, douleur brûlante et écoulement séro-sanguinolent (*Podophyllum*, s'il y a diarrhée). — *Ignat.*, s'il y a douleurs vives. — *Kali carbonic.* a été très-efficace (ainsi que *Asarum Europæum*) chez des hémorrhoïdaires avec écoulement de mucosités. On pratique le toucher avec les doigts imbibés d'huile, pour repousser l'intestin au dedans, lorsqu'il ne rentre pas de lui-même après les garde-robes.

Chez les vieillards, *Nux v.* est le meilleur médicament. — *Sulfur* et *Plumbum* conviennent ensuite, non moins que *Lycopod.*, *Muriat.* ac. et *Sepia*. Il est très-utile de faire des injections froides et astringentes. On est quelquefois obligé de pratiquer la compression par le tamponnement.

CHUTE DU VAGIN.

Le relâchement de la muqueuse vaginale entraîne quelquefois le vagin au dehors, soit en totalité, soit en partie ; c'est ce qui constitue la *chute* du vagin.

TRAITEMENT. — Les affections concomitantes de la matrice ou du vagin présentent des indications majeures. En dehors de ces indications, on a recours à *Sulfur* et *Nux vom.*, dans les cas d'atonie ; — à *Pulsatil.* et *Mercur. s.*, lorsqu'il y a chaleur et sensibilité. — *Coral. rub.* et *Aur. fol.* se sont montrés efficaces dans des cas opiniâtres. Les lotions froides sont recommandées.

Le même traitement est indiqué dans la *chute* de la muqueuse de l'urèthre, qui par son relâchement excessif peut faire saillie au dehors.

CHUTE DE LA LUETTE.

Lorsque la luette se tuméfie et s'allonge par le relâchement plus ou moins prononcé de son tissu, elle tombe sur la base de la langue, occasionne de la gêne, et parfois une toux persistante.

TRAITEMENT. — On a ordinairement à traiter une affection du larynx. Les moyens plus particulièrement adaptés à la chute de la luette sont des gargarismes froids et astringents portés dans l'arrière-gorge. L'excision de la luette serait au besoin un moyen facile de remédier au mal. *Nux vom.*, *Aurum* et *Mercur. s.* agissent quelquefois très-efficacement. *Argent. fol.* a réussi (*Baryta. carb.* compte quelques succès).

DÉPLACEMENTS DE LA MATRICE.

La matrice peut se porter à droite ou à gauche, en avant ou en arrière; elle peut aussi s'affaisser sur elle-même en présentant son fond en avant ou en arrière, avec son col dirigé à l'inverse ou replié. Tant que ces déplacements ne se compliquent pas d'engorgement, les personnes n'en sont point incommodées. Mais, dans certains cas, le relâchement des ligaments de la matrice est tel, qu'elle s'affaisse sur elle-même, s'engage dans le vagin en poussant le col devant elle, et va jusqu'à faire saillie au dehors. Les déplacements de la matrice sont souvent appelés *descente, chute, prolapsus*. Ils sont quelquefois une cause de stérilité.

TRAITEMENT. — Quel que soit le mode du déplacement, on doit insister sur les soins de propreté et recourir à la ceinture hypogastrique, toutes les fois qu'il est utile de neutraliser l'effet du poids de la masse intestinale sur la matrice. L'usage d'un pessaire n'est guère utile que si la chute de cet organe est complète. Les médicaments à employer sont *Nux vom.*, s'il y a sécheresse des parties ; — *Belladon.* et *Mercur.* s., s'il y a inflammation. — *Aurum. f.* (et *Aur. mur.*) ont souvent une action décisive. — *Secale corn.* a réussi lorsqu'il n'y avait aucune douleur locale.

HERNIE.

Déplacement d'une partie d'intestin ou d'épiploon, qui sort de la cavité abdominale et fait saillie sous la peau. La hernie peut avoir lieu sur toute la ligne médiane, surtout par l'ombilic ; elle siége le plus souvent à l'ouverture du canal inguinal chez l'homme, et dans l'arcade crurale chez la femme. On lui donne divers noms selon la place qu'elle occupe, selon sa forme, et selon la partie ou l'organe déplacé, mais ces noms importent peu au traitement interne.

TRAITEMENT. — Chez les enfants, on peut guérir toute espèce de hernie au moyen de la compression bien faite, des soins domestiques et de l'emploi de *Calcar. c.* et de *Bryon.* Chez les adultes, le bandage contentif doit être exactement adapté, après la réduction complète de la hernie. *Nux vom.* et *Aurum* agissent très-utilement pour faciliter la réduction et même pour contribuer à l'oblitération de l'ouverture herniaire.

Dans les cas de *hernie étranglée,* on ne doit pas négliger le taxis, c'est-à-dire la compression méthodique faite avec les mains, en opérant des mouvements de pression combinés dans divers sens. Le taxis ne réussit souvent qu'après plusieurs heures de manœuvre. On administre en même temps *Nux v.,* médicament très-propre à exciter la contractilité de l'intestin. — *Bellad.* est plus apte à s'opposer à la constriction spasmodique de l'ouverture qui donne passage à la hernie. — *Aurum* est encore très-utile. — Les coliques violentes avec sueurs froides et anxiété indiquent *Veratrum ;* — les vomissements stercoraux : *Nux v.* et *Plumb.* On doit aussi faire des applications judicieuses de glace, d'éther, de corps chauds, sur la tumeur herniaire ; enfin, provoquer l'anesthésie par le chloroforme.

ÉTRANGLEMENT INTESTINAL.

Appelé aussi : *Miserere, colique du Miserere, Ilœus, Étranglement interne, Passion iliaque.* Cette affection est caractérisée par des coliques terribles, résultat du déplacement d'une anse d'intestin, soit qu'une partie de l'intestin rentre dans une autre (*invagination*) ; soit qu'une anse d'intestin s'enroule autour d'une autre (*volvulus*), de manière à produire un étranglement.

TRAITEMENT. — *Belladona* répond à la constipation, aux vomissements, à la tension douloureuse du ventre. — *Nux v.* répond aux mêmes symptômes, mais n'est préféré que si le pouls est petit, faible. — *Plumb.* et *Opium* répondent à un degré plus avancé de l'affection, lorsque la constipation invincible s'accompagne de vomissements de matière stercorale et de météorisme. Les applications chaudes et les bains tièdes sont de bons moyens accessoires. On a eu quelquefois recours avec succès à des moyens qui déterminent un relâchement général des fibres musculaires, par exemple en provoquant un instant d'anesthésie à l'aide du *chloroforme.*

14e CLASSE

LÉSIONS

Cette classe comprend toutes les lésions de tissus et se divise en lésions mécaniques et en lésions organiques.

Nous entendons par lésion mécanique toute altération d'un tissu ou d'un organe par une cause externe, dite cause traumatique ou traumatisme : *contusion, ecchymoses, entorse, luxation, fracture, déchirure, écrasement, plaie, corps étrangers, brûlures, opérations chirurgicales.*

TRAITEMENT. — Dans toutes ces lésions, indépendamment des procédés chirurgicaux, s'il y a lieu, on doit aussitôt que possible employer l'*Arnica* en teinture ; à l'intérieur, quelques gouttes par verres d'eau bus par cuillerées ; et à l'extérieur, une cuillerée par litre d'eau, dont on imbibe des compresses qui sont appliquées *loco dolenti*. L'*Arnica* ne doit pas être employé au delà de deux ou trois jours. Après son effet, on a recours aux médicaments propres à remplir les indications qui peuvent se présenter.

Quelle que soit la gravité de la lésion, cette médication est le plus sûr moyen : 1° de s'opposer au développement du tétanos et d'autres accidents nerveux ; 2° de prévenir l'inflammation ; 3° d'empêcher la fièvre consécutive (*fièvre traumatique*) de s'établir, ou de la dissiper si elle existe.

Cet'emploi de l'*Arnica* simplifie toutes les lésions : il facilite la résorption du sang épanché dans les tissus (*ecchymoses*) ; il arrête les petites hémorrhagies même internes ; il facilite l'application des bandages et autres procédés externes, en atténuant ou réprimant l'inflammation qui rendrait trop douloureuse ou impossible l'extraction d'esquilles ou de corps étrangers ; il facilite également la réunion des bords d'une plaie. L'*Arnica*, en supprimant ou diminuant la fièvre, permet, d'autre part, d'alimenter le malade qui conserve ses forces, tandis que la blessure marche plus rapidement vers la cicatrisation, parfois sans suppuration apparente.

Pour les *brûlures*, il faut éviter toute application d'eau ou de substance froide. On expose la partie brûlée à la chaleur du feu, autant qu'elle peut être supportée, pendant une minute. C'est le plus sûr moyen de prévenir une plus vive inflammation et une plus grande désorganisation. Dans le cas où on ne pourrait recourir à ce premier moyen, on lotionnerait la partie brûlée avec de l'eau-de-vie chauffée ou de l'Arnica mêlé à un volume égal d'eau chaude. La douleur qui en résulte est souvent aiguë, mais la brûlure cesse ensuite d'être douloureuse, l'inflammation se dissipe, et la cicatrisation se fait plus promptement. On panse la brûlure avec une couche épaisse de coton cardé appliquée immédiatement ; ce mode de pansement s'oppose au contact de l'air; on n'enlève l'appareil, autant que possible, qu'après la guérison.

On donne à l'intérieur *Aconit*, quand la fièvre se déclare ; et on le fait suivre de *Cantharis*. — *Hepar s.* convient dans les cas de suppuration des brûlures profondes. — On peut ensuite recourir aux autres médicaments adaptés à la suppuration selon la qualité du pus (*voyez ce mot*).

LÉSIONS ORGANIQUES.

Elles consistent en altération de tissus par cause interne. Cette cause est toujours une des maladies constitutionnelles ou diathésiques. Il a déjà été question de plusieurs de ces lésions à propos du cancer, des tubercules, des granulations, de la gangrène, des phlegmasies ; il nous reste à parler des autres lésions qui s'y rattachent : abcès, ulcères, fistules, rétrécissements, lésions du cœur, lésions de l'œil, tumeurs, lithyase, emphysème, varices, ramollissements, indurations, atrophies, hypertrophies, dégénérescences, sclérose, cirrhose.

Abcès. — Collection de pus dans les tissus, soit à la suite d'une inflammation aiguë (*abcès chaud*), soit à la suite d'une lésion d'un point plus ou moins éloigné (*abcès froid*).

L'*abcès chaud* se forme sur le lieu même, dans les tissus enflammés ; il est le résultat de la *suppuration*, l'une des terminaisons de l'*inflammation*. La formation du pus s'annonce par des douleurs pongitives fixes et par des frissons. A mesure que le pus s'accumule, la partie se tuméfie, présente de l'empâtement et l'on y perçoit la sensation de fluctuation par le toucher, pourvu que l'abcès ne soit pas situé trop profondément. Tous les organes parenchymateux peuvent être le siége d'abcès.

L'*abcès froid*, ou *par congestion*, se forme lentement, par l'accumulation du pus qui fuse dans l'interstice des organes, sur un point plus ou moins éloigné de la partie où il se forme. C'est ainsi que la carie d'une vertèbre (mal de Pott) a souvent pour résultat un abcès dans la cuisse.

TRAITEMENT. — *Hepar sulf.* est le médicament essentiel dans toute suppuration. — *Silicea* convient quand la suppuration est abondante, de longue durée, et dans les abcès diffus des phlegmons non limités. — *Phosphor.* convient au début des abcès glandulaires. — *Bellad.* et *Mercur. sol.* sont aptes à dissiper un reste ou une recrudescence d'inflammation. — *Sulfur, Calcar. c.* et *Iodium* sont surtout nécessaires dans les abcès froids. — *Arsenic.* s'adapte aux abcès ouverts dont le pus devient séreux et dont la surface tend à s'agrandir.

Le pansement des abcès **ouverts** doit remplir trois conditions : 1º absorber le pus ; 2º entretenir la propreté ; 3º mettre la lésion à l'abri du contact de l'air.

Ulcères. — Solution de continuité des parties molles, avec perte de substance et écoulement de pus. Ces lésions peuvent siéger sur la peau ou sur les muqueuses, succéder à une plaie, à un aphthe, à un bouton, à un bubon, à un abcès, à une inflammation. Mais, de quelque manière qu'un ulcère se produise, il est toujours lié à une maladie : scrofule, syphilis, dartre, goutte, tubercules, hémorrhoïdes, diabète.

Traitement. — Les indications principales se tirent de la maladie, constitutionnelle ou diathésique. En général, pour les ulcères scrofuleux : *Apis mel.*, *Sulfur* ; — pour les ulcères dartreux : *Staphysag.*, *Arsenic.* ; — pour les ulcères goutteux : *Calcar. c.*, *Sepia* ; — pour les ulcères diabétiques : *Arsenic.*, *Nux v.* ; — pour les ulcères variqueux : *Pulsatil.*, *Lycopod.* ; — pour les ulcères gangréneux : *Carbo v.*, *Lachesis* ; — pour les ulcères succédant à des eschares : *Nitri ac.*, *Plumbum* ; — pour les ulcères sycosiques : *Thuya*, *Silicea* ; — pour les ulcères fistuleux : *Causticum*, *Silicea.* — L'ulcère de l'estomac, indépendamment des moyens dirigés contre la gastrite et la gastralgie, exige l'emploi de *Sulfur*, *Plumb.*,

Calcar. c., *Arsenic.*, médicaments également utiles contre les ulcères de l'intestin, par exemple, à la suite de la dysentérie.

La forme d'un ulcère est une source d'indications non moins importantes : ulcère irrité, sec, douloureux : *Bryon.* et *Sulfur ;* — ulcère avec douleur brûlante : *Arsenic.*, *Carbo v. ;* — ulcère à bords indurés : *Silicea, Hydrast. canad., Iodium ;* — ulcère à fond grisâtre, à aspect blafard : *Plumb., Baptisia t., Apis mel. ;* — ulcère entouré d'un cercle emphysémateux, boursouflé : *Carbo v., Lachesis ;* — ulcère entouré d'un cercle rouge, livide, avec vésicules, ulcère putride à bords sensibles brûlants : *Muriat. ac. ;* — si ces bords sont entourés d'un cercle rougeâtre et pruriteux : *Pulsatilla, Arsenic., Canthar. ;* — ulcère fongueux, couvert de végétations : *Nitri acid., Calcar. c. ;* — ulcère fongueux et saignant : *Phosphor. ac., Muriat. ac. ;* — ulcère à pus sanieux, rougeâtre, saignant facilement : *Carbo veg., Iodium, Baptisia ;* — ulcère à pus aqueux, avec grumeaux : *Lycopod., Sepia ;* — ulcère à pus abondant et lié : *Stannum, Hepar s. ;* — ulcère indolore : *Sulfur, Sepia, Secale cor.* (*Euphorb. off.*).

Les ulcères superficiels, qui s'étendent de proche en proche (*ulcères serpigineux*), sont scrofuleux, dartreux ou syphilitiques ; on leur oppose tout d'abord : *Pulsatil., Bellad., Staphysag., Mercur. cor. ;* — ceux qui sont plus profonds, rougeâtres et qui s'étendent aussi (*ulcères phagédéniques*), exigent *Arsenic., Nitri ac., Silicea.*

L'ulcère syphilitique simple, ou chancre, réclame l'emploi de *Mercur. sol.* ; — lorsqu'il est induré : *Iodium*, *Sulfur*, *Mercur. cor.* ; — lorsqu'il est invétéré : *Aurum f.*, *Lachesis*, *Plumb.* — Les ulcères qui succèdent aux gommes, aux plaques muqueuses et à d'autres lésions susceptibles de dégénérescences, sont connus sous les noms de *Frambæsia*, de *Yaws*, de *Pian...* et se traitent comme il est dit au chapitre de la Syphilis.

Le pansement d'un ulcère est d'une grande importance et exige beaucoup de propreté. Il ne faut pas l'irriter, s'il est douloureux ; et il faut l'irriter s'il est indolent, blafard, en touchant le fond avec la teinture d'iode, l'acide phénique... Dans tous les cas, on doit en ménager les bords, en les préservant de tout agent irritant : il faut aussi le soustraire au contact de l'air, par exemple, au moyen de la baudruche recouverte de plusieurs couches de collodion débordant sur la peau saine.

Fistule. — Ulcère à forme de canal étroit et plus ou moins sinueux, mettant en communication un point des tissus lésés avec la surface cutanée, et présentant une ou plusieurs ouvertures, soit à la peau, soit sur les muqueuses. Les caries donnent presque toujours lieu à des fistules ; on les observe souvent à la suite des abcès des glandes avec induration, et dans les obstructions ou lésions quelconques des conduits naturels : telles sont les *fistules lacrymale, salivaire, urinaire, anale ou stercorale.*

Traitement. — Les premiers médicaments à employer sont : *Sulfur* et *Pulsatil.* — *Calcar. c.* vient ensuite. — *Silicea* répond à la lésion elle-même. Il faut encore citer *Staphys.*, *Caustic.*, *Argent. fol.* — En outre, *Chelidonium maj.* (et *Petroleum*) s'adaptent à la fistule lacrymale ; — *Causticum*, à la fistule à l'anus. Du reste, on ne peut obtenir des résultats définitifs qu'en ayant égard à la maladie principale et à l'aspect que présente l'*ulcère*. Les services de la chirurgie sont quelquefois rendus inutiles par un traitement bien dirigé.

Rétrécissement. — Lésion consistant dans la diminution de la capacité d'un conduit sur un point de son parcours. Cette lésion est ordinairement le résultat de la cicatrisation d'un ulcère, d'une inflammation suivie d'induration... C'est ainsi que se forment les rétrécissements de l'urèthre, de l'intestin, de l'œsophage.

Traitement. — Le rétrécissement de l'urèthre, le plus accessible à quelques moyens curatifs, se traite par la dilatation progressive et méthodique. Mais il ne faut pas négliger les médicaments. *Sulfur* et *Thuya* répondent à l'épaississement de la muqueuse ou à des végétations ; — *Plum.*, *Silicea*, *Lycopod.*, à des ulcérations avec brides ou points indurés. — *Clematis er.* est conseillé lorsqu'il existe des brides douloureuses. Ces médicaments peuvent être administrés contre les autres rétrécissements, dont ils améliorent les conditions.

Lésions du cœur. — Elles varient, avec les symptômes, qui les décèlent, suivant la nature de la maladie qui en est la cause et suivant leur siége : rétrécissement d'un orifice, ulcération ou induration d'une valvule, végétations, ramollissement, dégénérescence, dilatation, anévrysme sur un point plus ou moins limité. Si la lésion oppose quelque difficulté au retour du sang dans le cœur, il en résulte une hypertrophie de cet organe, ou une dilatation, un anévrysme, en deçà de l'obstacle ; et, à un degré plus avancé, il se produit des symptômes généraux de plus en plus graves : stases sanguines, hydropisies, dyspnée, palpitations, cyanose... La goutte et le rhumatisme, en se localisant sur quelque partie du cœur, sont ordinairement la cause de ces lésions.

Traitement. — C'est surtout dans les sensations et dans les symptômes généraux que l'on puise les indications. *Arsenic.* répond à la douleur brûlante, à l'anxiété, aux symptômes d'asphyxie, à la dyspnée, aux œdèmes ; — *Carbo v.*, aux symptômes d'asphyxie plus prononcés, avec cyanose ; — *Veratr.*, à la sensation de gêne douloureuse et de plénitude à la région du cœur. — *Bryon.* et *Phosph.*, répondent aux douleurs lancinantes avec ou sans palpitations. — *Spigelia* convient s'il y a douleur avec spasme du cœur, angoisse, palpitations tumultueuses ; — *Digitalis*, si le pouls est petit et ralenti et s'il y a œdèmes ou hydropéricarde ; — *Aconit.*, si le pouls est dur ou fort et sec ; — *Bellad.*, s'il est plein et fréquent ; — *Phosph.*, s'il est intermittent ; — *Carbo v.,* s'il est très-petit, filiforme, effacé. — *Laches.* et *Arsenic.*, s'adaptent à une période avancée avec stases sanguines, œdèmes. — *Cantharis* a quelquefois très bien réussi en pareil cas. — *Spongia* répond aux accès brusques de suffocation avec palpitations nocturnes, obligeant le malade, réveillé en sursaut, à se mettre sur son séant. — *Phosphor.* répond aux divers bruits de râpe, de frémissement, de souffle, fournis par l'auscultation ; c'est le médicament de la plupart des lésions, ainsi que *Calc. c.*, *Arsenic.*, *Lachesis* (et *Cactus grandiflorus*, qui a été récemment préconisé.)

Lésions de l'œil. — Elles sont ordinairement consécutives à l'ophthalmie et liées à une des maladies constitutionnelles diathésiques.

Albugo. — *Tache de la cornée*, consistant en une cicatrice ou en un dépôt de lymphe plastique dans les lames de la cornée, à la suite de l'ophthalmie scrofuleuse : *Spongia, Sulfur, Silicea.*

Pannus. — Espèce de tache de la cornée, formée par le développement exagéré des vaisseaux : *Mercur. s., Calcar. c., Tartar. emet.*

Hypopion. — Accumulation de matière purulente dans la chambre antérieure de l'œil : *Silicea, Cuprum, Ipeca.*

Ptérygion. — Epaississement de la conjonctive qui empiète sur la cornée par des prolongements de forme triangulaire : *Calcar. c.*, *Plumb.*, *Sulfur.*

Cataracte. — Opacité du cristallin ou de sa capsule, d'où résulte l'interception du rayon visuel : *Natr. mur.*, *Secale c.* ; on a aussi employé : *Calcar. c.*, *Hepar s.*, *Silicea* (on a cité quelques faits favorables à l'emploi de *Senega*, *Magnesia carb.*, *Chelidonium majus*).

Glaucome. — Lésion caractérisée par la fixité de l'iris, par la dilatation de la pupille et par la coloration verdâtre des profondeurs de l'œil. Elle paraît être causée par l'inflammation de la membrane qui tapisse la chambre postérieure, par un épanchement, ou encore par l'altération de l'humeur vitrée. *Apis mel.*, *Phosph.*, *Digital.* sont les premiers médicaments à employer ; on donne *Conium m.*, s'il y a sensation de froid et proéminence des yeux avec obscurcissement de la vue (*Copaïv. bals.* a été aussi conseillé).

Tumeurs. — Il est question ici des tumeurs formées par des produits morbides liquides ou solides, renfermées ou non dans un sac ou *kyste*. Les tumeurs du cancer, des abcès, des œdèmes... ont leur place ailleurs. Les tumeurs osseuses, tophacées, fibreuses, sont liées à des affections des os, à la goutte, à d'autres maladies. Les tumeurs par induration, ou par hypertrophie des glandes ou d'autres tissus, se rattachent aux adénites, aux dégénérescences.

Tumeurs enkystées. Kystes. — Ces tumeurs sont constituées par l'accumulation de produits morbides dans un sac membraneux formé aux dépens d'une portion de glande ou de canal excréteur. Suivant qu'elles contiennent de la sérosité, du sang, de la graisse, un liquide sirupeux, elles ont reçu les noms de *kystes : hydatique, hématique, séreux, adipeux, mélicérique.* On comprend toutes ces tumeurs sous le nom générique de *loupes.* La plupart sont arrondies et pédonculées ; quelques-unes, comme les *hydromas,* les *ganglions,* qui siègent sur les gaînes tendineuses et les aponévroses, sont aplaties.

Traitement. — Ordinairement, il est utile de favoriser la résorption de la matière de ces tumeurs par l'application du *Collodion*, par des fumigations irritantes d'un sel vaporisé, tel que l'*Hydrochlorate d'ammoniaque,* par le badigeonnage avec la *Teinture d'iode. Silicea, Graphit., Calcar. c.* ont quelquefois, par un emploi prolongé, fait disparaître des loupes ; — *Caustic., Hepar s., Iodium,* surtout aux paupières (*Chalazion, Grêlon*). On peut sur quelques points pratiquer la compression, lorsqu'on s'est assuré de l'existence du kyste qu'il ne faut pas confondre avec une glande ; on emploie aussi *Conium, Iodium.*

Tumeurs non enkystées. — Elles sont ordinairement graisseuses et siègent dans le tissu cellulaire. Les frictions et le massage sont ici fort utiles.

Calcar c., Phosph., Iodium sont les médicaments les plus usités.

Névrome. — Petite tumeur qui siège sur l'enveloppe d'un nerf et qui est très-douloureuse. *Phosph.* et *Silicea*, s'ils ne guérissent pas, retardent quelquefois indéfiniment le moment de l'excision.

Tumeurs érectiles. — Ces tumeurs sont formées par le développement anormal des vaisseaux capillaires sanguins. Les meilleurs médicaments sont *Phosph.* et *Nitri ac.*

Gomme. Tumeur gommeuse. — Lésion de la syphilis tertiaire, consistant en une ou plusieurs tumeurs, pouvant siéger partout; elles sont indolentes, parviennent très-lentement à suppuration, suppurent indéfiniment et donnent lieu quelquefois à des ulcères interminables. On prescrit le traitement de la syphilis, et souvent *Phosphor., Sulfur, Aurum.* Quand il y a ulcération, le pansement doit être soigné, compressif, isolant, tantôt simple, tantôt avec la teinture d'iode étendue d'eau.

Tumeur blanche. Arthrite scrofuleuse. — Affection de la scrofule, caractérisée par la tuméfaction d'une articulation, avec altération de ses parties osseuses et cartilagineuses, dégénérescence et tubercules. Toutes les articulations en peuvent être le siége. On l'observe souvent au genou. A la hanche, elle constitue la *luxation spontanée du fémur* ou *coxarthrocace*. La marche des tumeurs blanches est lente avec recrudescence, souvent avec abcès et ulcérations. La terminaison la plus favorable est la soudure de l'articulation affectée, c'est-à-dire l'*ankylose*.

TRAITEMENT. — Dans la période inflammatoire et les recrudescences : *Bellad.* et *Mercur. s.*, jusqu'à ce qu'on ait obtenu une notable amélioration. Seulement, on intercale de loin en loin quelques doses de *Sulf.* et de *Calc. c.*, médicaments essentiels que l'on donne avec plus de persistance dans les temps où l'inflammation est moindre. Durant ces périodes, on administre quelquefois *Silicea* et *Aurum*.

Mal de Pott. — Affection de la scrofule, caractérisée par la tuberculisation des os de la colonne vertébrale, avec carie et formation d'abcès enkystés, dits abcès par congestion.

Lorsque les sujets, ordinairement jeunes, ne succombent pas à l'excès de la suppuration et aux désordres occasionnés par la destruction d'une portion d'os et de cartilages d'une vertèbre, ils demeurent affectés de courbure de l'axe vertébral.

TRAITEMENT. — C'est ici une espèce de tumeur blanche, à laquelle on doit opposer le même traitement. La suppuration très-abondante et le marasme qui en est la suite exigent particulièrement une alimentation restaurante et tonique, un régime animal, l'air pur et sec, et des médicaments, tels que *Arsenic,* et *Phos. ac.*, contre la fièvre hectique; — *Hepar s.* et *Silicea,* contre la suppuration.

Lithyase. — On donne ce nom à la disposition de l'organisme à produire des calculs, la gravelle, la pierre et les divers dépôts de substance saline. La lithyase est peut-être toujours liée à la goutte. Les dépôts salins ou concrétions calcaires qui se forment à la surface des articulations (*tophus*), dans les parois des artères (*ossification artérielle*), dans les voies salivaires (*calculs salivaires*) et lacrymales (*calculs lacrymaux*), n'offrent pas d'indication particulière en dehors de celles de la goutte ou des lésions produites. Il ne sera question ici que des calculs biliaires, de la gravelle et de la pierre.

Calculs biliaires. — Il sont formés des éléments de la bile et surtout de cholestérine. Lorsqu'ils sont petits, ils passent dans l'intestin sans occasionner d'accident ; mais, lorsqu'ils sont volumineux, ils s'engagent difficilement dans les conduits biliaires et occasionnent la colique hépatique.

La *colique hépatique* est plus ou moins violente et de longue durée, suivant la grosseur et le nombre des calculs. Elle procède par accès d'intensité variable. Quelquefois le calcul se fraye une fausse voie et détermine des inflammations, des perforations, des abcès et des adhérences au voisinage des conduits biliaires.

Traitement. — Durant les accès : *Chamom.* (et *Coccus Cacti*), contre les douleurs lancinantes ; *Nux v.*, contre les douleurs crampoïdes ; — *Vera-*

trum, contre l'angoisse, les sueurs froides ; — *Ar-senic.*, contre les syncopes, les douleurs brûlantes ; — *Belladona*, dans tous les cas et comme moyen principal (on a quelquefois employé *Ricinus communis, Copaïvæ balsamum*). Dans l'intervalle des accès, on traite l'affection du foie concomitante.

Gravelle. — Elle est caractérisée par la formation, dans les reins, de petits calculs de grosseur variable. Quelquefois elle consiste en un sable plus ou moins gros qui passe par les urines sans accidents. Lorsque les calculs cheminent difficilement dans les uretères, après leur sortie des reins, pour parvenir dans la vessie, il en résulte des douleurs locales et des phénomènes généraux connus sous le nom de colique néphrétique.

La *Colique néphrétique* est ordinairement d'une extrême violence et s'accompagne de sueurs froides, d'angoisses, de vomissements, de syncopes. Elle procède par accès plus ou moins durables et violents, suivant la grosseur ou les aspérités du calcul. Le malade en rend quelquefois plusieurs en un ou plusieurs accès successifs. Certains malades sont délivrés de cette affection par l'établissement d'une autre affection goutteuse ou par le simple progrès de l'âge. Il en est dont les accès se rapprochent, par la formation rapide de nouveaux calculs, et souvent alors la gravelle dégénère en lésion grave du rein constituant la *pyélite* ou néphrite calculeuse, avec hydropisie et abcès du rein.

TRAITEMENT. — Dans l'intervalle des accès, on doit tout rapporter au traitement de la goutte et aux affections existantes, quant au régime et aux médicaments. Durant l'accès, l'on a recours aux bains tièdes très-prolongés, à l'application locale de cataplasmes et de corps chauds. En outre, *Belladona* et *Hepar sulf.* répondent à l'ensemble des symptômes ; — *Veratr.*, *Nux vom.*, plus particulièrement à l'angoisse et aux vomissements ; — *Chamom.*, *Arsenic.*, aux syncopes, à la faiblesse. — Dans des cas de gravelle où l'urine dépose un sédiment salin en cristaux *Chin. sulf.* a été utile (on a préconisé *Uva ursi*). Il est quelquefois nécessaire de recourir au *Chloral* ou au *Chloroforme* pour calmer les douleurs et les accidents convulsifs. Mais, quelque violents qu'ils soient, ces symptômes généraux ne présentent pas habituellement de gravité.

Pierre. — C'est le calcul de la vessie, qui se forme par l'agglomération des molécules salines de l'urine et grossit par le dépôt successif de leurs couches, jusqu'à déterminer des symptômes locaux et généraux.

TRAITEMENT. — Régime végétal, celui de la goutte ; saisons de raisins ; traitement des affections concomitantes. Eaux de Contréxeville et d'Évian. Dans les opérations du cathétérisme, l'*Arnica* est très-utile pour atténuer ou dissiper l'irritation locale et le mouvement fébrile. *Nux vom.*, *Sulf.*, *Canthar.*, sont toujours d'un grand secours pour calmer l'irritabilité des voies urinaires ; *Puls.* et *Merc. s.*, pour combattre les symptômes inflammatoires du canal ou de la prostate ; — *Phos. ac.* et *Sulf. de carbone*, pour faire cesser la *polyurie* qui se produit accidentellement.

Emphysème. — Lésion caractérisée par l'introduction de l'air ou de divers gaz dans les tissus, avec gonflement plus ou moins prononcé ; ce gonflement diffère de l'œdème en ce qu'il est *rénitent*, c'est-à-dire qu'il ne conserve pas la pression des doigts. Des gaz peuvent se développer dans les tissus mêmes, comme dans le gonflement emphysémateux, également rénitent, qui entoure les tumeurs gangréneuses. De l'air est souvent introduit dans la cavité de la poitrine et dans les tissus voisins par une plaie du poumon.

Nous nous occupons surtout de l'emphysème comme lésion de l'asthme. Il consiste en la dilatation des extrémités bronchiques et des vésicules pulmonaires (emphysème vésiculaire), ou en infiltration de l'air dans le tissu du poumon par la rupture de quelques vésicules (emphysème interlobulaire). Ces deux variétés de l'emphysème sont le résultat d'une toux violente et prolongée, d'efforts excessifs.

Traitement. — Dans l'emphysème extra-pulmonaire ou traumatique, indépendamment des moyens chirurgicaux, on a recours à *Arsenic.*, et *Phoph.*, contre la dyspnée, l'angoisse ; puis aux médicaments convenables au siége de la lésion et aux accidents phlegmasiques. (On a conseillé *Sangui-naria C.* et *Bromum* dans la pneumatose de l'uté-rus, lorsque des vents se dégagent par le vagin.)

Dans l'emphysème pulmonaire, *Nux v.* et *Ars.* sont d'excellents modificateurs. — Lorsqu'il se manifeste chez de jeunes sujets, par exemple à la suite de la coqueluche, *Calcar. c.* est très-utile, ainsi que *Silicea.* — Dans tous les cas, *Phos., Ly-copod., Hep. sulf.* jouissent d'une réelle efficacité.

Atrophie. — Cette lésion est fréquemment la suite d'une paralysie. Le membre affecté diminue de volume et perd sa force.

TRAITEMENT. — Le massage et l'hydrothérapie sont les meilleurs moyens à employer dans l'atro-phie d'un membre ; on administre aussi *Sulfur*, *Cuprum, Iodium, Calcar. c.*, dans l'atrophie du tissu cellulaire et des glandes ; — *Nux v., Plumb., Phosph.*, dans l'atrophie des muscles.

Hypertrophie. — Lésion consistant dans l'aug-mentation de volume d'une partie, et déterminée par le développement exagéré de son tissu propre.

TRAITEMENT. — Les médicaments adaptés en général à l'hypertrophie sont : *Iodium, Sulfur, Mercur. s., Phosphor., Calcar. ç.*

Hypertrophie du tissu cellulaire. — Chez les nouveau-nés, cette lésion se combine avec le *sclé-rème*, ou en est la suite. Chez les adultes, elle est générale ou totale. Générale, elle constitue l'*obésité* ou *polysarcie ;* locale, elle est le résultat de congestions ou d'inflammations répétées. Dans les deux cas, on adopte, selon l'opportunité, un régime sévère avec privation de liquides, surtout de l'eau et du lait, et des substances huileuses et graisseuses ; on donne la préférence au sucre, aux viandes rôties, aux aliments fermentés ou azotés. En outre, on s'attache à combattre tous les accidents morbides à mesure qu'ils se manifestent. Les médicaments les mieux adaptés à l'obésité sont *Calc. c.* et *Ars.* On administre l'un ou l'autre pendant longtemps, et en variant les dilutions.

Hypertrophie du cœur. — Elle est combattue par les médicaments adaptés à l'obstacle de la circulation dans cet organe, et à la lésion. *Veratr.* et *Lycop.*, et encore (*Bromum* et *Kali bichrom.*) paraissent jouir d'une certaine efficacité. On prescrit généralement un régime frugal et une vie calme.

Hypertrophie du foie et *de la rate.* — On les traite par les mêmes moyens que l'on emploie contre les affections chroniques et les congestions de ces organes ; et par : *Iodi., Kali. c., Phos.*

Il en est de même des autres hypertrophies glandulaires, en ayant aussi recours à *Sulf., Coni. m.* (et *Kali. hyd.*).

Dégénérescences. — Lésions consistant en l'augmentation de volume d'un tissu, par le développement d'éléments anatomiques nouveaux, ou par la transformation de ceux qui lui sont propres. Il en résulte des ramollissements, des indurations, des tumeurs, la cirrhose, la sclérose.

TRAITEMENT. — Indépendamment du régime basé sur la connaissance des prédispositions morbides, *Plumb.* et *Phosph.* sont adaptés à la lésion.

Sclérose. — Dégénérescence particulière des tissus nerveux tendant à transformer la pulpe cérébrale, spinale et des nerfs en une substance graisseuse, d'où résulte la destruction des parois des petites artères, le ramollissement de la fibre, des hémorrhagies diffuses, des névralgies, des paralysies et l'ataxie locomotrice.

Indépendamment du traitement de ces maladies et de la maladie principale on oppose à la lésion : *Sulf., Calc. c., Laches., Phos.*

Induration. — Epaississement d'un tissu avec augmentation de sa densité, par une accumulation de lymphe plastique dans ses interstices. L'induration est une suite de l'inflammation et affecte souvent les glandes, dans lesquelles elle est quelquefois le premier degré de la dégénérescence.

TRAITEMENT. — *Iodium, Sulfur, Silicea, Calcar c.*, mais surtout *Conium* et *Iodium* ou *Mercur. s.*

Ramollissement. — Lésion qui consiste dans l'absorption de quelqu'un des éléments anatomiques d'un tissu. Elle constitue le premier degré des dégénérescences et des ulcères sur les muqueuses ; on l'observe fréquemment au col de l'utérus. Il est question de traiter la diathèse et les affections. *Arsen.* et *Kreosot.*, puis *Calc. c.* et *Merc. s.* sont ensuite les médicaments les plus utiles.

Le ramollissement du cerveau constitue une lésion spéciale ; il est le résultat de l'endartérite déformante, ou oblitération des petites artères par sclérose ou embolies. La lésion se traduit par des hémorrhagies causes d'apoplexie ou d'hémiplégie.

Phos., *Calc. c.*, *Laches.* sont les principaux médicaments de la lésion. On traite ensuite l'apoplexie, la paralysie et les troubles nerveux concomitants.

Cirrhose. — Lésion du foie caractérisée par une altération de ses éléments anatomiques. Le foie devient le siége d'une infiltration de substance albumineuse qui détruit graduellement son tissu et le transforme en l'atrophiant. Des vîces graves d'alimentation et l'excès des boissons alcooliques paraissent en être les causes déterminantes principales, surtout chez des sujets scrofuleux ou syphilitiques.

Traitement. — Dans l'ignorance où la clinique laisse le médecin sur les médicaments appropriés, et en l'absence de données assez claires de la matière médicale, on doit s'adresser aux médicaments appropriés aux dégénérescences, à la maladie ou aux affections concomitantes, et enfin à l'hépatite chronique. *Arsenic.*, *Phosphor.* sont les premiers médicaments à employer (on peut aussi conseiller *Podophyllum peltatum* et *Selenium*).

15e CLASSE

MALADIES VIRULENTES

Cette classe comprend les maladies communiquées à l'homme par les animaux. Ce sont : la morve et le farcin, la rage, la pustule maligne.

MORVE ET FARCIN.

La morve est une maladie communiquée à l'homme par le contact du pus des animaux morveux. Elle est caractérisée par l'inflammation purulente des vaisseaux et des glandes lymphatiques, par des abcès multiples, par une éruption pustuleuse, par l'ulcération de la muqueuse nasale et par des symptômes généraux très-graves. Cette maladie a reçu le nom de *Farcin* lorsqu'elle affecte les glandes plutôt que la muqueuse nasale.

La morve peut être aiguë ou chronique, bénigne ou grave. Dans sa forme grave, elle est mortelle en sept ou huit jours et présente, comme la diathèse purulente, la transformation des tissus et des humeurs en pus (pyogénie).

TRAITEMENT. — *Aconit.*, *Bellad.*, contre l'acuité de
la fièvre ; — *Dulcamara*, *Mercur. s.*, contre l'affection des glandes ; — *Sulfur*, *Mercur. s.*, contre l'affection de la muqueuse nasale ; — *Silicea*, contre
la suppuration abondante ; — *Arsenic.*, contre la
prostration, la diarrhée, l'épuisement ; — *Phosph.*,
Lachesis, contre les flux colliquatifs. On doit soutenir les forces du malade par de bons bouillons,
des purées succulentes, du vin généreux.

RAGE.

Maladie communiquée à l'homme par la salive
d'un animal enragé, ordinairement du chien, quand
cette salive est inoculée par l'intermédiaire d'une
plaie. La rage est caractérisée par l'horreur des
objets brillants, de l'eau surtout, ce qui lui a fait
donner aussi le nom d'*hydrophobie*, par des accès
de convulsions avec spasmes du larynx, et par une
marche rapide.

TRAITEMENT. — La cautérisation de la morsure
d'un chien enragé est recommandée ; mais on ne
doit pas négliger le traitement interne, qui est préservatif et curatif. Dès que l'on a un motif sérieux
de craindre l'inoculation de la rage, on doit aussitôt
recourir aux moyens préservatifs ; d'abord à l'administration de *Cantharis* et *Mercur. s.* alternés pendant plusieurs semaines, puis à la sudation violente
provoquée à l'aide de bains d'étuve répétés une ou
deux fois par semaine. On peut les rendre plus

efficaces en faisant prendre au commencement du bain d'étuve l'*Esprit de camphre*, comme il est dit ailleurs. Un bain de vapeur de ce genre doit être pris dans toute sa rigueur à l'apparition des symptômes de la rage ; on administre ensuite *Bellad.*, *Stramon.* et *Cantharis*, en intercalant entre leurs doses successives quelques doses de *Sulfur* et de *Mercur. sol.*

PUSTULE MALIGNE.

Maladie communiquée à l'homme par le sang ou le pus d'animaux morts du *charbon*, souvent par le simple contact d'objets contaminés, ou par la piqûre de mouches qui se sont attachées à des animaux morts du charbon. La maladie débute sur la peau, par un point violacé qui excite du prurit. Ce point se couvre d'une vésicule ou papule, qui, d'abord à peine visible, devient le siége d'une douleur brûlante. Quarante-huit heures après le début, la pustule maligne est caractérisée par une tumeur plus ou moins considérable, d'un rouge brun, recouverte de phlyctènes remplies de sérosité et donnant la sensation d'un prurit brûlant. Comme toutes les tumeurs gangréneuses, celle-ci s'entoure d'un cercle *emphysémateux* et détermine des symptômes généraux d'une gravité croissante : prostration, angoisse, gangrène, syncope.

Lorsque la lésion siége sur la paupière ou sur une muqueuse apparente, elle prend la forme d'un œdème et constitue l'*œdème malin, tumeur char-*

bonneuse qui est molle, d'un rouge sombre, et dont la marche est également rapide et s'accompagne des mêmes symptômes généraux.

Traitement. — Indépendamment du traitement chirurgical, qui consiste en cautérisations, il faut, dès le début, insister sur l'administration de *Arsenic.*, et appliquer *loco dolenti* des compresses imbibées d'eau avec une solution du même médicament. Lorsque la maladie est vaincue, on administre, suivant le cas, les médicaments convenables à la lésion et à la gangrène.

16e CLASSE

EMPOISONNEMENTS

Cette classe comprend les maladies qui reconnaissent pour causes : la piqûre d'insectes venimeux, l'ingestion de substances toxiques animales, végétales ou minérales, et l'absorption par l'estomac, par la respiration ou par la peau, de substances métalloïdes et de gaz délétères.

L'empoisonnement est aigu ou chronique. Dans ce dernier cas, on lui donne plus ordinairement le non d'*intoxication ;* il est produit lentement par l'absorption incessante de molécules délétères répandues dans l'atmosphère d'une usine, d'un atelier, d'une chambre.

PIQURES VENIMEUSES.

On constate d'abord un gonflement chaud avec douleur brûlante (piqûres d'abeilles, de guêpes, de scorpion) ; quelquefois la tumeur prend une teinte violacée, et il survient de la faiblesse, des syncopes, des symptômes gangréneux (piqûre de vipère, de scorpion d'Algérie).

TRAITEMENT. — Lotionner la partie piquée avec de l'eau ammoniacale (eau un verre, *Alcali volatil* 40 à 50 gouttes) ; et donner à l'intérieur quatre ou cinq gouttes d'alcali volatil dans un demi-verre d'eau. Si les accidents ne cessent pas, on provoque la sueur. *Lachesis* et *Arsenic.* sont ensuite les médicaments les mieux appropriés.

SUBSTANCES ANIMALES VÉNÉNEUSES.

Cantharides. — Les *Cantharides*, dont la substance est absorbée par la surface d'un vésicatoire ou introduite dans l'estomac, produisent la *dysurie*, le *ténesme* de la vessie, le *pissement de sang*, le *priapisme*.

Ces phénomènes cèdent à quelques gouttes d'*Esprit de camphre*, dose que l'on peut répéter d'heure en heure. *Canthar.* complète la guérison, par l'antidotisme des doses infinitésimales.

Moules, Coquillages et Poissons. — Une tasse de café noir est le meilleur antidote des *moules* et des autres *Coquillages*, des œufs et de la chair de certains *Poissons*. Mais il convient auparavant de provoquer le vomissement des substances ingérées soit à l'aide de l'eau tiède avalée par verrées, soit à l'aide de la titillation de l'arrière-gorge par une barbe de plume. C'est là une des premières indications à remplir dans la plupart des cas d'empoisonnement par l'estomac.

SUBSTANCES VÉGÉTALES VÉNÉNEUSES.

Camphre. — S'il y a fièvre et exaltation sensoriale, on donne *Aconit.* et *Canthar.* — Si la quantité de camphre absorbé est telle qu'il se produise de la prostration, du refroidissement, des syncopes, on donne *Opium*, ou mieux une tasse de café noir.

Laurier-cerise. — Ce végétal et les autres substances qui contiennent de l'acide prussique déterminent l'accablement, le refroidissement, l'insensibilité : on fait respirer de l'ammoniaque ou alcali volatil, et l'on donne *Opium* à l'intérieur. — S'il y a état apoplectique, on administre *Arnica*. Cinq centigrammes de *Chlorure de chaux* par verre d'eau pris par gorgée constitue aussi un bon antidote.

Opium. — Le délire et les convulsions qu'il produit cèdent à *Aconit.* et *Arnica.* — Le coma cède à *Bellad.* — Les convulsions avec insensibilité et état apoplectique cèdent à *Bellad.* et *Secale cor.* On peut encore recourir à une tasse de café noir ou à 6 ou 8 gouttes d'*Ammoniaque liquide* dans un verre d'eau bu par gorgées en peu de minutes.

Ciguë et autres ombellifères. — Ces plantes déterminent des convulsions auxquelles on oppose *Secale cor.* — Lorsqu'il y a lipothymie, ou coma, on donne *Bellad.*, *Opium*.

Belladone. — Cette plante et ses baies, ainsi que d'autres solanées, occasionnent des convulsions et des hallucinations, qui réclament *Stramonium* ou une dose infitésimale de la substance qui a déterminé ces symptômes. — *Opium* correspond aussi au coma ; le *café noir* est, en outre, un bon antidote.

Tabac. — Contre le malaise, le vertige, les nausées qu'il produit, on donne *Cocculus;* — contre les palpitations, l'angoisse, *Spigelia.*

Champignons. — Contre le refroidissement et les syncopes on donne utilement l'*Esprit de camphre* par doses de 5 à 6 gouttes, plus ou moins rapprochées. — Contre les convulsions et le coma, on administre du *café noir.* — Si des symptômes nerveux ou cyanosiques persistent, on prescrit *Secale cor.*

Noix vomique. — La noix vomique et les substances qui contiennent de la *strychnine* provoquent des spasmes, le trismus des mâchoires et des raideurs musculaires. *Arnica* et *Nux vom.* dissipent ces symptômes. — S'il se produit des phénomènes asphyxiques, on fait respirer de l'*Alcali volatil.* Dans les cas moins graves on se contente de donner *Opium*, ou on fait prendre du *café noir.*

Ergot de seigle ou *seigle ergoté.* — Cette substance et d'autres céréales altérées produisent des phénomènes convulsifs, ou même comateux et gangréneux constituant l'*Ergotisme*. On leur oppose *Secale cor.* et *Arsenic.*

Alcool. — L'*ivresse* accidentelle produite par l'alcool et les boissons alcooliques se dissipe sous l'influence de *Nux vom.* ou de 5 ou 6 gouttes d'*Alcali volatil* dans un verre d'eau.

L'habitude de l'ivresse ou *ivrognerie* détermine un empoisonnement lent qui constitue l'*alcoolisme*, auquel on donne le nom de *delirium tremens* lorsqu'il se caractérise par le tremblement des membres. L'alcoolisme exige souvent un long traitement : *Nux vom.*, contre les vomissements, la constipation ; — *Hepar s.*, *Stann.*, contre le tremblement et les régurgitations de mucosités ; — *Arsenic.*, contre l'affaiblissement, les convulsions, le tremblement ; — *Pulsatil.* et *Mercur. sol.*, contre la diarrhée ; — *Arsenic.*, contre l'amaigrissement et la diarrhée chronique ; — *Arnica* et *Opium*, contre la torpeur comateuse.

Acides. — L'ingestion d'acides concentrés produit des eschares qui ne permettent pas que l'on provoque le vomissement. Il faut se hâter de faire boire de l'eau de savon, ou une solution alcaline, pour neutraliser l'acide ingéré.

Alcalis. — Tous les alcalis concentrés, surtout l'alcali volatil, ont une action escharotique qui doit aussi détourner de l'emploi des émétiques. On ad-

ministre du suc de citron, du vinaigre, de la gro-
seille, du verjus, en un mot des acides plus ou
moins étendus d'eau, afin de neutraliser la substance alcaline.

Arsenic. — Son contre-poison chimique est l'*hy-
drate de peroxyde de fer*. Ce moyen ne peut convenir que dans l'empoisonnement aigu et quand une
assez forte dose d'arsenic a été avalée. L'empoisonnement lent exige *Veratr*. et *Cuprum*, contre
les crampes, la cyanose, la diarrhée, l'anxiété ; —
Arsenic., contre la douleur brûlante au cœur et
l'angoisse ; — *Aconit.*, contre les palpitations et le
mouvement fébrile ; — *Ferrum*, contre l'anémie ;
— *Mercur. s.*, contre les œdèmes ; — *Plumb.*,
contre le tremblement et la faiblesse paralytique.

Mercure. — On neutralise d'abord les effets de ce
métal et de ses sels par du lait et des boissons albumineuses (blanc d'œuf), après avoir provoqué
le vomissement, si l'empoisonnement a eu lieu par
l'estomac. On donne : *Mercur. cor.* contre la salivation et l'inflammation de la bouche ; — *Hep. s.*
contre la faiblesse ou le tremblement musculaire ;
— *Iodium*, contre l'anémie et les affections des
glandes ; — *Pulsatil.*, contre la diarrhée et les
phlegmasies muqueuses.

Antimoine. — Ce métal et ses sels, entre autres
le *tartre stibié*, sont neutralisés chimiquement par
le tannin ; à cet effet, on fait boire une solution de
cette substance, ou une décoction de chêne, de

ronces, de racine de fraisiers, de noix de galle. Les symptômes généraux cèdent à *Tartar. emet.* et à *Nux v.*, *Platina.*

Cuivre. — Ce métal et ses sels, tels que le *vert-de-gris*, provoquent des vomissements et des crampes. On les neutralise par des boissons albumineuses ou du lait. — *Plumb.*, *Nux v.* et *Cuprum* combattent les crampes, l'anémie, les douleurs qui subsistent ou qui sont l'effet d'un empoisonnement lent.

Plomb. — L'empoisonnement aigu par le plomb et ses sels exige le même traitement que celui par le *cuivre*. L'empoisonnement lent des peintres, des potiers, des ouvriers qui vivent au milieu d'émanations de plomb, présente souvent une forme aiguë, connue sous le nom de *colique saturnine*, à laquelle on oppose la *limonade sulfurique*, qui calme les coliques atroces et fait cesser la constipation. Dans la forme chronique, il se produit des souffrances nerveuses et cérébrales (*encéphalopathie*), que l'on combat par *Belladona*, *Opium*, *Platina*, *Secale cor.*, *Sulfur*, les deux premiers s'il y a mouvements congestifs vers la tête, *Platina* s'il y a contractures et affections paralytiques, *Secale cor.*, s'il y a des accidents convulsifs, *Sulfur* à doses intercalées si les accidents sont opiniâtres.

SUBSTANCES MÉTALLOÏDES ET GAZEUSES DÉLÉTÈRES.

Phosphore. — L'empoisonnement aigu exige l'émétique ; et, quand l'estomac est débarrassé, on administre successivement *Acon.*, *Canthar.* et *Phosph.* — L'empoisonnement lent, tel qu'on l'observe souvent dans les manufactures d'allumettes, exige *Arsenic.*, contre la gastralgie ; — *Ferrum, Arnica,* contre les congestions et les hémorrhagies ; — *Lachesis,* contre les accidents opiniâtres ; — *Silicea, Aurum,* contre les affections des os, que *Phosph.* lui-même, à doses infinitésimales, contribue aussi puissamment à guérir.

Chlore. — Les accidents occasionnés par cette substance se dissipent sous l'influence de l'eau alcaline (eau, un verre ; *alcali volatil,* 6 à 8 gouttes) bue abondamment.

Iode. — Son antidote est une décoction de farine, ou toute autre boisson contenant de la fécule, dont on boit plusieurs fois coup sur coup.

Gaz délétères. — Ces gaz, en particulier le gaz des fosses d'aisances, trouvent leur antidote dans l'olfaction de l'*alcali volatil.* On a souvent à diriger ses soins contre des symptômes d'asphyxie concomitante et des phlegmasies suites ordinaires de l'action de ces gaz sur les membranes muqueuses.

17e CLASSE

MALADIES DES AGES

Dans cette classe sont comprises les maladies, ou plutôt les accidents propres aux diverses périodes de la vie, et qui se développent sous l'influence des changements plus ou moins orageux qui ont lieu dans l'organisme à ces époques. Il sera donc question ici des accidents : de la naissance, de la dentition, de la croissance, de la puberté, de la menstruation, de la grossesse, de la ménopause et de la caducité.

ACCIDENTS DE LA NAISSANCE.

Il y en a deux : la *syncope*, et l'*asphyxie*, ou *mort apparente*.

La *syncope* est l'effet de la privation de sang, suite d'*hémorrhagie*, soit chez la mère avant la ligature du cordon, soit chez l'enfant, par la déchirure du cordon. On oppose à cet accident les frictions chaudes et sèches sur tout le corps, et l'excitation de la respiration par des mouvements imprimés à la poitrine pour simuler cette fonction, en même temps que l'on insuffle de l'air par la bouche.

L'asphyxie est l'effet de l'obstruction des voies respiratoires par des mucosités, ou de la compression du cordon ombilical, ou encore de l'insuffisance de la perte de sang. Cette asphyxie est caractérisée par la bouffissure du nouveau-né, par la cyanose et par la suspension ou le retard de l'établissement de la respiration et des mouvements du cœur. Il s'agit de débarrasser les voies respiratoires, de laisser couler quelques cuillerées de sang avant de lier le cordon et d'exciter la peau par des frictions.

L'asphyxie des nouveau-nés est souvent due à *l'atélectasie*, ou dilatation insuffisante des cellules pulmonaires. Les enfants nés avant terme y sont plus exposés que les autres. L'atélectasie ne se produit que sur quelques points du tissu pulmonaire que l'air n'a point pénétrés; et elle constitue un élément de gravité tout particulier de la bronchite des nouveau-nés. *Phos.* est le médicament essentiel de l'atélectasie. Il faut aussi faire respirer à l'enfant un air chaud et humide, et le tenir chaudement.

ACCIDENTS DE LA DENTITION.

La première dentition est presque toujours l'occasion de souffrances plus ou moins grandes. Elle commence du 6e au 8e mois et se termine au commencement ou à la fin de la troisième année. Elle comprend vingt dents qui se montrent par groupes, en cinq ou six éruptions : d'abord les incisives, puis les canines, enfin les molaires.

Contre l'inflammation des gencives, avec cris, insomnie, fièvre, mouvements convulsifs : *Chamom.* et *Mercur. s.* alternés, suivi de *Calc. c.* — Contre la toux, l'oppression, la fièvre : *Aconit.* et *Ipeca.* — Contre le retard de l'éruption des dents et son irrégularité : *Calcar. c.* — Contre la diarrhée : *Chamo.*, *Mercur. s.* — Contre l'affaiblissement et l'amaigrissement : *Sulfur*, *Calcar. c.*, *Arsenic.*

ACCIDENTS DE LA CROISSANCE ET DE LA PUBERTÉ.

La *croissance* est souvent maladive, irrégulière. Indépendamment des soins hygiéniques et du régime approprié, qui doit être en majeure partie végétal, *Calcar. c.* répond à la croissance rapide, avec pâleur, faiblesse ; — *Arsenic.* à la diarrhée, à l'émaciation. — *Sulfur* doit être donné de loin en loin. On combat avec soin les petites affections et les symptômes prédominants par les moyens appropriés. C'est encore à *Calcar. c.* que l'on s'adresse quand la croissance est irrégulière, avec inflexion d'une épaule ou d'un côté du corps, douleurs erratiques, ou quand l'enfant ne grandit pas en proportion du nombre de ses années. *Silicea*, *Phosphor.* et *Sulfur* sont aussi très-utiles.

La *puberté* est souvent une période marquée par diverses maladies : la *chorée*, l'*anémie*, la *pica*, l'*angine*, l'*épistaxis*, qu'on doit combattre dès les premiers symptômes ; excellente méthode pour les faire avorter. Les enfants dont la puberté est précoce, par exemple à 10 ans, sont ordinairement d'une constitution nerveuse qui doit les rendre l'objet de soins hygiéniques ayant pour but de développer le système musculaire, les cavités viscérales et la nutrition : la gymnastique, l'exercice en plein air, une nourriture simple, grossière, lactée et végétale plus qu'animale, sont en pareil cas des moyens indispensables. On leur fait aussi prendre : *Phosp. ac.*, s'ils sont délicats, avec une taille élancée ; — *Pulsatil.* et *Sulf.*, s'ils sont doux, timides ; — *Chamom.* et *Mer. sol.*, s'ils sont vifs ou tristes, mais irritables ; — *Ignatia*, s'ils sont très-impressionnables ; — *Calcar. c.*, s'ils sont lents, mous ; — *Bellad.*, s'ils sont sujets à des mouvements congestifs. Chez d'autres enfants, la puberté est en retard ; ordinairement, leur constitution est robuste, leur nutrition plus parfaite ; leur santé est plutôt troublée par des maux de gorge et diverses inflammations. *Bellad.*, *Calcar. c.* et *Mercur. s.* leur sont toujours favorables. Pour eux également le régime doit être végétal, et l'hygiène combinée pour favoriser le développement harmonique des organes.

ACCIDENTS DE LA MENSTRUATION.

La fonction de la menstruation s'établit chez les jeunes filles à l'époque de la puberté, et consiste en un flux de sang qui a lieu tous les mois, sous les divers noms de *mois*, *règles*, *menstrues*, *flux cataménial*. Les diverses anomalies que ce flux présente sont l'objet des paragraphes suivants.

Aménie, ou absence des règles. — Cette absence peut être absolue et provenir d'un vice de conformation ou de constitution, dont nous n'avons pas à nous occuper. Lorsque l'anémie ne constitue qu'un retard dans l'apparition des règles, l'on a souvent à combattre l'anémie, la chlorose ou toute autre maladie. Généralement, ce retard est de peu d'importance ; il n'exige de traitement que s'il est l'occasion de souffrances et d'affections auxquelles on oppose le traitement convenable ; en même temps, on examine les symptômes indicateurs des règles à chaque époque menstruelle, afin d'agir à cette époque dans le but de les provoquer. Ces symptômes indicateurs sont : une sensibilité et une impressionnabilité extraordinaires, une tristesse qui va souvent jusqu'aux larmes, des douleurs dans les lombes et les cuisses, un suintement leucorrhéique ordinairement avec chaleur et irritations locales.

TRAITEMENT. — Chez les jeunes filles nerveuses, délicates, on débute par *Caustic.* ; on donne ensuite *Ignat.* et *Pulsatilla.* — Si le flux ne s'établit pas, on insiste sur *Pulsatilla* ou *Ignatia*, en intercalant quelquefois *Platina*, *Sulfur*, *Natrum m.* — Chez les jeunes filles d'une constitution robuste, on débute par *Bellad.*, *Aconit.*, *Calcar. c.* — Dans les cas de tranchées utérines violentes, *Sabina* est très-indiqué ; viennent ensuite *Pulsat.*, *Bellad.*, *Chamom.*

Règles en retard. — Lorsque, après l'établissement des règles, leur apparition met plus de 28 ou 29 jours à se faire, on dit qu'elles sont en retard ; et ce retard peut être d'une semaine et plus. Pour remédier à cet accident, on tirera les indications soit de la cause, soit des symptômes locaux et généraux.

TRAITEMENT. — Après une frayeur : *Opium*, *Aconit.* ; — après avoir pris froid : *Dulcam.*, *Hyosciam.* ; — après avoir été mouillée : *Rhus*, *Bryonia* ; — à la suite d'un chagrin concentré : *Pulsatil.*, *Phosph. ac.* ; — après une émotion vive : *Ignat.*, *Moschus.*

Quant aux symptômes locaux : *Pulsatil.*, *Chamom.*, quand les tranchées utérines sont vives et accompagnées de douleurs aux cuisses, aux reins ; — *Bellad.*, *Platina*, quand les tranchées sont expulsives ; — *Nux v.*, quand les tranchées sont crampoïdes ; — *Secale c.*, s'il y a absence de douleurs et de coliques, ou simplement coliques sourdes ; — *Stannum*, *Pulsat.*, *Sepia*, s'il y a suintement leucorrhéique et chaleur locale. On a recommandé *Hamamelis v.* chez les personnes nerveuses et celles qui sont parvenues à l'âge critique.

Quant aux symptômes généraux : *Veratrum* répond à l'anxiété, aux malaises avec frissons et sensation de froid par moments ; — *Aurum fol.* et *Ignat.* à la faiblesse générale musculaire ; — *China*, à la faiblesse par hémorrhagies antérieures ; — *Fer-*

rum, s'il y a des mouvements congestifs çà et là ; — *Zincum*, s'il y a grande irritation locale avec gonflement et suintement.

On doit aussi avoir égard à la constitution de la personne dans le choix des médicaments. On donne la préférence à *Pulsatil.*, chez les personnes timides, douces ; — à *Chamom.*, chez les personnes sensibles à l'excès et vives ; — *Platina*, chez les personnes portées aux plaisirs de l'amour ; — *Coffea*, chez celles qni en abusent ou qui sont très-nerveuses ; — *Hamamelis*, chez celles qui sont travaillées par les hémorrhoïdes.

Règles en avance. — Les règles devancent l'époque menstruelle physiologique, quand elles se montrent plus souvent que tous les 28 ou 29 jours. Chez quelques personnes c'est un accident sans importance et éphémère ; chez quelques autres, surtout si la perte de sang est grande, il peut en résulter de la faiblesse et diverses affections.

Traitement. — Il est utile de rechercher la cause de cette apparition hâtive ou trop fréquente des règles, pour en tirer des indications utiles : cette cause est quelquefois l'irritabilité de la matrice, et on lui oppose : *Ignatia, Platina*; — la faiblesse, l'atonie utérine : *China, Secale c.* — En général, *Chamom.* convient aux personnes nerveuses, lorsqu'il y a des tranchées utérines crampoïdes ; — *Belladona*, chez les personnes à constitution robuste ou sanguine ; — *Ignatia*, chez les personnes très-impressionnables, hystériques ; — *Nux v.* et *Calcar. c.*, chez les personnes sédentaires ; — *Mercur. s.*, *Calcar. c.*, chez les personnes lymphatiques ou obèses et chez les jeunes filles récemment réglées ; — *Ferrum*, *China*, chez les personnes sujettes à des hémorrhagies. (On a indiqué *Coccus cacti* dans les cas de règles en avance et abondantes avec gonflement, chaleur de la vulve, et écoulement de mucosités.)

Règles trop faibles. — Chez les personnes sanguines, les coliques menstruelles, et la fatigue dans les membres exigent *Bellad.* suivi de *Pulsatil.* ; — chez les personnes anémiques, *Ferrum*, *Causticum* ; — chez les personnes délicates, d'un caractère doux, *Pulsatil.* ; — chez les personnes irritables, qui éprouvent des tranchées crampoïdes, *Nux v.* — On a aussi recours très-utilement, dans les cas opiniâtres, à *Carbo v.*, *Graphit.*, *Canthar.*, *Drosera*, *Stannum.* Il est ordinairement fort utile de modifier le régime, de le changer même entièrement, de prendre de l'exercice, de se promener, d'aller en voiture.

Dysménorrhée. — L'écoulement des règles est souvent difficile et douloureux : des souffrances variées et surtout des coliques utérines le suspendent, l'interrompent, en prolongent la durée sans que la perte de sang soit toujours suffisante. *Ignat.* et *Hamamelis v.* sont le plus souvent utiles d'emblée. — *Bellad.* répond aux douleurs expulsives ;

— *Nux v.*, aux douleurs crampoïdes ; — *Chamom.*, aux mêmes douleurs chez les personnes très-nerveuses ; — *Veratrum*, aux douleurs avec anxiété et sensation de froid ; — *Pulsat.*, aux douleurs qui s'étendent aux reins ; — *Secale c.*, aux douleurs accompagnées de spasmes ; — *Ignatia*, aux douleurs avec grande impressionnabilité ; — *Kreosot.*, aux symptômes d'inflammation locale avec gonflement des grandes lèvres ; — *Sabina* et *Hyoscia.* sont indiqués par l'intermittence du flux sanguin qui est précédé de coliques plus ou moins vives. — *Graphit.* s'adapte au même cas, lorsque le flux est insuffisant ; — *Crocus*, si le sang est en petits caillots noirs ou poisseux ; — *Platina*, lorsqu'il présente des caillots roses, expulsés avec douleurs crampoïdes ; — *Kali carbon.*, dans les cas de menstruation irrégulière, avec irritation vaginale, suintement corrosif, et ténesme.

Règles trop fortes, trop abondantes. Ménorrhagie. — Lorsque le flux sanguin est trop abondant, chez les personnes nerveuses et impressionnables, on donne *Chamom.* et *Platina*, s'il y a douleurs de crampes, et *Coffea* s'il y anxiété, palpitations ; — *Nux vom.*, chez les personnes robustes ou irritables ; — *Calcar. c.* et *Mercur. s.*, chez les personnes lymphatiques peu impressionnables ; — *Crocus*, si le sang est noir et peu fluent ; — *Sabina*, s'il est rouge ; — *China*, s'il est pâle et aqueux ; — *Ferrum*, si le sang est également aqueux et s'il existe des mouvements congestifs à la tête, à la poitrine, et de la chaleur locale ; — *Moschus*, lorsque la menstruation est excessive et que le sang est expulsé, comme si tout affluait vers les parties externes. (On a conseillé *Sanguinaria C.* contre le retour trop fréquent des règles précédé de congestion utérine).

Lorsqu'il se produit des pertes de sang en dehors des règles, l'on a à traiter quelque affection de la matrice, ou l'hémorrhagie utérine (*métrorrhagie*).

Aménorrhée; suppression des règles. — Les règles peuvent cesser d'avoir lieu par l'anémie croissante des cachexies et des maladies intercurrentes, et par transport ou métastase de la fluxion menstruelle sur un autre organe ; elles peuvent être remplacées par une *hémorrhagie supplémentaire* ou quelque autre désordre. Le plus souvent, leur suppression est accidentelle et due à une émotion, à un refroidissement, et dans ces cas elles peuvent être interrompues et supprimées en pleine époque menstruelle.

TRAITEMENT. — Suppression par frayeur : *Aconit.,* *Veratr.* ; — par un accès de colère : *Hyosciam.,* *Bryon.* ; — par une émotion vive : *Coffea, Carbo v.* et *Chamom.,* le dernier surtout quand il y a épreïntes et gonflement du bas-ventre ; — par un refroidissement : *Acon., Hyosciam.* ; — par l'action de l'eau froide : *Rhus, Caustic.* ; — lorsque le flux n'a pas lieu et qu'il existe des coliques, des malaises, des congestions : *Moschus, Bellad.* ; —

coliques ou tranchées vives et opiniâtres : *Sabina*, *Platina*, *Chamom.* ; — lorsqu'il y a leucorrhée abondante : *Pulsatil.* et *Sepia*, ou encore *Thuya*, *Lycopodium* ; — lorsque la suppression est due à une grande irritabilité : *Platina*, *Chamo.*, *Ignatia* ; — lorsqu'il existe des sensations voluptueuses : *Stannum*, *Sulf.* — *Hamamelis* a rappelé un écoulement menstruel qui avait été remplacé par une hémorrhagie supplémentaire. Le massage, les bains généraux, les bains de siège sont de bons moyens auxiliaires.

ACCIDENTS DE LA GROSSESSE.

Désordres nerveux. — Ils consistent en névralgies des dents : *Bellad.*, *Calcar. c.* ; — en névralgies de la matrice : *Chamo.*, *Nux vom.* ; — en points douloureux au ventre, au tronc : *Sepia*, *Ignat.*, *Hyosciam.* ; — en *impulsions* maladives et *hallucinations*, auxquelles on oppose *Bellad.*, *Veratr.* et les médicaments signalés en leur lieu.

Accidents résultant de la dilatation de la matrice. — Ils consistent : en ténesme de la vessie, en dysurie : *Cantharis*, *Nux vom.* ; — en incontinence d'urine : *Belladon.*, *Caustic.*, *Arnica* ; — en constipation opiniâtre : *Opium*, *Platina*, *Lycopod.* ; — en douleurs de tiraillement des téguments de l'abdomen et des ligaments de la matrice : *Nux vom.*, *Aurum* ; — en gonflements variqueux aux jambes : *Sulfur*, *Mercur. s.* Pour favoriser la dilalation des téguments, on a recours aux bains tièdes, à l'exercice, à la promenade et à des onctions d'huile ou de glycérine mêlées à un peu d'*Arnica*.

Diarrhée. — Cet accident de la grossesse ne doit pas être négligé ; on donne de préférence *Sulfur* et *Pulsat.*, *Chamom.* et *Calcar. c.* — *Nux v.* est utile lorsqu'il y a des selles petites, plus ou moins fréquentes et avec ténesme.

Vomissements incoercibles. — Ils sont ainsi appelés à cause de leur persistance opiniâtre lorsqu'ils sont mal traités. Ils sont précédés dans le commencement par des vomiturations de mucosités filantes, symptôme fréquent au début de la grossesse et auquel, par précaution, on oppose *Ipeca* et *Hepar sulf.* — Lorsque les vomissements sont déclarés, on donne *Nux v.*, et *Ipeca*, le premier avant, le second après chaque repas. Dans les cas rares où les vomissements résistent à ces moyens, on substitue *Graph.* à *Ipeca*, et on l'alterne avec *Nux v.* — Une douleur brûlante et des crampes à l'épigastre réclameraient *Arsenic.*, et, des mucosités abondantes, *Sepia*.

Disposition à l'avortement. — C'est ordinairement avant le quatrième mois que l'avortement se produit et a de la tendance à se reproduire. Indépendamment des soins hygiéniques propres aux diverses constitutions et prédispositions morbides, on doit exciter la force musculaire des membres par la promenade sans secousse et non en voiture.

Cette action des muscles extérieurs a pour avantage de détourner un surcroît de contractilité de
l'utérus. *Bellad.* et *Sabina* répondent aux douleurs
expansives, aux tranchées ; — *Graphit.* et *Mercur.*
s., aux pertes légères de sang avec ou sans contractions utérines ; — *Calcar. c.* et *Sepia*, à des écou-
lements leucorrhéiques avec ou sans douleur. En
outre, *Platina* peut conjurer des avortements chez
des femmes habituellement réglées en excès, avec
irritation et prurit voluptueux, hyperesthésie utérine ; — *Apis mel.*, lorsqu'il existe une sensation de
pression vers l'extérieur et gonflement des grandes
lèvres. Ces deux médicaments répondent à l'hyperesthésie de l'utérus.

Accidents de l'accouchement. — *Pulsatil.*, quand
les contractions utérines sont faibles, irrégulières,
surtout chez les femmes d'un caractère timide ; —
Bellad., quand le col ne se dilate pas assez tôt ni
suffisamment ; — *Secale cor.*, quand les contractions utérines sont nulles ou cessent de se manifester ; — *Chamom.* et *Coffea*, quand les contractions sont trop douloureuses. Bien souvent, une
tasse de bouillon et une tasse de café noir sont
fort utiles pour rendre à la femme en travail son
énergie et faciliter la délivrance.

Après l'accouchement, *Arnica* fait cesser les contractions douloureuses de l'utérus revenant sur lui-
même, et calme la perte de sang. — *Sabina* s'oppose
à la métrorrhagie avec coliques. — *Ipeca* possède
la même propriété lorsqu'il y a mouvement fébrile.

— *Aconit.* modère la fièvre de lait. — *Pulsatil.* la modère aussi et, en outre, contribue à faire cesser la fluxion sur les seins quand la femme ne peut pas allaiter son enfant. — *Hyosciam.* rétablit les lochies supprimées durant les premiers jours. — *China* et *Sulfur* les modèrent quand elles sont excessives. — *Sepia* les modifie quand elles sont purulentes.

ACCIDENTS DE LA MÉNOPAUSE.

A l'âge où les règles doivent cesser de paraître et que l'on désigne sous le nom d'*âge critique*, de *ménopause*, on voit survenir divers troubles qu'il faut combattre, car ils peuvent préparer la voie à des affections stables. Ces troubles consistent : en mouvements congestifs à la tête, à la poitrine ; en fluxions à la peau, aux hémorrhoïdes ; en névroses, en hémorrhagies, en névralgies. On leur oppose le traitement qui leur est propre, mais en débutant par *Lachesis*, qui répond à presque tous les désordres de la ménopause. — En outre, contre les malaises qui apparaissent le matin et s'aggravent après les repas : *Nux vom.* — Contre les mouvements congestifs à la tête, bouffées de chaleur et rougeur de la figure : *Calcar. c.*

ACCIDENTS DE LA VIEILLESSE OU CADUCITÉ

Les troubles principaux de l'âge avancé sont : l'oppression due à l'état du poumon : *Phosphor.* ;

— le tremblement sénile : *Caustic.* ; — la faiblesse musculaire : *Nux v.*, *Aurum* ; — des raideurs musculaires : *Nux v.*, *Caustic.* ; — l'atonie de l'estomac et des intestins : *Sulfur*, *Opium* ; — la somnolence, ou le sommeil prolongé : *Crocus*, *Bellad.* ; — la surabondance de mucosités bronchiques : *Sepia*, *Stannum* ; — la salivation : *Phosphor.*, *Secale cor.*

Le mouvement de désassimilation s'accentuant de plus en plus chez les vieillards, il en résulte tantôt un dépérissement continu, l'amaigrissement, le tremblement ; tantôt des irritations chroniques des muqueuses, des flux excessifs ; tantôt, enfin, des engorgements glandulaires par suite de l'atonie des glandes. (On devra se reporter aux affections : *marasme, atrophie, catarrhe pulmonaire, bronchorrhée, flux, adénite, prostatite, catarrhe vésical.*

18ᵉ CLASSE

MALADIES PARASITAIRES

Classe de maladies caractérisées par la présence, sur diverses parties du corps, de *parasites* qui constituent leur élément principal ; différentes en cela d'autres maladies, par exemple : le *muguet*, dans lequel des parasites se développent dans les fausses membranes ; certaines fièvres graves où ils se développent dans les produits morbides et le sang. Il est question ici des parasites constituant des maladies spéciales, chez les individus dont l'organisme fournit des conditions favorables à leur existence. Il y a des parasites animaux et des parasites végétaux.

PARASITES ANIMAUX.

Ces parasites existent, ou dans l'intérieur des tissus et des viscères, ce sont les *entozoaires* ; ou à la surface de la peau, ce sont les *épizoaires* ; ou dans l'intestin, ce sont les *helminthes*.

Entozoaires. — *Trichine.* — Petit ver qui réside et se multiplie dans les muscles. Son existence ne peut

être constatée que par des signes équivoques : douleurs, contractures, atrophies. On n'a aucune donnée
positive sur le traitement. On peut supposer que le
Camphre pris à l'intérieur , ou des doses assez
élevées de *Sublimé corrosif* pourraient les détruire.

Filiaire ou *dragonneau*, qui se loge sous la peau.

Cœnure, qui pénètre dans les viscères.

Cysticerque, qui se montre dans la plupart des
tissus et s'enferme dans un kyste.

Échinocoque, ver microscopique formant une vésicule qui se renferme dans une poche membraneuse où il se multiplie et forme les *hydatides* ou
kystes hydatiques, tumeurs qui peuvent devenir
très-volumineuses. Le diagnostic est obscur; le
filiaire est rare en Europe et fréquent dans la race
nègre. Le traitement interne est inconnu ; mais un
changement radical de régime ne peut être que
très-utile.

Epizoaires. — On compte parmi eux le *pou* et
l'*acarus de la gale*.

Le *pou* dont il question se loge sous l'épiderme
et dans les ouvertures naturelles, et constitue la
maladie pédiculaire, maladie historique dont mou-
rut Antiochus. Quelques cas rares ont été traités
par les onctions mercurielles et les lotions parasiticides.

Gale. — L'*acarus de la gale*, de la famille des
sarcoptes, manisfeste sa présence par des vésicules

à peine visibles à l'œil nu, et par des sillons très-déliés qui communiquent avec ces vésicules. Ce parasite et ces lésions se montrent particulièrement aux endroits où l'épiderme est plus mince : entre les doigts, aux poignets, aux plis des membres..., avec un prurit insupportable.

Traitement. — Il s'agit de détruire l'acarus. On y parvient de la manière suivante : dans la matinée, première friction générale, à l'aide d'une brosse, avec du *savon noir*, suivie d'un bain tiède général d'une heure de durée. Le soir du même jour, seconde friction avec une pommade parasiticide (*Axonge*, 300 grammes ; *Soufre*, 50 grammes ; *Sous-carbonate de Potasse*, 25 grammes). Cette friction est suivie d'un second bain qui termine le traitement. Il est rare qu'on soit obligé de le répéter si les frictions sont bien faites.

Helminthes ou **Vers intestinaux.** — Ce sont : le *tænia*, le *trichocéphale*, les *lombrics* et les *oxyures*.

Tænia. — Ver long, ordinairement de plusieurs mètres, plat, articulé. Il y en a deux espèces : le *tænia ordinaire* (ou *ver solitaire*, *ver cucurbitain*), et le *botriocéphale ;* ce dernier est très-rare et propre à d'autres contrées. Le tænia décèle sa présence par des picotements dans l'intestin et l'estomac, par des maladies, quelquefois par des accidents convulsifs, toujours par une faim irrégulière, parfois insatiable, enfin par le prurit à l'anus et au bout du nez.

Traitement. — On a généralement adopté · la méthode vermifuge et insecticide : 1° la poudre de *Cousso* (cousso 15 grammes, eau 200 grammes) en infusion de 15 minutes et avalée avec l'eau ; 2° l'*écorce fraîche de racine de grenadier* (écorce 60 grammes, eau 800 grammes) en décoction, pour réduire le liquide à 500 grammes, à boire en trois doses, d'heure en heure ; 3° l'*huile éthérée de fougère mâle* (2 à 8 grammes suivant l'âge du malade), réduite en pilules à l'aide d'une poudre inerte et de gomme ; ces pilules doivent être avalées dans l'espace d'une heure. C'est ce troisième remède qui s'est montré le plus souvent efficace. On a préconisé aussi beaucoup, dans ces derniers temps, les *graines de courge*, en émulsion ou mangées comme des amandes. La dose est de 60 à 100 grammes par jour, en plusieurs fois, à distance des repas ; et cela pendant 1 ou 2 semaines. Les graines de courge comptent des succès nombreux. Les autres remèdes doivent être pris le matin à jeun ; il est d'usage de prendre le lendemain matin un purgatif consistant en trente ou quarante grammes d'*huile de ricin*.

Cependant il est bon de n'employer ces moyens qu'après avoir donné : *Sulfur* et *Calcar. c.*, alternés, une dose tous les 4 ou 5 jours pendant un mois ; puis *Stannum, Mercur. c., Silicea, Graphit.*, chacun d'eux successivement et pendant une semaine, en mettant entre eux quelques jours d'intervalle. Ce traitement peut, en modifiant les sécrétions intestinales, détruire les conditions d'existence du tænia.

Trichocéphale. — Ver intestinal filiforme, de 6 à 8 centimètres de longueur, confiné dans les derniers intestins et pouvant déterminer des accidents cérébraux lorsqu'il en existe beaucoup. Le prurit anal et la présence de ses débris dans les garde-robes en décèlent l'existence.

Traitement. — Il est toujours utile de modifier le régime, d'éviter les farineux et les aliments non fermentés. On administre *Sulfur* et *Nitri ac.* plusieurs fois successivement, à courts intervalles, puis *Stannum, Cina,* et enfin *Mercur. s.* et *Spigelia.*

Lombrics, ou ascarides lombricoïdes. — Ces vers sont presque exclusivement propres aux enfants. Ils ressemblent pour la forme aux vers de terre appelés lombrics. Leur lieu d'élection est l'intestin grêle ; ils s'y trouvent quelquefois en grand nombre et montent jusque dans l'estomac et dans la bouche.

La présence des lombrics constitue souvent une maladie que l'on a désignée sous le nom d'*helminthiase* : les enfants sont pâles, bouffis ; leurs yeux sont brillants et cernés ; la pupille est irrégulièrement dilatée ; l'haleine est fétide et acide ; il survient des coliques, du gonflement, de la tension, de la

sensibilité du ventre, des dérangements de l'appétit
et des selles, et un prurit parfois insupportable au
bout du nez et surtout à l'anus. Enfin il n'est pas
rare d'observer des accidents plus graves : fièvre,
convulsions, marasme et symptômes d'étranglement par l'ascension des vers dans la gorge.

Traitement. — *Cina* est le principal médicament : il correspond au mouvement fébrile, aux
convulsions, à la diarrhée, au gonflement du ventre,
à la boulimie, à la pâleur, à la bouffissure et à
l'abondance des mucosités dans les bronches (poitrine grasse). Après *Cina*, on doit donner *Sulfur*
et *Calcar. c.*, revenir à *Cina*, et donner quelques
doses de *Mercur. s.*

Oxyures, ou *ascarides vermiculaires.* — Ces vers
ont beaucoup de ressemblance avec ceux du fro-
mage. Ils habitent le gros intestin, pénètrent dans
l'anus, et de là, chez les petites filles, dans le vagin.
Le prurit qu'ils occasionnent est tel qu'il porte les
enfants à se gratter avec une espèce de passion.

Traitement. — *Stannum* et *Mercur. s.* sont les
meilleurs médicaments. Régime sain, légumes
verts, fruits, aliments fermentés, exclusion des
farineux. *Veratrum, Silicea, Phosphor.* complètent le traitement. *Platina* a quelquefois réussi
chez des enfants et des adultes. Toutefois l'on est
quelquefois obligé d'en venir à des onctions avec
l'onguent mercuriel à l'anus.

PARASITES VÉGÉTAUX.

Ce sont des végétaux microscopiques, de la classe des champignons, des algues... qui végètent sur la peau dans certaines conditions favorables à leur développement, et constituent des maladies spéciales ; on en connaît quatre : 1º Le *trichophiton*, qui s'établit tantôt sur la peau des membres ou du tronc et y produit l'*herpès circiné*, caractérisé par des plaques rondes de vésicules ou de papules à peine visibles, disposées en cercle, avec desquammation furfuracée ; tantôt sur le cuir chevelu, où il constitue l'*herpès tonsurans*; tantôt sur le menton et la lèvre supérieure, où il constitue la *mentagre*. La mentagre débute par des taches d'herpès circiné, dont les papules deviennent pustuleuses ; ces pustules sont toutes traversées par un poil, et leur réunion finit par former des tubercules qui ont fait donner à l'affection le nom de *sycosis*. Le champignon qui produit la mentagre peut occuper les diverses parties de la figure, du pubis et même les ongles. 2º L'*achorion Schœleinii*, producteur de la *teigne faveuse*, caractérisée par des croûtes jaunes concaves et des cicatrices lisses et privées de cheveux après la guérison, lorsqu'on a négligé le traitement convenable. 3º Le *microsporon Audouini*, siégeant aussi aux cheveux, à la barbe et produisant la *teigne pelade*, qui est caractérisée par des plaques arrondies où le champignon détruit pour toujours les cheveux, sans que son existence puisse être constatée autrement qu'au moyen d'une forte loupe. 4° Le *microsporon furfur*, qui occasionne le *Pityriasis versicolor*, caractérisé par des taches jaunâtres, dites *hépatiques*, sur la peau du tronc et des membres.

Traitement. — Quelles que soient la forme et la lésion de l'affection parasitaire ou son siége, l'indication majeure est de détruire le parasite. On y parvient en combinant l'épilation avec les onctions et les lotions parasiticides.

L'épilation se fait à la tête, à la barbe, aux membres, partout où se porte le parasite. On l'opère successivement, par portions chaque jour, lorsque la lésion est très-étendue, comme dans la teigne au cuir chevelu.

Les onctions se font après l'épilation et sur la partie épilée au moyen d'une brosse plus ou moins rude, et après avoir appliqué sur cette partie quantité suffisante de la pommade parasiticide faible (axonge 100 grammes, turbith minéral 2 grammes). Ce n'est qu'en cas d'inefficacité de cette pommade, ou dans les cas les plus graves, que l'on emploie la pommade parasiticide forte (axonge 100 grammes, sublimé corrosif 2 grammes).

Les lotions parasiticides se font 12 ou 24 heures après les onctions et aux mêmes endroits, en frottant aussi rudement que possible. On emploie d'abord la lotion faible (eau 100 grammes, sous-carbonate de potasse 20 grammes); et, s'il en est besoin, la lotion forte (eau 500 grammes, sublimé corrosif 1 gramme).

Toutes ces opérations se répètent et se succèdent jusqu'à complète destruction des parasites. Il peut suffire d'une seule épilation suivie des onctions et des lotions, pour voir repousser les cheveux et les poils délivrés désormais de tout parasite.

Chez les enfants, on a presque toujours à traiter simultanément quelque affection scrofuleuse ; en outre, *Rhus* et *Dulcamara* ont une efficacité reconnue contre des éruptions teigneuses qui reparaissent au printemps. Dans tous les cas, une extrême propreté est une condition indispensable de la guérison ; on doit aussi faire observer un régime sain, végétal, lacté, d'où sont exclus les farineux.

19ᵉ CLASSE

AFFECTIONS CUTANÉES

Les affections cutanées sont des lésions de la peau constituées par des éléments éruptifs confondus sous le nom vulgaire de *boutons*, et divisées en sept genres : 1º vésicules, 2º bulles, 3º pustules, 4º papules, 5º tubercules, 6º squammes, 7º taches, qui seront les sujets d'autant de paragraphes.

Toutes ces affections cutanées sont ordinairement des manifestations de la dartre (*herpétides*), de la scrofule (*srofulides*), de la syphilis (*syphilides*), de la goutte (*arthritides*), et même des hémorrhoïdes. Chaque élément présente dans son éruption, dans sa forme, dans sa couleur et dans son évolution, certains caractères particuliers à chacune de ces maladies, et qui, d'autre part, sont différents des *exanthèmes* en ce que ceux-ci dépendent d'une maladie fébrile, comme les pustules de la variole, tandis que les éruptions dont il s'agit ici forment l'élément principal de l'affection, et que la fièvre n'existe pas ou n'est qu'une exception rare.

Des causes externes, telles que le frottement et des poussières irritantes, déterminent aussi des éruptions éphémères, qui cèdent aux soins de propreté, à moins qu'elles ne soient entretenues par la prédisposition à l'une des maladies désignées plus haut.

Les affections cutanées sont rarement distinctes les unes des autres, avec netteté; leurs éléments éruptifs se succèdent, se transforment, se confondent; et il s'y joint d'autres lésions, par exemple les écorchures que les malades se font en se grattant. En outre, un élément éruptif peut être envahi par des parasites et se combiner avec une affection parasitaire, ce qui doit rendre le médecin attentif, parce qu'en pareil cas il est nécessaire d'adjoindre au traitement ordinaire celui des affections parasitaires. Ces difficultés du diagnostic sont déjà exprimées dans les noms composés d'une foule d'affections cutanées, telles que l'eczéma impétigineux, l'herpès phlycténoïde, l'ecthyma des enfants, l'ecthyma de la gale, l'acné mulloscoïde, l'impetigo érysipélatodes, le psoriasis scarlatineux. Aussi toutes les affections cutanées étaient autrefois confondues sous le nom de dartre, que l'on distinguait en dartre sèche, dartre humide, dartre vive, dartre rongeante. Nous allons exposer les affections cutanées d'après l'enseignement moderne, basé sur la distinction de leurs éléments éruptifs.

VÉSICULES.

Élément éruptif des affections cutanées, consistant en petites vésicules remplies de sérosité, qui ordinairement se succèdent pendant plus ou moins longtemps, pour se dessécher, tomber en desquammation furfuracée ou en croûtes, et se renouveler. Les affections cutanées vésiculeuses sont l'eczéma et l'herpès.

Eczéma. — Caractérisé à sa période d'état par des vésicules acuminées, agglomérées par plaques. Leur dessiccation est suivie de desquammation ; mais l'éruption se continue, et il existe en même temps des vésicules et des exfoliations épidermiques, souvent avec quelques croûtes et des plaques de rougeurs dues aux frottements. L'eczéma peut exister pendant de longues années ; il ne laisse pas de cicatrices. C'est la dartre humide des anciens et la plus commune des affections de la peau. Il présente plusieurs variétés.

Eczéma simplex. — Ses périodes d'éruption, de dessiccation et de desquammation se succèdent sans se renouveler, et l'affection se termine en deux ou trois semaines, mais pour se reproduire ordinairement l'année suivante.

Eczéma rubrum. — L'éruption s'accompagne de plaques de rougeurs et quelquefois d'un mouvement fébrile éphémère. La dessiccation présente des croûtes et des excoriations. Cette variété d'eczéma est de longue durée ; l'éruption se renouvelle sans cesse. Elle est quelquefois suivie du pityriasis, surtout à la tête chez les enfants.

Eczéma impétigineux. — Les vésicules se succèdent et s'associent à des pustules de l'impétigo qui s'établit à sa suite.

Eczéma fendillé. — L'éruption se complique de fissures à la peau, dans le pli des membres, et il s'y forme des croûtes dont la succession est interminable.

Eczéma par cause externe, ou *gale des épiciers*. — L'éruption est déterminée par l'action de poudres irritantes, et sa persistance n'est due qu'à la malpropreté ; il siége principalement aux doigts.

Ces diverses variétés d'eczéma peuvent présenter certains caractères qui les rattachent à la scrofule, à la goutte, à la dartre.

Eczéma scrofuleux. — Il a les vésicules les plus grosses, des excoriations plus larges, un suintement plus abondant. Il affecte les enfants, même en bas âge, et s'accompagne d'un prurit violent, de l'engorgement des ganglions voisins, et de diverses lésions , telles que boutons, furoncles, écorchures, résultat de l'ardeur avec laquelle les petits malades se grattent. Il siége ordinairement à la figure, d'où il peut s'étendre à tout le corps ; mêlées d'abord à des pustules, les vésicules disparaissent et ne laissent plus que des pustules, qui transforment cet eczéma en *impétigo*. Bazin lui a donné le nom de *scrofulide bénigne exsudative*. Dans la pratique, l'eczéma scrofuleux est désigné souvent par les noms de *porrigo*, de *gourmes*, de *croûtes de lait*, de *teigne muqueuse*. Enfin, confondu avec l'*impétigo*, l'eczéma se transforme souvent en affection parasitaire dans les diverses teignes ou *impétigos parasitaires.*

Eczéma goutteux. — Il présente des vésicules petites, sèches, et quelques picotements au lieu de prurit. Il siége surtout autour des yeux et des ouvertures naturelles (*eczéma orbicularis*), aux lèvres (*eczéma labialis*), aux pieds et aux mains (*eczéma palmaris*). Il détermine souvent un prurit violent à l'anus, des fissures, des croûtes, et se combine quelquefois avec le *lichen ;* quelquefois il s'accompagne de plaques rouges où l'on distingue de petites veines variqueuses.

Eczéma dartreux. — Il présente les vésicules les plus petites, souvent imperceptibles, détermine un prurit insupportable, avec une sécrétion de sérosité claire, et s'accompagne de plaques d'un rouge vif. Lorsqu'il affecte la forme circulaire, on lui donne le nom de *dartre annulaire.* Il est quelquefois très-suintant (*herpétide humide*), d'autres fois très-sec (*herpétide sèche*). Ses taches rouges tendent parfois à se généraliser (*eczéma rubrum généralisé*) et à se perpétuer (*eczéma chronique* ou *impétigo érysipélatodes*).

Les eczémas scrofuleux, dartreux et goutteux subissent des métastases fréquentes et alternent avec d'autres affections de ces maladies : ainsi l'eczéma du scrotum avec des attaques d'asthme, l'eczéma rubrum généralisé avec une hydropisie.

Traitement. — Pour l'eczéma en général et surtout l'eczéma simplex : *Mercur. s.* et *Rhus.* —
Eczéma rubrum : *Hepar s., Bellad.* — Eczéma
impétigineux : *Sulfur, Rhus, Dulcamara, Sepia.*
— Eczéma fendillé : *Rhus, Nitri ac., Lycopod.*
— Pour la scrofulide bénigne exsudative ou croûte
de lait : *Bellad.* et *Merc. s.* quand l'enfant a des
ganglions engorgés au cou ; ensuite, on donne *Dulcamara* (et *Viola tricolor*), *Staphysag.* si l'affection tend à se propager, *Cantharis* et *Arsen.*
si elle se montre rebelle. — Eczéma goutteux
en général : *Rhus, Calcar. c., Sulfur ;* et en particulier pour l'eczéma palmaris : *Nitri ac., Aurum;* pour l'eczéma labialis, anal, etc. : *Sepia,
Rhus, Mercur. cor.;* pour l'eczéma lichénoïde :
Sepia, Manganum carb. — Eczéma dartreux : *Sulfur, Arsenic. ;* et pour là dartre annulaire : *Sepia,
Graph. ;* pour la dartre sèche : *Natrum mur.,
Carbo v. ;* pour la dartre humide : *Rhus, Graphit., Muriat. ac.* (et *Mezereum*). — Eczéma rubrum généralisé : *Mercur. s., Canthar., Calcar. c.*
— Pour l'eczéma par cause externe : suppression
de la cause irritante, soins de propreté, lotions
d'eau avec l'arnica.

Voici encore quelques indications qui concernent
les affections de la peau en général et l'eczéma en
particulier : *Dulcam.,* croûtes épaisses suintantes à
la figure, ou même généralisées, et encore dartres humides, avec croûtes et auréole rouge pruriteuse ; — *Conium,* dartre humide, brûlante, à
l'avant-bras et aux membres ; — *Graphites* (et

Manganum carb.), eczéma fendillé aux plis des articulations ; — *Graphit.*, eczéma au nez, avec gonflement, narines excoriées et croûtes ; — *Sepia*, eczéma au lobe de l'oreille avec suintement et croûtes ; — *Natrum mur.*, eczéma pruriteux à l'anus ; — *Nitri ac.*, eczéma sec entre les doigts , et rouge aux ailes du nez ; — *Rhus*, eczéma avec croûtes, prurit brûlant, apparaissant et disparaissant au printemps et à l'automne ; — *Phosph.*, dartre sèche, furfuracée, excoriée, formant des plaques , sans prurit ; — *Lachesis*, croûtes épaisses et fissures ; — *Lycopod.*, crevasses profondes, excoriations, suintement sans prurit ; — *Clemat. er.*, prurit violent, à la chaleur du lit ; — *Merc. sol.*, prurit voluptueux dans le lit et à la chaleur, avec brûlement après s'être gratté ; — *Ledum pal.*, boutons, ou furfurs avec prurit excessif (*Selenium*, dartre avec prurit et suintement aux mains, aux pieds, aux plis des membres ; — *Petroleum*, éruption pruriteuse au scrotum ou au périnée ; — *Bovista*, éruption humide, vésiculeuse, avec prurit, suintement et croûtes épaisses ; — *Ranunculus scel.*, vésicules suintantes entourées de rougeurs ; — *Cyclamen Europ.*, eczéma des mains et des doigts).

Herpès. — L'éruption des vésicules a lieu par groupes successifs qui prolongent souvent beaucoup la durée de cette affection ; chaque groupe parcourt rapidement son évolution, et la dessiccation se fait en peu de jours dans la plupart des cas. On distingue l'*herpès labialis* et *vulvaris*, qui siége sur les lèvres et à la vulve ; et l'*herpès præputialis*, qui siége sur le prépuce ; l'*herpès phlycténoïdes*, qui a les vésicules plus grosses et plus espacées ; l'*herpès circinatus*, qui les a disposées en anneaux ; l'*herpès iris*, qui offre des taches avec des nuances diverses de rouge et qui, avec l'herpès circinatus, est souvent mêlé à des parasites ; il peut alors constituer un premier degré de teigne dont l'évolution ne se fait pas complètement, parce que l'affection occupe des endroits privés ou presque privés de poils. L'*hydroa* est une espèce d'herpès phlycténoïdes ; ses vésicules sont plus rares, plus espacées et plus grosses ; il présente les deux variétés : *hydroa vésiculeux* et *hydroa bulleux;* il siége également sur la peau et sur les muqueuses apparentes, et fait son évolution en 10 ou 12 jours.

TRAITEMENT. — *Natrum mur.* et *Rhus*, pour l'herpès cutané. — *Rhus* et *Arsen.*, pour l'herpès muqueux. — *Muriat. ac.* et *Kreosot.*, pour les deux cas. — *Merc. sol.* et *Causticum* répondent ensuite à l'herpès labialis, surtout quand il survient après certaines fièvres ; — *Mercur. s.* et *Nitri ac.*, à l'herpès præputialis et vulvaris. — *Rhus, Graphit., Cantharis*, s'adaptent mieux à l'herpès phlycténoïde et à l'hydroa. (On a aussi conseillé *Clematis er., Croton tiglium* et *Benzoïs ac.*)

BULLES.

Cet élément des affections cutanées consiste en ampoules arrondies aux dépens de l'épiderme soulevé par une sérosité qui devient quelquefois purulente. Ces bulles ne diffèrent des vésicules que par leur volume plus grand et constituent le pemphigus et le rupia.

Pemphigus. — Caractérisé par des ampoules volumineuses à base rouge, à marche rapide, se terminant par la dessiccation et une légère excoriation. Il est quelquefois précédé de malaise et de courbature. Il est aigu ou chronique, souvent bénin ou éphémère, parfois grave et compliquant une cachexie ; l'éruption alors est successive et interminable ; elle s'étend aux muqueuses et détermine l'insomnie, la diarrhée, des ulcères, la consomption. Les variétés du pemphigus comprennent :

Le *pemphigus de cause externe*, dû à l'action de frottements ou de contacts irritants.

Le *pemphigus dartreux* ou herpétique, très-pruriteux, à bulles plus petites, et affectant de préférence les individus maigres.

Le *pemphigus goutteux* ou arthritique, présentant des symptômes d'inflammation locale, et affectant de préférence les individus obèses ou déjà affaiblis. On lui donne quelquefois le nom de *pompholix ;* il devient chronique.

Le *pemphigus lépreux*, appelé aussi *lèpre bulleuse ;* il débute lentement, affecte de préférence les extrémités, et donne lieu à des ulcérations.

Le *pemphigus syphilitique*, également chronique. On le distingue en *pemphigus des adultes*, affection rare et sans gravité ; et en *pemphigus des nouveau-nés*, presque toujours grave, avec ulcères, gangrène et marasme.

TRAITEMENT. — Dans le pemphigus aigu : *Rhus, Mercur. s., Cantharis*. — *Arsen.* s'est montré souvent spécifique, et après lui : *Apis mel.* — Quand la chronicité est déclarée : *Arsen., Sulfur, Canthar.* — Contre le pemphigus avec symptômes cachectiques : *Calcar. c., Arsenic., Pulsatil.* — Chez les nouveau-nés : *Secale c., Arsenic., Phosph. ac., Mercur. cor.* ; mais avec cette condition importante que les enfants soient tenus proprement, aient une nourriture saine et restaurante, un lait excellent, et que leur habitation soit salubre.

Rupia. — Caractérisé par l'existence d'une seule bulle, large, pustuleuse, sur une base livide. Cette bulle se convertit en deux ou trois jours en une croûte épaisse, noirâtre, autour de laquelle se produisent de petites bulles en plusieurs éruptions successives ; mais bientôt la croûte se détache et laisse une excoriation qui se cicatrise rapidement. C'est le *rupia simplex*, la première variété.

Rupia proeminens. — Dans cette variété, la croûte est plus large et plus épaisse, l'excoriation qu'elle couvre est plus prononcée et se transforme en ulcère dont la suppuration chasse la croûte ; ses bords apparaissent alors livides et tuméfiés.

Rupia scrofuleux, ou *scrofulide maligne crustacée.* — Les bulles sont multiples et disséminées ; les croûtes, coniques, jaunâtres et entourées d'un cercle livide. Leur chute, souvent lente, laisse des ulcères bleuâtres, à fond granulé et fongueux dont les cicatrices restent saillantes, ridées et colorées en rose. La persistance des ulcères en fait la *scrofulide crustacée ulcéreuse.* Le rupia scrofuleux affecte de préférence les enfants.

Rupia syphilitique. — Accident secondaire de la syphilis. Les bulles se développent sur le dos et les membres inférieurs. Elles sont généralement au nombre de 2 ou 4. Les croûtes ont une nuance de vert sombre et sont entourées d'un cercle rouge cuivré. Leur chute se fait lentement, et les ulcères qui leur succèdent ont les bords relevés, taillés à pic et le fond grisâtre. Leur cicatrice est lisse, arrondie et d'un blanc mat.

TRAITEMENT. — Rupia simplex : *Canthar.* et *Mercur. s.*, *Rhus* et *Pulsat.* — Rupia proeminens. *Sulfur, Tartar. emet., Arsenic.* — Rupia scrofuleux : *Calcar. c.* et *Mercur. s.*, *Rhus* et *Iodium.* — Rupia syphilitique : *Mercur. c.* et *Silicea, Arsenic.* et *Lachesis.* — Lorsqu'il se produit des accidents gangréneux, circonstance qui a fait donner à l'affection le nom de *rupia escharotica*, on a recours à *Arsenic., Apis mel., Secale c., Carb. v.*, et à l'ustion plusieurs fois répétée au moyen d'un fer rouge présenté à l'ulcère sans y toucher.

PUSTULES.

Cet élément des affections cutanées consiste en des boutons arrondis qui se remplissent de pus, se dessèchent et forment une croûte qui, en se détachant, laisse quelquefois une cicatrice. Ces pustules sont tantôt grandes, dures, formant une croûte épaisse (*pustules phlyzaciées*), tantôt petites, agglomérées et formant des croûtes minces, lamellées (*pustules psydraciées*). Les affections cutanées de ce genre sont : l'impétigo, l'ecthyma et l'acné.

Impétigo. — Caractérisé par l'éruption, en groupes, de pustules psydraciées, à évolution rapide, mais se succédant souvent pendant des années, avec renouvellement incessant des pustules et des croûtes. Les variétés de cette affection sont : l'*impétigo melitagra*, à croûtes molles et jaunâtres ; l'*impétigo flavescens*, à croûtes plus jaunes et plus consistantes ; l'*impétigo sparsa*, à pustules plus isolées et par petits groupes ; l'*impétigo figurata*, qui siége au visage ; l'*impétigo scabida*, à pustules plus sèches, plus brunes et plus adhérentes ; l'*impétigo capitis*, qui siége à la tête et se complique souvent de parasites ; il constitue alors diverses teignes qui tirent leur nom de la forme des croûtes (*favosa, granulata, orbicularis, amiantacea*). Toutes ces variétés se mêlent souvent à l'eczéma.

L'impétigo est une manifestation de la scrofule, de la goutte, de la dartre, de la syphilis. L'*impétigo scofuleux* a les pustules et les croûtes les plus.

larges et les plus molles ; il concourt avec l'eczéma scrofuleux à former le *porrigo larvalis*, la *croûte de lait*, et s'accompagne toujours de l'engorgement des ganglions voisins. C'est aussi ce qui a lieu lorsqu'il est parasitaire. A un degré plus avancé, il constitue la *scrofulide ulcéreuse*.

L'impétigo goutteux est le plus rare : ses pustules sont plus disséminées et plus petites. *L'impétigo dartreux* les a plus sèches, avec les croûtes plus brunes et plus adhérentes. *L'impétigo syphilitique* présente ses pustules sur un fond rouge brun. Tous les trois peuvent revêtir une forme bénigne et une forme maligne ; ce sont les *syphilides impétigineuse, crustacée, ulcéreuse, rongeante ; herpétides pustulo-crustacée, rongeante ; arthritides pustulo-crustacée-impétigineuse, ulcéreuse, maligne.*

Traitement. — Les impétigos parasitaires sont traités comme les teignes. Dans l'impétigo en générale, on donne : *Staphys., Phosph., Mercur. s., Dulcam.* ; — dans l'impétigo goutteux : *Laches., Rhus, Causticum ;* — dans l'impétigo dartreux, pruriteux et suintant : *Graph., Muriat. ac.* ; s'il est sec et très-pruriteux : *Ars., Sulf.* ; — dans l'impétigo scrofuleux : *Sulfur, Calc. c., Staphys., Nitri ac.* ; — dans les formes malignes des divers impétigos : *Rhus, Mercur. s.*, et ensuite *Bellad., Arsen.* — *Phosph.* ac. a été employé efficacement dans le cas de pustules au visage avec sensation d'excoriation sans prurit (*Petroleum* dans le cas de pustules suintantes). — En outre, lorsque l'impétigo se combine avec l'eczéma, on emprunte le traitement de la forme qu'affecte ce dernier.

Ecthyma. — Caractérisé par l'éruption en groupes de pustules phlyzaciées, sur une base enflammée, avec une zone rouge. Ces pustules ont quelquefois un point noir à leur centre. Elles se dessèchent et forment des croûtes qui se détachent du 8e au 10e jour, laissant ordinairement une cicatrice. Leur éruption est souvent successive, par poussées, et l'affection se prolonge durant des années, avec des intervalles de guérison apparente. L'ecthyma peut siéger sur toute la surface du corps, excepté au cuir chevelu et aux endroits où la peau est mince. Par exception, les pustules de l'ecthyma se transforment en ulcères sanieux chez des vieillards et des sujets débilités.

Les variétés de l'ecthyma sont :

L'ecthyma infantilis et celui *de la gale,* dont les pustules viennent se mêler aux diverses lésions des teignes et de la gale ;

L'ecthyma simplex, dont les pustules disséminées sont ordinairement critiques d'un mouvement fébrile ou symptomatiques de la rougeole, de la scarlatine et de la variole à leur période de convalescence ;

L'ecthyma syphilitique, qui est distingué en bénin (*syphilide pustuleuse phlyzaciée*) et en malin (*syphilide pustuleuse crustacée ecthyma-*

teuse) : lorsque cet ecthyma siége au front, il constitue le *corona veneris ;*

L'*ecthyma scrofuleux*, ou *ecthyma luridum*, qui se confond dans la période ulcéreuse avec la scrofulide maligne impétigineuse ;

L'*ecthyma chronique* ou *ecthyma diuturnus*, dont les pustules se renouvellent sans cesse, et qui forme des groupes de croûtes entourés de rougeurs érythémateuses ;

L'*ecthyma dartreux* et *goutteux*, qui finit par devenir permanent dans la période cachectique (*ecthyma cachecticum*).

L'*ecthyma par cause externe*, dû à la malpropreté, à des causes locales irritantes.

TRAITEMENT. — *Arsenic.* est le médicament essentiel de l'ecthyma, quelle que soit sa forme. — *Tartar. em.* et *Thuya* viennent après. — *Kreosot.* et *Ledum pal.* conviennent surtout dans les cas de pustules isolées, surtout à la face. — Quand les phénomènes inflammatoires sont saillants ou durables, on donne *Pulsatil.*, *Mercur. s. ;* — dans l'état chronique : *Arsenic.*, *Sulfur ;* — dans l'état cachectique : *Plumb.*, *Hepar s.*, *Silicea ;* — dans l'ecthyma syphilitique : *Mercur. cor.*, *Arsenic.*, *Lachesis* et aussi *Hydrast. Canad.* — Lorsque les croûtes sont tenaces, on doit en faciliter la chute par l'application de cataplasmes. *Kreosot.* et *Graphit.* conviennent en ce cas. — Les ulcères sanieux de l'ecthyma doivent être touchés quelquefois avec la teinture d'*iode* ou avec une solution de *sublimé corrosif*, et pansés avec soin. — Dans l'ecthyma par cause externe, il faut supprimer les contacts de poussière et les frottements irritants, et faire des lotions avec de l'eau et de l'*Arnica* (on a aussi conseillé contre l'ecthyma en général *Mercurius iodatus*).

Acné. — Caractérisée par l'éruption d'une ou plusieurs pustules, siégeant dans les glandes sébacées ou dans leur canal excréteur, et n'occupant que les endroits du corps où la peau est épaisse et fournie d'un plus grand nombre de ces glandules. L'évolution des pustules se fait lentement ; quelques-unes ne suppurent qu'au bout de plusieurs mois. Elles laissent après elles une cicatrice anguleuse et gaufrée. L'acné se divise en simple et en indurée. L'*acné simple* ou *punctata* siége sur le canal excréteur de la glandule ; l'*acné indurée* siége sur la glandule même. On lui a donné le nom d'*acné pileuse* quand la pustule occupe la glandule du poil, et celui d'*acné juvenilis* quand il siége sur les glandules des épaules, du dos, de la nuque. Du reste, l'acné en général ne se rencontre guère que chez des sujets jeunes, robustes, ou chez des adultes qui font bonne chère.

On distingue : 1° une *acné goutteuse*, qui appartient aux variétés acné indurée et acné pileuse : les pustules en sont ombiliquées, et à cause de cela on en a fait l'*acné varioliforme* ; 2° une *acné scrofuleuse*, dont les pustules sont également ombiliquées, mais plus grosses ; 3° une *acné syphilitique*, dont les pustules sont nombreuses, petites, et occu-pent les membres : on l'a nommée *acné miliaire*.

L'acné goutteuse et l'acné syphilitique consti-tuent aussi la variété dite *couperose* ou *acné rosacée ;* l'acné pileuse constitue la *mentagre*.

La *couperose* débute par des taches ou plaques d'un rouge vif ou foncé, occupant les joues et les ailes du nez. Les pustules surviennent de loin en loin, après un excès de table, ou par un mouvement fluxionnaire goutteux ou hémorrhoïdal. Leur teinte est livide ; elles suppurent promptement, saignent quelquefois et disparaissent en peu de jours. Quel-quefois cependant elles s'indurent, s'accumulent et forment des nodosités sur le nez ou les joues (*acné rosacée hypertrophique*). La couperose dis-paraît souvent peu à peu avec les progrès de l'âge, mais elle s'aggrave toujours chez les ivrognes.

La *mentagre* occupe le menton, la lèvre supe-rieure ou le sourcil ; les pustules siégent sur les follicules des poils ; elles sont grosses, douloureuses, et s'agglomèrent. On lui donne alors le nom de *Sycosis ;* les croûtes adhèrent aux poils. La men-tagre est souvent parasitaire, et dans ce cas ses pustules sont ordinairement entourées des taches de l'herpès iris.

On a rattaché à l'acné, sous le nom d'*acné mul-loscoïde*, certains boutons pustuleux, indurés, si-mulant des tubercules, et de grosseur variable, que l'on observe au cou, à la figure d'enfants généralement robustes. Ces boutons ou excroissances débutent par des papules qui grossissent et se transforment en pustules siégeant sur des glandes sébacées. Leur suppuration est lente à se faire ; la cicatrisation n'est pas immédiate, et il se forme un ulcère.

TRAITEMENT. — *Tartarus emet.* et *Nitri ac.* répondent aux acnés simple et indurée et à leurs variétés. — Leurs meilleurs auxiliaires sont : *Calcar. c.* et *Thuya*, dans l'acné juvenilis ; — *Iodium* et *Mercur. s.* alternés, dans l'acné pileuse ; — *Sepia* et *Sulfur*, dans l'acné indurée ; — *Rhus* et *Graphit.*, puis *Silic.* et *Iodium*, dans la mentagre ; mais il est indispensable de lui appliquer le traitement des teignes lorsqu'elle est parasitaire. Quelquefois des lotions avec une solution de créosote ou d'acide phénique ont d'excellents résultats. — L'acné rosacée ou couperose exige un traitement long et soutenu, dont *Nitri ac.*, *Calcar. c.*, *Iodium*, *Mercur. s.* sont les principaux agents ; — l'acné mulloscoïde exige *Sulfur*, *Calcar. c.*, *Mercur. s.*, *Alumina*. (Les diverses acnés ont aussi été utilement combattues, par *Mercurius iodatus*, *Asterias rubens* et *Kali bichromicum*. Celui-ci est indiqué lorsque les pustules sont traversées par un poil.) Il ne faut pas négliger le régime ; il doit être d'autant plus sobre, végétal et doux que les sujets affectés d'acné et surtout de la couperose sont d'une constitution plus vigoureuse, et que chez eux la nutrition est plus florissante.

L'opiniâtreté de la couperose et l'impatience

avec laquelle certains malades la supportent ont fait rechercher des topiques pour la guérir, c'est-à-dire pour la répercuter : le meilleur paraît être la pommade suivante : *axonge* trente grammes, *bi-iodure de mercure* un gramme, en frictions quotidiennes sur les plaques rouges. On peut augmenter peu à peu la dose du sel mercuriel. Mais ce topique ne peut être employé qu'avec la précaution de surveiller les fonctions internes, parce qu'on ne fait souvent disparaître les rougeurs et les pustules de la couperose qu'en provoquant une répercussion avec métastase sur le cœur ou les gros vaisseaux.

PAPULES.

Cet élément éruptif consiste en boutons très-petits, secs et compactes, tantôt par groupes, tantôt disséminés en grand nombre sur de grandes surfaces ; ces papules tombent en desquammation dans un temps assez court, pour se renouveler souvent avec une persistance désespérante. Les affections papuleuses sont : le prurigo et le lichen.

Prurigo. — Caractérisé par des papules qui occasionnent un prurit vif, souvent insupportable, avec crevasses, écorchures, hypertrophie des glandes sous-muqueuses résultat des frottements répétés que le malade opère avec ses ongles. Cette affection occupe les endroits où la peau est épaisse : les cuisses, la poitrine, le ventre, et les membranes muqueuses de la vulve et de l'anus. Suivant l'intensité du prurit, on lui donne les noms de *prurigo mitis*, *prurigo formicans*; et son siège à l'anus ou à la vulve le fait appeler *prurit* ou *prurigo anal*, ou *vulvaire*. Enfin, le prurit est un symptôme de diverses affections sans papules, en dehors du prurigo. Mais en pareils cas il est éphémère, tandis que le prurigo a une durée quelquefois égale à toute une période de la vie.

TRAITEMENT. — *Sulfur*, *Arsen.*, contre le prurigo en général ; on doit les employer avec insistance et en variant les doses. — *Causticum*, *Staphys.*, contre le prurit aggravé par la chaleur du lit, et *Merc. sol.* principalement quand le prurit excite une sensation de plaisir. — *Conium*, *Lycopodi.* et *Natr. mur.*, contre le prurit diurne; et contre celui de l'anus et de la vulve avec suintement. — *Silicea*, *Calcar. c.*, lorsque les papules occupent le dos, le ventre, les cuisses. — *Chamom.*, *Plumb.* sont surtout utiles quand il y a des fissures et des écorchures ; — *Kreosot.* et *Nitri ac.*, quand l'affection est par plaques avec brûlement et suintement après que l'on s'est gratté. — *Mercur. cor.*, *Arsenicum*, *Carbo veg.* conviennent mieux dans le prurit vulvaire ; — *Sepia*, *Sulf.*, dans le prurit anal. On a quelquefois employé *Argentum fol.*, *Agaric. mus.* (et *Sulfuris ac.*, ainsi que *Ranunc. scel.*, dans le prurit à l'anus, et *Oleander* dans le prurit du cuir chevelu avec desquammation furfuracée).

Le prurit anal et le prurit vulvaire sont une des plus affligeantes maladies, et aussi des plus opiniâtres. On a donc recherché des moyens extérieurs de les soulager : lotions avec de l'eau chaude, avec le suc ou la décoction de persil ; onctions de glycérine ; solutions de tannin ou d'alun, et enfin de sublimé corrosif pour le prurit vulvaire principalement (sublimé corrosif cinq centigrammes, eau trente grammes). Des lotions froides générales et quotidiennes avec l'éponge sont un excellent moyen de régulariser les fonctions cutanées et de mettre fin au prurigo, quel qu'il soit.

Lichen. — Caractérisé par des papules disséminées, occupant toute la surface du corps, ou groupées par plaques sur diverses régions. Ces papules sont ordinairement plus petites que celles du prurigo, et quelquefois légèrement rosées. Dans les cas les plus bénins, elles tombent en desquammation après un temps très-variable ; dans les cas plus graves, elles s'hypertrophient, et la peau se plisse en s'épaississant ; mais s'il y a prurit, ce qui est fréquent, il s'y joint, comme dans le prurigo, les lésions résultat ordinaire des frictions répétées opérées par le malade.

On admet :

Un *lichen par cause externe :* il est l'effet de poudres et de frottements irritants ;

Un *lichen scrofuleux*, à papules plus larges, blanchâtres, peu pruriteuses, opiniâtres, mais disparaissant souvent à la puberté : on lui a donné le nom de *lichen agrius ;* on peut lui adjoindre le *strophulus* ou lichen des enfants à la mamelle, dont les papules roses se mêlent à des plaques érythémateuses ;

Un *lichen goutteux,* ou *arthritide pileuse,* siégeant de préférence sur les endroits garnis de poils, et s'accompagnant de quelques picotements, souvent sans prurit ni rougeur, et alternant avec des affections goutteuses internes ;

Un *lichen syphilitique,* ou *syphilide papuleuse,* dont les papules reposent sur un fond brun ou cuivré et n'occasionnent pas de prurit ;

Un *lichen dartreux,* ou *herpétide diffuse, hy-pertrophique,* dont les papules, très-petites, sont groupées et souvent agglomérées sur une peau ridée, épaissie ; elles occasionnent un prurit extraordinairement vif.

Traitement. — Les médicaments principaux sont : *Arsen.* et *Caustic. ; — Belladona, Hepar s., Pulsat.,* s'il y a rougeur ; — *Natrum m., Graphit., Lycopod.,* si la peau est ridée, épaissie ; — *Staphys., Arsenic., Sulfur, Mercur. s., Caustic.,* dans le lichen dartreux ; — *Graph., Mercur. s.,* contre le strophulus ; — *Nitri acid., Mercur. cor.,* dans le lichen syphilitique ; — *Calcar. c., Caustic.,* dans le lichen goutteux. (*Cyclamen Eur.* convient lorsque le prurit s'aggrave à la chaleur du lit.) Les bains, les lotions, les onctions glycérinées, contribuent à la guérison et suffisent à celle du lichen par cause externe.

Ces lésions consistent en nodosités ou petites tumeurs indurées, circonscrites, à marche lente, avec tendance à l'ulcération. Ces *tubercules cutanés* font partie de la lèpre, sont un des éléments du cancer cutané, des scrofulides, des syphilides, des herpétides malignes, et constituent le lupus.

Lupus, ou *lupus vorax, esthiomène, dartre rongeante* des anciens. — Il est caractérisé par des tubercules cutanés d'une grosseur variable, et par leur ulcération phagédénique, rongeante. Le lupus est toujours une manifestation de la scrofule (*scrofulide maligne tuberculeuse ou hypertrophique et ulcéreuse*) ou de la syphilis (*syphilide tuberculeuse crustacée, ulcéreuse*). On en distingue trois variétés : le lupus ulcéreux, le lupus non ulcéreux, le lupus hypertrophique.

Le *lupus ulcéreux* se recouvre incessamment de croûtes épaisses, et il est tantôt serpigineux, c'est-à-dire rongeant en surface (lupus serpigineux), tantôt phagédénique, c'est-à-dire rongeant en profondeur (lupus excedens).

Le *lupus non ulcéreux* subit une désorganisation sous-cutanée avec exfoliation successive de la peau et cicatrice gaufrée (lupus non excedens).

Le *lupus hypertrophique* se forme de la réunion de plusieurs tubercules qui sont le siège d'une dégénérescence de tissu.

Le lupus scrofuleux a pour caractère d'affecter les enfants et les jeunes gens, de siéger à la figure ou au cou, de présenter des tubercules multiples disposés en arc et formant des bourrelets circonscrits, lisses, recouverts d'une peau d'un rouge livide ; enfin de s'étendre d'un côté à mesure que la cicatrisation s'opère de l'autre.

Le lupus syphilitique affecte les adultes ; il siége au voisinage des muqueuses ou au pli de l'aisselle ; ses tubercules sont aussi disposés en arc, mais leur nombre est plus grand, et la peau qui les recouvre est d'un rouge sombre, cuivré ; sa marche est moins lente ; ses ulcérations ont des bords droits et taillés à pic ; et les cicatrices sont blanches, déprimées et entourées d'une zone d'un rouge brun, cuivré.

TRAITEMENT. — *Calcar. c., Thuya, Natrum m.,* contre les tubercules cutanés, ou encore *Caustic., Iodium, Conium, Aurum ;* — *Arsenic., Staphysag.,* contre l'ulcération phagédénique ; — ou encore *Silicea, Mercur. c., Hydrastis Canad.,* qui conviennent aussi dans le lupus syphilitique, auquel d'ailleurs s'applique le traitement de la syphilis tertiaire (on a aussi employé *Kali bichromicum*).

SQUAMMES.

Ces lésions cutanées consistent en écailles ou lamelles formées aux dépens de la surface cutanée ; elles constituent le pityriasis, le psoriasis et l'ichthyose.

Pityriasis. — Caractérisé par des squammes minces se produisant sur la peau, sans aucune autre lésion appréciable, et siégeant en des endroits limités avec ou sans changement de couleur. On lui a donné les noms de *versicolor, maculata, circinata, herpétique, simplex, rubra, alba, pileux*, suivant ses nuances, sa forme et son siége. Il s'allie aux affections parasitaires dans le *pityriasis versicolor*, le *pityriasis pileux*, les *porrigo furfurans* et *decalvans* (teigne pelade, teigne amiantacée). Enfin il peut constituer la période de desquammation de l'eczéma et du psoriasis, auxquels il se substitue souvent.

Le pityriasis est goutteux, dartreux ou parasitaire. Le *pityriasis goutteux* occasionne des picotements plutôt que du prurit, donne peu de squammes, et celles-ci sont très-minces et furfuracées. Le *pityriasis dartreux* tend à se généraliser ; il fait le désespoir des malades par le prurit qu'il détermine, et devient incurable dans la période de cachexie dartreuse. Le *pityriasis parasitaire* se confond avec les diverses teignes dont il réclame le traitement.

Traitement. — Indépendamment du traitement des teignes, pour le pityriasis parasitaire, *Caustic.*, *Arsen.* et *Sulfur* sont employés avec succès. — *Lycopod.* et *Pulsatil.* viennent ensuite, dans les cas où la lésion est sèche; — *Alumina* (et *Petrol.*), si les croûtes se renouvellent facilement. Des lotions d'eau acidulée ou phéniquée, des onctions avec la glycérine, calment le prurit momentanément. La glycérine, en dissolvant les pellicules squammeuses, rend la peau plus unie et plus lisse. Les affusions froides générales, à l'aide d'une éponge et faites tous les matins, ont contribué à dissiper des pityriasis invétérés.

Psoriasis. — Caractérisé par des squammes lamelleuses plus épaisses et plus blanches que celles du pityriasis, et par des saillies papuleuses rougeâtres qui donnent naissance aux squammes. C'est la *dartre sèche* des anciens. Elle présente, comme les autres affections cutanées, les trois périodes d'éruption, de dessiccation et de desquammation, qui se confondent par leur succession simultanée, soit sur la même partie, soit sur diverses parties du corps. La marche du psoriasis est essentiellement chronique, et sa durée égale quelquefois celle de la vie du malade.

Tantôt il survient d'emblée, tantôt il succède au lichen ou au pityriasis, et finit par l'hypertrophie des papules avec cachexie dartreuse, goutteuse ou syphilitique (*psoriasis inveterata, syphilitica, senilis*). Suivant la forme des groupes de papules et

leur saillie, il a reçu les noms de *psoriasis guttata,
scarlatiniformis, nummullaria, gyrata, punctata,
diffusa, infantilis* et *circinata ;* et, suivant son
siège, on l'a distingué en *psoriasis capitis, ophthal-
mica, auricularis, labialis, palmaris, preputialis,
scrotalis, vulvaris.* Plusieurs de ces variétés sont
des manifestations de la dartre, de la goutte, de la
syphilis, ou simplement d'une irritation externe et
locale ; et, dans ce dernier cas, l'affection est éphémère, si elle n'est pas éternisée par une prédisposition morbide.

Le *psoriasis dartreux* est très-pruriteux ; les papules, plus petites, donnent des squammes furfuracées. Il constitue ordinairement la variété *psoriasis circinata,* qui est la *lèpre vulgaire* de quelques auteurs. Il occupe d'abord des points limités,
la figure, la tête, les membres, et finit par se
généraliser et compliquer la cachexie dartreuse.

Le *psoriasis goutteux* présente moins de prurit,
et des squammes plus blanches, plus lamellées et
même nacrées ; il occupe souvent le cuir chevelu
où sa desquammation est plus furfuracée, et les
ouvertures naturelles où l'épithélium se détache
par plaques, comme aux lèvres, à l'anus.

Le *psoriasis syphilitique* disparaît promptement et sans retour sous l'influence du traitement
combiné de la syphilis et de l'affection cutanée. Il
présente une nuance rouge cuivré autour des
squammes ; il occupe de préférence la plante des

pieds, la paume des mains et les ouvertures naturelles.

TRAITEMENT. — *Arsenic.* et *Sepia*, et encore
Sulf. et *Mercur.* s. sont les principaux médicaments. Mais, dans ce traitement toujours long,
certains médicaments qui répondent en même
temps à des affections concomitantes sont nécessaires, entre autres : *Calcar. c., Causticum, Silicea, Cuprum, Nitri ac., Graphit.* et *Lycopod.* ;
les trois derniers s'adaptent surtout au psoriasis
des ouvertures naturelles. (On conseille aussi *Man-
gan. carb.* dans le psoriasis goutteux.) Mais on
n'a quelque chance de réussir qu'en modifiant
profondément le régime. L'habitude des lotions
froides générales à l'aide de l'éponge, tous les
matins, est très-utile. Ces lotions du reste suffisent pour faire cesser les psoriasis par cause
externe.

Ichthyose. — Caractérisé par des squammes gri-
sâtres, adhérentes, et par la sécheresse, la rugosité
de la peau qui s'épaissit et prend l'apparence d'une
peau de poisson. C'est une affection congénitale qui
s'est montrée jusqu'à ce jour rebelle à tous les
traitements. On a constaté quelques cas où elle
s'est développée après la naissance, mais toujours
avec un caractère d'incurabilité. L'application assi-
due de glycérine, et des cautérisations partielles,
superficielles et successives au nitrate d'argent ou
par d'autres caustiques, seraient peut-être des
moyens efficaces. On y joindrait le traitement du

psoriasis, qui lui-même pourrait être avantageuse-
ment modifié par des onctions dissolvantes et par
des cautérisations partielles et successives; ces
moyens nous ont réussi dans d'autres affections
cutanées rebelles, concurremment avec la médication interne.

TACHES

Affections caractérisées par des altérations plus
ou moins étendues et plus ou moins circonscrites
de la couleur de la peau, ordinairement sans dépres-
sions ni saillies. On en distingue trois espèces : les
nævi materni, les taches hépatiques, les éphélides.

Nævi materni. — Taches que l'enfant apporte en
naissant et qui sont dues à une désorganisation de
la peau. Leur dimension et leurs nuances sont variables; elles ont généralement une couleur brune
et quelquefois des poils. Nul traitement interne
n'est utile.

Taches hépatiques. — Brunes ou d'un jaune
foncé, lisses, indélébiles si elles sont congénitales
ou si elles succèdent à une lésion de la peau, elles
se dissipent facilement quand elles ont une origine
syphilitique. Leur étendue varie depuis un jusqu'à
trois centimètres ; elles ne présentent ni rugosités
ni saillies, et siégent ordinairement sur le cou, la
poitrine, les membres. *Nitri ac., Phosph., Hepar s.* conviennent dans les cas de taches cui-

vrées ; — *Plumbum* et encore *Nitri ac.*, taches brunes ; — *Lycopod.*, lorsque les taches sont petites, roussâtres.

Ephéllides. — Taches brunes ou blanches, sans saillies, de largeur variable, tantôt rares, tantôt nombreuses. Il y en a trois variétés : 1° L'*ephelis a sole*, comme le hâle, résultant de l'action du soleil qui accumule sur des points de la face, des mains, du cou, la matière pigmenteuse. Le pigment colore naturellement en brun certaines parties : le scrotum, le pourtour du mamelon, les cheveux, les poils, la pupille... son absence totale fait les *albinos*. Ces éphélides sont ordinairement très-nombreuses, s'observent surtout chez les sujets à peau fine, lâche et blanche, et ressemblent à des piqûres de mouches. On leur oppose *Lycopod.*, *Sepia*, *Hepar s.*, et aussi *Digital.* et *Colocynt.* 2° L'*ephelis gastricus*, taches larges, brunes ou blanchâtres, sans saillies, attribuées à certains vices de la circulation abdominale, suite d'affections du foie et de la rate : *Natrum m.*, *Calcar. c.*; nous avons aussi employé utilement *Antim. crud.*, *Dulcam.* et *Nitri ac.* 3° L'*ephelis gravidarum*, taches brunes, jaunâtres, souvent blanchâtres, d'une étendue ordinairement plus considérable, siégeant surtout à la figure et aux mains chez les femmes enceintes. Ces taches se dissipent presque toujours spontanément après l'accouchement. Dans le cas contraire, elles devraient être combattues par *Natrum mur.* et *Conium.* On a encore recommandé *Muriat. ac.* contre les éphélides en général, *Phosph.* quand elles occupent surtout le nez, *Colchicum*, la figure.

Nous ne ferons que mentionner ici :

1º Les *taches parasitaires*, qui sont dues aux divers parasites végétaux, comme dans quelques variétés de pityriasis, d'herpès, et dont le traitement propre est celui des affections parasitaires.

2º Les *taches hémorrhagiques*, qui constituent les *ecchymoses*, les *taches scorbutiques*, les taches du *purpura* et les *pétéchies*. Celles-ci sont des taches noirâtres semblables à des piqûres de puces, quelquefois un peu plus grandes, formées par du sang épanché sous l'épiderme, et que l'on observe dans des fièvres graves, le *typhus*, le *scorbut*, le *purpura*.

3º Les *taches matérielles*, qui constituent les *crasses* des nouveau-nés. Ces crasses, qu'un sot préjugé respecte, doivent être enlevées peu à peu par de légers frottements aidés de lotions alcalines. La raison en est qu'elles s'opposent aux fonctions du cuir chevelu, nuisent au développement des cheveux et favorisent celui des affections parasitaires.

EXCORIATIONS, AMPOULES.

Les *excoriations* consistent en une érosion avec inflammation et suintement séreux ou séro-purulent. Cette lésion, nommée aussi *intertrigo*, siége aux plis des membres, aux fesses chez les enfants, sous les mamelles chez des femmes obèses et partout où la peau est soumise à des frottements et à un contact habituel avec elle-même. Les *ampoules* ne sont autre chose qu'un soulèvement de l'épiderme par de la sérosité, sur un point de la peau qui a subi un pincement ou un frottement qui n'est pas allé jusqu'à l'écorchure.

TRAITEMENT. — Pour les excoriations : faire des lotions d'eau tiède ou froide avec *Arnica* (voir ce mot). Mettre la peau à l'abri de tout contact au moyen de linges fins. — Administrer *Causticum*, s'il y a vésicules et prurit ; *Graphites*, *Hydrast. Can.*, simples rougeurs ; *Sulf.*, *Staphys.*, tendance à la chronicité. Pour les ampoules, les percer avec une aiguille pour en faire sortir la sérosité, sans exposer la surface excoriée au contact de l'air.

ENGELURE.

Gonflement des extrémités et surtout des doigts, caractérisé par la stase sanguine dans les vaisseaux capillaires, par la coloration rouge foncé de la peau, par un prurit violent, et par son apparition en hiver et sa disparition en été. Les engelures sont ordinairement des signes de la scrofule ou des hémorrhoïdes, quelquefois de la dartre, et l'une des premières manifestations de ces maladies.

TRAITEMENT. — Chez les jeunes sujets, *Sulfur* et *Pulsat.*, alternés, suffisent habituellement ; — chez

les adultes ou les enfants bruns et maigres, *Sulfur*
et *Nux vom.* — Un prurit opiniâtre exige *Staphys.*
et *Secale cor.* et encore *Crocus;* — un gonflement
excessif : *Graphit.* et *Secale c.*; — des douleurs
brûlantes : *Arsenic.*; — des crevasses ulcérées :
Arsenic. encore. — Si ces crevasses sont moins
douloureuses et suintantes, on donne *Nitri ac.*

GERÇURES. FISSURES. RHAGADES. CREVASSES.

Lésions de la peau ou des ouvertures naturelles,
consistant en petites solutions de continuité dans
la direction des plis de la peau ou des muqueuses
avec douleur et suintement séreux. Ces lésions
siégent aux mains, aux commissures des lèvres,
au mamelon, à l'anus, et sont ordinairement entretenues par la dartre ou la syphilis.

TRAITEMENT. — Gerçures au mamelon : onctions
de glycérine avec l'*Arnica;* puis, à l'intérieur :
Lycopod., si elles sont sèches ; *Graphit.*, s'il y a
des rougeurs ; *Antimon. crud.*, s'il y a induration
des bords ; *Nitri. ac.*, s'il y a suintement ; puis,
Lycopodium; — à l'anus : *Plumb.* d'abord, contre
la douleur excessive des rhagades avec constriction spasmodique dans la défécation ; puis *Ignatia*,
et *Nitri ac.* au besoin. — *Antim. cr.* convient
quand il y a de simples érosions à l'anus avec
boutons hémorrhoïdaux et prurit. — Les gerçures
et crevasses des mains et des doigts se traitent par
Lycopod., si elles sont sèches ; par *Merc. sol.*, si

elles sont rouges, suintantes et même profondes; ou encore par *Nitri ac.;* enfin, par *Lycopod., Sulfur, Plumb.*, si elles sont profondes, avec callosités.

Tannes. — Lésion de la peau caractérisée par de petites saillies ayant un point noir au centre, et formées par l'accumulation du produit des glandes sébacées ou follicules dans leur canal excréteur. On enlève ce produit desséché en pressant les tannes entre les doigts. Elles sortent sous l'apparence d'un petit corps gras, vermiforme. Cette lésion touche de près à l'acné *punctata* et peut en être le premier degré. On trouve parfois dans les tannes un petit acarus différent de celui de la gale.

TRAITEMENT. — Soins de propreté, et habitude de frictions rudes sur la peau, aidées quelquefois de glycérine ou d'une eau alcaline (eau un verre, carbonate de potasse demi-gramme). *Natrum m., Tartar. emet.* et *Sulfur* sont aptes à combattre la production des tannes. *Nitri ac.* est très-efficace (et aussi *Merc. iod.*).

AFFECTIONS DES LÈVRES ET DES DENTS.

Quand les lèvres sont proéminentes, rouges, gercées, *Merc. s.;* — sèches, gercées, brûlantes, *Corall. rubr., Ignat.;* — gonflées et s'exfoliant, *Conium;* — gercées et saignantes aux commis-

sûres, *Ignat.* (*Croton tigl.*); — gonflées, chaudes
et s'exfoliant, *Pulsat.*, *Alumina*, *Antim. cr.*; —
bleuâtres et gercées, *Phosph.* (raides et insensibles,
Euphras. of.); — gercées et ulcérées, *Conium*
(*Crocus*); — avec ulcère plat et saignant, *Nitri
ac.*; — ulcère à bords indurés, *Silicea*, *Conium*.

Dents noirâtres, ébréchées, cariées, *Staphys.* —
Dents sensibles, vacillantes, jaunes, *Nitri ac.* —
Dents déchaussées et saignantes, *Nitri ac.*, *Mercur. s.* — Dents enduites de mucosités, *Antim.
cr.* (*Mezereum*).

AFFECTIONS DES PAUPIÈRES ET DES PARTIES EXTERNES

DE L'ŒIL.

Ces parties sont le siége de diverses affections,
suites d'ophthalmies et d'éruptions diverses, ou
des manifestations de quelqu'une des maladies
diathésiques ou constitutionnelles; telles sont les
affections suivantes :

Trichiasis. — Direction vicieuse d'un ou de plusieurs poils des cils, qui sont inclinés en dedans,
de manière à irriter constamment la conjonctive.
Les cils sont quelquefois composés de deux ou
trois rangées de poils, dont la plus interne se renverse sur le globe de l'œil.

Traitement. — Arrachement persévérant des poils
déviés, à mesure qu'ils repoussent. *Silicea*, *Antim.
cr.*, *Calcar. c.* paraissent avoir remédié à leur disposition vicieuse.

Trichosis. — Petites tumeurs formées par l'hypertrophie d'un follicule sébacé et donnant insertion à un poil à son centre. Cette lésion, comme le grêlon et autres tumeurs du bord libre des paupières, doit être extirpée, lorsqu'elle occasionne quelque irritation de l'œil, et quand elle résiste à *Phosph. ac.*, *Hepar s.*, *Caustic.*

Blépharite. — Inflammation chronique du bord libre des paupières, avec lésion ou hypertrophie des follicules des poils ciliaires ; état chassieux des paupières. Suivant sa forme ou sa cause, on lui donne les noms de *Blépharite ciliaire*, de *Lippitude*, de *Psorophthalmie*, de *Xérophthalmie*, de *Sycosis palpébral*.

Traitement. — *Silic.*, *Arsenic.*, en général ; — *Clemat. er.*, quand il y a prurit brûlant sans gonflement ; — *Apis mel.*, quand il y a gonflement, excoriations et suintement ; — *Tart. emet.*, *Digitalis*, *Hep. sulf.*, lorsque les gandules sébacées suppurent. — *Antim. crud.* employé avec persévérance a été très-efficace dans un cas de blépharite chronique opiniâtre. — Dans les cas diathésiques, on adopte le traitement de la maladie générale, on fait quelques cautérisations légères, on applique quelque pommade au *Sulfure de mercure*, à l'*Acétate de plomb*, etc. ; mais jamais chez les enfants, car la répercussion d'une affection de ce genre peut devenir la cause déterminante du croup.

Entropion. — Renversement en dedans du bord libre de la paupière inférieure, et par conséquent

aussi des cils. Cette lésion est un résultat de la
blépharite. Elle en exige le traitement, combiné
avec celui du trichiasis. Le chirurgien, dans les
cas opiniâtres, fait cesser l'entropion en pratiquant
l'incision d'un petit pli de la peau de la paupière,
qui se relève par la cicatrisation.

Ectropion. — Renversement de la paupière en
dehors, quelquefois des paupières supérieure et inférieure et aux deux yeux. Cette lésion est souvent
un reliquat de la scarlatine, soit par épaississement
de la muqueuse palpébrale, soit par paralysie incomplète de l'orbiculaire. Le traitement consiste à
exciser un repli longitudinal, non de la peau, comme
dans l'entropion, mais de la muqueuse palpébrale.

Orgeolet, ou *Orgelet.* — Petit phlegmon des paupières caractérisé par un bouton acuminé semblable à un petit furoncle. *Pulsat.* et *Merc.* s. alternés amènent rapidement la terminaison et calment l'inflammation. *Graphit.* et *Conium* seraient
utiles si l'orgelet ne disparaissait pas en peu de jours.

Ecchymose de la sclérotique. — Les principaux
moyens d'en déterminer la résolution sont *Chamo.*,
Lachesis, Conium. (Kali bichromic. est indiqué
spécialement quand les taches sanglantes font saillie
ou s'étendent à la cornée.)

AFFECTIONS EXTERNES DU NEZ.

Le gonflement du nez, avec excoriation des narines et de la lèvre supérieure, exige *Sulf.* et

Calc. carb. à intervalles de 8 à 15 jours. — On donne ensuite *Merc. sol.*, si le nez est rouge, luisant ; — *Phosph.*, s'il est douloureux avec excoriation sur les ailes. — *Rhus* convient quand le nez est tuméfié et qu'il est rouge dans la partie supérieure ; — *Nitri ac.*, quand la rougeur est limitée au bout du nez et que les ailes sont pruriteuses et rouges. — *Plumbum*, dans certains cas où le nez reste rouge et froid.

AFFECTIONS DU PRÉPUCE.

Le prépuce est le siége de deux affections qui sont le *phimosis* et le *paraphimosis*. Elles sont occasionnées par la malpropreté, par une irritation mécanique, par des aphthes, un chancre, et se compliquent parfois de *balanite*.

Le *phimosis* consiste dans le rétrécissement du prépuce qui recouvre le gland et s'oppose à ce qu'il puisse être découvert. Le *paraphimosis* consiste dans l'étranglement du gland par le prépuce, qui est resserré autour de sa base et ne peut pas être ramené en avant pour le recouvrir.

La *balanite* est l'inflammation du gland ; on peut aussi donner ce nom à une espèce d'hypertrophie ou d'état variqueux du gland, qui dans l'orgasme sanguin dont il est souvent le siége se tuméfie extraordinairement.

Traitement. — Soins de propreté, injections d'eau tiède. Quand il y a peu d'inflammation, on use de glycérine. *Belladona* et *Mercur.* s. sont indiqués par l'état inflammatoire ; — *Plumb.* et *Hepar s.*, par la suppuration ; — *Phosph.* et *Cantharis*, par le gonflement variqueux du gland. — *Nux vom.* répond à la sécrétion exagérée du repli du prépuce ; — *Corall. rub.*, au suintement avec excoriation dans le phimosis ; — *Causticum*, dans le même cas ; — *Rhus*, dans le paraphimosis, indépendamment des médicaments signalés en premier lieu.

AFFECTIONS DES ORTEILS ET DES PIEDS.

Cors. — Excroissances épidermiques qui surviennent aux orteils, sur des points habituellement comprimés.

Œils de perdrix. — Durillons qui siégent de préférence entre les orteils, où la peau est plus mince, et qui ne paraissent pas différer du cor par leur nature.

Oignons. — Tumeur dure, aplatie et douloureuse, siégeant sur les parties saillantes des articulations du pied, avec gonflement du périoste ou de l'os lui-même.

Mal perforant. — Affection qui est le résultat de la dégénérescence des cors ou des oignons. Elle est caractérisée par la destruction graduelle du durillon lui-même, par la production, autour de ce centre de compression en voie de destruction, d'un cercle induré avec hypertrophie des papilles de la peau, enfin par l'ulcération de ces papilles avec érosion , et pénétration de l'ulcère jusqu'à l'os voisin. Cette affection ne présente. tout son développement que chez les syphilitiques et les scrofuleux.

TRAITEMENT. — La première condition du traitement de toutes ces affections, c'est la cessation de la compression. Les procédés d'extirpation sont complétés par diverses applications escharotiques ou par la simple cautérisation au *Nitrate d'argent.* On doit recommander aussi des médicaments qui ont une action élective sur la peau ; tels sont en première ligne : *Calc. c.*, *Tartar. emet.*, pris à doses variées et avec continuité. On a quelquefois aussi utilement recours à *Cupr. met.* et *Silic.* — *Kali carbonic.* convient éminemment quand le cor est douloureux et même irrité, et entouré d'un cercle rouge ; — *Antim. cr.*, dans les cas de prurit avec chaleur et contre les callosités en général (*Baryta carb.*, quand il y a des élancements brûlants dans les cors). — *Bellad.* et *Mercur.* s. sont ensuite les meilleurs médicaments quand l'os voisin est attaqué, dans le mal perforant. Si l'ulcération se produit, on la traite comme un ulcère phagédénique. Dans tous les cas, il semble que le *Collodion* appliqué par couches longtemps renouvelées soit un moyen précieux de guérison. Ajoutons ici que la sueur fétide des pieds exige *Silicea* et *Thuya.* — Quand il y a rougeur, érythème, excoriations, on emploie *Nitri ac.*, *Hydrast. Can.* ; puis *Hepar s.*, s'il y a crevasses et suppuration.

Affections des ongles. — Des parasites végétaux s'attaquent parfois **aux** ongles, qui jaunissent, durcissent, se déforment.

On doit faire des lotions parasiticides, comme pour la teigne.

La syphilis affecte aussi les ongles, qui s'épaississent, se recourbent en divers sens, se déforment. Après le traitement de la période tertiaire de la syphilis, on insiste sur l'emploi de *Aurum f.* et *Nitri acid.*

Lorsque les ongles deviennent secs et cassants, ou se déforment chez des convalescents, des goutteux, des vieillards, *Antim. cr.* est un remède très-efficace ; on emploie aussi *Sepia*, *Cuprum*, *Natrum m.*, *Tartar. emet.*

Souvent la matrice d'un ongle s'enflamme et l'ongle pousse en dehors, se dessèche, et ne tombe pour faire place au nouveau qu'après plusieurs recrudescences de l'inflammation. *Secale c.*, *Silicea* conviennent alors. On donne *Arsenic.* si l'inflammation languit ou détermine des douleurs brûlantes.

L'*onyxis*, ou ongle rentré dans les chairs, est une affection trop connue pour être décrite ici. Il ne saurait être question d'opérations barbares, comme on en a trop pratiquées. On doit d'abord diminuer la convexité de l'ongle en le raclant sur la partie médiane au moyen d'une pierre ponce. On applique ensuite, le plus tôt possible, des couches de *collodion* qui comprennent toute la dernière phalange, comme dans un doigt de gant, et on renouvelle ces couches aussi souvent qu'il est nécessaire, jusqu'à parfaite guérison. En même temps, on administre *Sulfur* et *Calcar. c.*, puis *Thuya* et *Plumb.* Sous l'influence de cette médication, la chair exubérante est réprimée, le gonflement diminue et la lésion disparaît.

Affections des cheveux. — La chute des cheveux (*alopécie* ou *calvitie*) qui est le résultat d'une affection parasitaire est aussi irrémédiable que celle qui est occasionnée par une cicatrice. Celle qui est due à la syphilis se traite efficacement par les moyens correspondants à cette maladie. Lorsque l'alopécie est consécutive à une convalescence, les cheveux deviennent secs, cassants, s'amincissent et tombent. Il est utile de les raser afin d'exciter la nutrition des follicules pileux. On fait aussi des lotions avec de l'eau de suie (suie de bois 60 grammes, eau 500 grammes, faire bouillir et décanter). On a aussi recommandé des lotions avec une décoction de *mezereum* ou de *sapindus ;* des pommades diverses, surtout celle-ci : une poignée d'abeilles écrasées vivantes dans 200 grammes d'axonge que l'on fait chauffer et passer à travers un linge. Cette pommade est utile quand le cuir chevelu est le siége de rougeurs érythémateuses ou d'une desquammation furfuracée. Lorsque les follicules pileux ne sont pas détruits, on emploie *Apis m.* et *Graph.*, quand il y a rougeur, furfur et prurit ;

— *Nitri ac.*, quand le cuir chevelu est douloureux ; — *Carbo v.* et *Chin. sulfur.*, quand la sensibilité du cuir chevelu est sans prurit. (On a eu à se féliciter de l'emploi de *Kali bichrom.*, dans l'alopécie, après de violents maux de tête ; de *Ambra gr.*, quand il y a endolorissement et desquammation furfuracée du cuir chevelu.)

CONSTITUTIONS INDIVIDUELLES

Elles sont physiologiques ou naturelles, pathologiques ou morbides.

CONSTITUTION PHYSIOLOGIQUE.

C'est la manière d'être de chaque individu, quant à la disposition de son corps et au rapport de ses parties entre elles. On a donné à chaque constitution le nom du système organique prédominant ; c'est ce que l'on appelait *tempérament*.

On en distingue quatre principales : les constitutions *sanguine, lymphatique, nerveuse, bilieuse*. De leur combinaison naissent des constitutions mixtes, de beaucoup les plus communes : constitutions : *lymphatique-sanguine, sanguine-nerveuse, lymphatique-nerveuse, bilieuse-sanguine, lymphatique-bilieuse...*

Constitution sanguine. — Caractérisée par la prédominance du système sanguin, par la forte impulsion du cœur, par la coloration rose de la peau d'ailleurs blanche, par les cheveux et les poils blonds ou châtains. Les personnes ainsi constituées sont actives, enjouées, violentes, mobiles ; elles jouissent de forces musculaires souvent très-développées et sont prédisposées aux inflammations, aux hémorrhagies, au rhumatisme. — Leur régime doit être doux et plus végétal qu'animal.

Constitution lymphatique. — Caractérisée par la prédominance de la lymphe ou sucs blancs, par la rareté des poils, par les cheveux châtains ou rouges, par la peau blanche, par la coloration facile des joues, par la laxité des tissus. Les personnes de cette constitution sont douces, timides, aimables, faciles. La circulation du sang est moins active, les forces musculaires moindres. Elles ont plus de disposition que les autres aux affections des glandes et aux catarrhes. — Leur régime doit être végétal et animal, non farineux ; les épices et les boissons fermentées leur sont utiles.

Constitution nerveuse. — Caractérisée par la prédominance du cerveau et des nerfs, par la pâleur et la sécheresse de la peau, par un embonpoint médiocre, souvent par la maigreur ; le teint est pâle ; la couleur des cheveux est brune. Les personnes de cette constitution sont impressionnables, vives, spirituelles, et déploient beaucoup d'activité. Elles sont prédisposées aux névroses et aux névralgies. — Leur régime doit être lacté et autant végétal qu'animal.

Constitution bilieuse. — Caractérisée par l'activité plus grande du foie et du système sanguin veineux, par la teinte jaunâtre ou brune de la peau, et la couleur noire des cheveux, par la maigreur et l'angulosité des formes. Les personnes de cette constitution sont vives, emportées, susceptibles, opiniâtres. Elles sont prédisposées aux affections du foie, des reins, de l'intestin, et à des névroses. — Leur régime doit être principalement végétal.

Les constitutions physiologiques exagérées touchent aux constitutions pathologiques ; ainsi les constitutions sanguines, bilieuses... deviennent hémorrhagiques, atrabilaires...

CONSTITUTION PATHOLOGIQUE.

C'est la manière d'être de chaque individu, modifiée par les prédispositions morbides, héréditaires ou acquises. Nous en mentionnerons sept principales.

Constitution dartreuse. — Caractérisée par la vivacité des impressions, par une chaleur naturelle organique plus grande, par la rapidité de la digestion et des fonctions en général, par la maigreur, par des rougeurs à la figure et par la rugosité de la peau. — Le régime doit être végétal.

Constitution hystérique. — Caractérisée par la mobilité nerveuse ou nervosité, par une grande impressionnabilité, par l'irrégularité des fonctions. — Le régime doit être varié.

Constitution goutteuse. — Caractérisée par l'embonpoint, ou du moins par une nutrition florissante, par la grosseur des articulations et des os, par une force musculaire moindre ou peu durable, par le penchant à la bonne chère. — Régime végétal.

Constitution sycosique. — Caractérisée par la grosseur des traits du visage et des ouvertures naturelles, par l'épaisseur et la fraîcheur de la peau, par la forme large et arrondie du bout des doigts. — Régime mixte.

Constitution hémorrhoïdaire. — Caractérisée par des hémorrhagies et la chute du rectum dans l'enfance, par la grosseur des traits, par des rhumes fréquents, par l'irrégularité des fonctions intestinales. — Régime végétal.

Constitution scrofuleuse. — Caractérisée par la grosseur des articulations, du ventre et des glandes lymphatiques, par la blancheur et la finesse de la peau, par une chaleur naturelle moindre, par la lenteur des fonctions animales et la nonchalance. — Régime animal, excitant.

Constitution tuberculeuse. — Caractérisée par la faiblesse de l'hématose et de la nutrition, par la finesse de la peau, par l'étroitesse de la poitrine et des ouvertures naturelles, par la saillie des omoplates et des épaules, par la proéminence des pommettes, par la forme arrondie ou en spatule du bout des doigts. — Régime lacté et végétal, contrairement au préjugé qui prône la viande rôtie et crue pour les tuberculeux.

Le genre de vie, le régime, l'éducation, le climat, la combinaison des prédispositions morbides, apportent dans les constitutions des variétés souvent inextricables. Dans tous les cas, quelle que soit au fond la constitution d'un sujet, elle tend à être lymphatique dans le bas âge, sanguine artérielle dans la jeunesse et l'âge adulte, bilieuse dans l'âge mûr, veineuse dans la vieillesse. Quand la vie commence à se manifester, l'organisme est tout imprégné de liquides ; elle s'éteint dans un âge avancé quand les tissus durcis et imprégnés de sels deviennent impénétrables aux sucs nutritifs.

SOINS A DONNER AUX MALADES
ET AUX CONVALESCENTS

DIÈTE ET RÉGIME

La *Diète* dans les maladies consiste à ne donner aux malades que ce qui leur est utile. On doit veiller tout d'abord à la propreté de leur corps et de ce qui les entoure, à la température et à l'aération convenable de leur chambre, au repos et au calme qui leur sont nécessaires.

Lorsque la maladie est aiguë et que le malade n'éprouve pas le besoin de manger, il doit s'abstenir de toute nourriture solide pendant les quelques jours de la période aiguë. Il n'est pas bon de le forcer à boire beaucoup s'il ne le désire pas ; cependant il ne faut pas le laisser plus de deux ou trois heures sans lui donner quelque boisson appropriée à la circonstance. Dans les cas de fièvre grave, lorsqu'il est nécessaire de l'alimenter, on le fait avec des substances liquides telles que des consommés, des purées légères, du vin plus ou moins aqueux.

Le *régime* a été le sujet de prescriptions trop sévères de la part des premiers médecins qui pratiquèrent l'homœopathie. L'expérience a prouvé qu'il n'était ni nécessaire, ni même toujours prudent, d'exiger un choix d'aliments et de boissons fondé sur leur prétendue opposition avec les médicaments. La seule règle à suivre pour le régime, c'est de l'adapter au genre de maladie et aux besoins de l'organisme, comme nous l'avons fait dans le cours de cet ouvrage. Et c'est dans ce but que le médecin doit toujours s'informer du régime suivi par le malade, afin d'en corriger les excès ou les vices. C'est dans ce but encore qu'il est souvent utile de modifier profondément le système d'alimentation d'un malade, ou de lui prescrire l'usage exclusif de certaines substances pendant un ou plusieurs mois ; c'est ce qu'on appelle : une saison d'eaux minérales, de lait, de raisins, de cresson, de nourriture sèche.....

Les *aliments* légers, ou plus ou moins nutritifs, à l'usage des malades, sont, suivant les circonstances : les bouillons de poulet, de tripes, de cou d'agneau, de poule, d'escargots, d'écrevisses, de tortues ; les bouillons et les consommés de mouton, de bœuf ; les gelées et bouillons de pieds de mouton, de veau, de gélatine, de viande ; les crèmes, les bouillies, les purées et bouillons de gruaux d'avoine, d'orge, de pommes de terre, de fécules diverses, de pois chiches ; l'émulsion de jaunes d'œufs.

Les *boissons* du malade doivent être légèrement nutritives ou sucrées, tant que l'acuité d'une maladie lui interdit des aliments solides. En général, plus la fièvre est ardente, plus il peut absorber de boisson ; mais, dans toute autre circonstance, il est souvent nuisible de gorger un malade de tisanes et d'infusions qui ont toujours pour résultat d'embarrasser l'estomac et de l'affaiblir. Parmi les *boissons froides*, nous citerons : l'eau miellée ou réglissée, sucrée, pannée, vineuse, d'orge, de riz, de blancs d'œufs ou albumineuse ; l'émulsion d'amandes douces, de noisettes ; la solution de gomme, l'orangeade et les sucs de la plupart des fruits mêlés à de l'eau. Les *boissons chaudes* consistent en infusions théiformes de mauve, de guimauve, de coquelicot, d'écorce de cacao, de coques d'amandes ; ou en décoctions de pain brûlé, de riz, d'orge, de gruaux divers, de pépins de coings, de pulpes de pommes, de pruneaux, de courge.

Les *Convalescents* éprouvent souvent une faim excessive, parce qu'elle est la sensation de l'organisme soumis à de grandes déperditions, et que la faculté digestive affaiblie ne correspond pas à ce besoin immédiat de réparation : un convalescent ne doit donc jamais manger autant qu'il le désire et qu'il en sent le besoin ; ce n'est que peu à peu que le besoin doit être satisfait ; il doit toujours être en garde contre une indigestion imminente et contre une rechute d'autant plus à craindre que le convalescent ne reprend pas l'embonpoint et les forces en rapport avec la quantité de nourriture qu'il prend.

Le plus souvent, dès que l'estomac revient à l'exercice de ses fonctions, il est opportun de faire mâcher au malade un peu de pain, un biscuit, qu'il avalera lentement après l'avoir imprégné de salive et dissous dans ce liquide essentiellement digestif, que ne peuvent remplacer ni des bouillons ni les pastilles de Vichy. En outre, il ne faut pas perdre de vue que l'estomac est un viscère doué de beaucoup de contractilité, et qu'il ne peut demeurer en bon état qu'à la condition de dépenser cette contractilité dans l'élaboration d'aliments solides, même grossiers. Une telle alimentation présente cet autre avantage de fournir à la digestion intestinale une quantité de fibres inertes, nécessaires au cours des matières dans l'intestin, et de faciliter la défécation.

MOYENS AUXILIAIRES DE TRAITEMENT.

Parmi ces moyens dont l'usage est le plus fréquent, on compte : les bains généraux et partiels, les fumigations et les bains de vapeur, les lotions et les affusions, les lavements et les divers genres d'injections et de douches, les cataplasmes, les onctions, le massage, la gymnastique.

Bains généraux et partiels. — Les personnes faibles ne doivent pas abuser des bains tièdes ; mais, en les bornant à une durée de quinze ou vingt minutes, elles y trouvent un moyen de délassement et de propreté, surtout si elles y joignent des frictions générales. Le bain tiède général, de une et deux heures, est très-utile dans les cas d'éréthysme provoqué par la fatigue, et d'irritation sanguine et nerveuse. Les bains partiels ont aussi leur utilité : un bain de pieds chaud peut calmer des coliques hémorrhoïdales, faciliter l'écoulement des règles. Un bain de siége présente les mêmes avantages.

Un bain de pieds froid, très-froid, d'une durée de quelques secondes, est suivi d'une chaleur durable par la réaction qu'il provoque; il provoque ainsi une dérivation plus puissante. Les bains froids de tout le corps appellent une réaction générale à la peau ; mais cette réaction étant toujours précédée de concentration, ces sortes de bains ne peuvent être favorables dans les cas d'affection du cœur. Ils sont, à part ces cas, un excellent moyen de fortifier la constitution et de mettre fin peu à peu à une foule d'irritations internes, en dissipant les concentrations sanguines ou nerveuses qui fatiguent les viscères, et en régularisant les fonctions du système nerveux, la circulation et les sécrétions. Très-froids, ils ne doivent durer que une ou deux minutes ou quelques secondes; moins froids, ils peuvent être prolongés plus ou moins, suivant la saison, mais jamais au delà du moment où le frisson annonce que la puissance de réaction va être dépassée. C'est précisément là ce qui rend difficile de déterminer l'opportunité de bains froids prolongés pour les enfants qui ne peuvent analyser leurs impressions et en rendre compte.

Bains de vapeur et fumigations. — On peut dire de ces moyens ce que nous venons de dire des précédents ; seulement ils s'adaptent mieux à des cas de rhumatismes chroniques, surtout quand ce sont des bains de chaleur, dits de vapeur sèche. En général, les bains de vapeur sont utiles pour suppléer à l'exercice, à la transpiration, et lorsqu'on a besoin de stimuler, au moins accidentellement, les fonctions de la circulation et les sécrétions. Lorsque ce besoin se fait sentir pour une partie seulement, l'on a recours aux fumigations, ou à la vapeur de l'eau bouillante dirigée sur cette partie : par exemple dans certaines fluxions à la joue, dans certaines névralgies.

Lotions et affusions. — Selon que l'on emploie l'eau tiède ou l'eau froide, ces moyens présentent les avantages du bain. Quant aux affusions froides, il n'est pas indifférent qu'elles aient lieu par un flot rapide d'eau, ou par l'application successive de l'éponge ; dans ce dernier cas, l'action de l'eau froide est plus douce, moins perturbatrice et mieux supportée par les personnes nerveuses. Le grand avantage des affusions ou lotions froides à l'éponge, faites chaque matin au sortir du lit, et par tout le corps, en une ou quelques minutes, est de rendre moins sensible aux courants d'air et aux impressions du froid, de régulariser l'action de la peau, de dissiper des malaises et des irritations internes, et de rétablir les sécrétions dans leur état normal et dans leurs rapports de compensation.

Injections. Lavements. Douches. — Les injections d'eau tiède ou de lait dans l'oreille, entre les paupières... produisent localement les effets du bain tiède : l'eau tiède détend la fibre, en calme l'irritabilité ; à ce titre, les lavements ou injections tièdes dans le rectum peuvent être utiles pour calmer l'irritation de l'intestin, provoquer une selle, introduire dans la circulation le liquide aqueux qui est résorbé. Mais de telles injections peuvent, quand l'anus est enflammé, l'irriter davantage par le contact de la canule. Nous avons toujours constaté le mauvais effet des lavements dans la dysentérie, et surtout dans les diarrhées avec inflammation chez les enfants. Les personnes qui abusent des lavements tièdes pour faciliter les garde-robes obtiennent toujours le résultat contraire, par l'affaiblissement de la contractilité du gros intestin. En pareil cas, l'injection d'un quart ou d'un demi-verre d'eau froide n'a pas l'inconvénient de distendre l'intestin, et facilite l'expulsion des matières fécales, d'autant mieux qu'on peut la réitérer deux ou trois fois de suite, jusqu'à l'apparition d'une selle. Les *douches* froides ou chaudes, d'eau simple ou d'eau minérale, consistent en jets plus ou moins forts d'un courant de ces eaux, ou de leur vapeur, sur une partie du corps, pour y réveiller la sensibilité et y activer la circulation. Ce moyen est très-employé aujourd'hui sous des formes variées. Comme moyen domestique, on se borne quelquefois à faire tomber de l'eau en un filet plus ou moins considérable sur une articulation engorgée, sur une partie malade.

Cataplasmes. — Ils sont destinés à produire, d'une manière permanente, l'effet d'un bain local ou d'une lotion tiède ; on les applique sur une partie enflammée, pour atténuer la douleur qui résulte de la distension des tissus, ou sur la peau couverte de croûtes, de rugosités, sur un ulcère... afin de faciliter la chute des croûtes, d'humecter la surface affectée, de modifier une lésion en la détergeant. On compose les cataplasmes avec le son, la farine de lin, la farine de riz, la pulpe de courge ou de figues, les feuilles de mauve et de laitue : on fait bouillir ces substances avec de l'eau ou du lait, et on les réduit en pâte molle. Des compresses fréquemment imbibées d'eau tiède sont quelquefois préférables ; quelquefois aussi on arrose un cataplasme avec du vin , de l'arnica, de l'eau salée, pour humecter et exciter en même temps un organe œdémateux, un ulcère sordide.

Les *Onctions* avec l'huile ou l'axonge, pures ou mêlées à un médicament, sont usitées dans le but de ramollir une partie, de la préserver du contact de l'air, de calmer l'inflammation ; mais ces moyens sont avec raison généralement abandonnés, parce que les corps gras deviennent trop facilement rances et irritants et qu'ils nuisent à la propreté. On leur préfère la glycérine, même comme véhicule de médicaments, ou le collodion appliqué par couches, et enfin les lotions avec de l'eau pure ou chargée d'un médicament, par exemple d'*Arnica*.

Massage. — Il consiste à frapper et à frictionner avec la main, successivement, tous les tissus, et à combiner ces coups et ces frictions avec des pressions méthodiques, tantôt avec la main, comme si l'on pétrissait, tantôt avec les doigts en appuyant sur les muscles, sur leurs interstices, sur le trajet des os, des nerfs, des vaisseaux. On ne saurait trop recommander le massage dans les affections nerveuses, névralgiques, rhumatismales, paralytiques, avec anémie ou embarras circulatoire.

La science, en prescrivant les règles de l'*hygiène*, doit les renfermer dans des formules générales qui se prêtent à toutes les personnes, dans les diverses conditions de santé ou de maladie, par des applications simples et des interprétations naturelles ; il n'y a rien d'absolu dans la nature changeante de l'homme, au milieu des vicissitudes de la vie. La meilleure hygiène est celle qui permet à l'homme de subir, sans en être malade, les intempéries de l'air et les rigueurs des saisons, les travaux du corps et ceux de l'esprit, des intermittences de fatigue et de repos, l'irrégularité des repas quant aux heures et à leur composition, des privations de tout genre, l'abondance. C'est par l'habitude qu'il y parvient et qu'il acquiert du même coup la plus grande force de résistance aux causes de maladie. Le plus grand malheur d'un peuple, au point de vue de son état physique, c'est une hygiène qui prévoit et prévient tous ses besoins, dans le seul but d'atteindre au bien-être matériel, parce qu'elle lui ôte sa spontanéité et sa force de résisance. L'homme ne doit jamais oublier que sa condition sociale le subordonne à des lois de sacrifice et de dévouement, supérieures à ses instincts de coservation, et que ces lois, qui corresponden aux facultés de son âme, ont leur sanction en Die.

PROPHYLAXIE

On entend par le mot *prophylaxie* le traitement préservatif des maladies. S'il est beau de guérir, peut-il l'être moins de préserver des maladies ? Ce sujet a trop peu occupé les médecins ; il est encore trop neuf[1], pour que nous fassions autre chose que l'ébaucher en donnant les résultats de notre expérience unie à celle d'un petit nombre d'homœopathes.

Il est d'observation que certains sujets ont plus d'aptitude que d'autres à contracter certaines maladies, et que plusieurs échappent à leurs influences ; la constitution de ces derniers est réfractaire à leurs causes, ou réagit victorieusement contre elles. On peut donc se demander, en connaissant l'électivité de chacun de nos médicaments, s'il n'est pas possible de communiquer à l'organisme une plus grande puissance de réaction contre des maladies déterminées. Or l'expérience a prouvé que cela était possible. C'est là un des bienfaits de l'homœopathie, dont l'avenir dira toute l'étendue.

Chez l'enfant, l'organisme en formation n'a point

---

1. *De la Prophylaxie*, par le Dr Gastier (de Thoissey). Brochure de 100 p. J.-B. Baillière, 1852.

encore pris d'habitude morbide, le *ferment* héréditaire n'a encore exercé aucune influence. Il s'agit donc de prévoir à quelles influences morbides il peut être soumis, quelles actions morbides il peut être destiné à subir, quelle maladie héréditaire est chez lui en puissance, et d'agir sur son organisme par des médicaments dont l'action prévienne celle de la maladie, dans le même sens, sur les mêmes appareils. Cette action médicamenteuse, en excitant des mouvements vitaux et fonctionnels dans le sens de ceux que prépare la maladie en puissance, mais non encore en acte, fortifie les organes menacés et les dispose à une réaction plus efficace, ou les rend réfractaires à l'action morbide qui sans cela se développerait plus tard. Le même fait se produit dans l'économie à l'égard des maladies épidémiques, dont on prévient l'action par un traitement préservatif, c'est-à-dire par l'emploi de médicaments à action similaire, ou homœopathique à celle de la maladie. La prophylaxie s'applique donc aux maladies héréditaires et aux maladies actuelles, c'est-à-dire aux maladies chroniques et aux maladies aiguës et épidémiques.

Prophylaxie des maladies héréditaires ou chroniques. — **Dans les familles où règne la scrofule, sous la forme d'écrouelles, de tumeurs blanches, de carreau, on choisira:** *Iodium, Sulfur, Calcar. c., Mercur. s.*

Si la scrofule se manifeste par des affections cutanées : *Sulfur, Mercur. cor., Graphit.;* — par des affections tuberculeuses des méninges : *Mercur. s.*, *Belladona*, *Phosph.*

Dans les cas de rachitisme : *Calcarea c.*, *Aurum*, *Sulfur*, *Mercur. s.* ;

De tubercules : *Kali carb.*, *Merc. cor.*, *Thuya* ;

De cancer : *Arsenic.*, *Lachesis*, *Phosphorus* ;

De dartre : *Sulfur*, *Arsenic.* ;

De goutte : *Calcar. c.*, *Caustic.*, *Arsenic.*, *Sabina* ;

D'affections calculeuses, de gravelle, d'affections du foie : *Nitri. ac.*, *Lycopod.*, *Arsenic.* ;

De névralgies, de névroses (hystérie, épilepsie, folie) : *Calcar. c.*, *Bellad.*, *Phosphor.* ;

De syphilis plus ou moins transformée par l'hérédité : *Mercur. s.*, *Hepar s.*, *Aurum* ;

D'hémorrhoïdes et d'affections veineuses, de varices : *Sulfur*, *Pulsatil.*, *Carbo v.* ;

De diphthérie : *Spongia*, *Mercur. s.*, *Hepar s.* ;

De sycose : *Thuya*, *Nitri ac.*, *Lycopod.*

Les médicaments sont donnés à la mère pendant les trois derniers mois de la gestation, et à l'enfant pendant les deux ou trois premières années de son existence. On les administre en potion, par cuillerées matin et soir, pendant trois ou quatre jours, et l'on met un intervalle de huit ou dix jours entre un médicament et un autre ; on reprend la série des médicaments indiqués chaque fois qu'elle est épuisée.

Prophylaxie des maladies aiguës et épidémiques. — Dans toutes les maladies aiguës qui sont endémiques ou épidémiques, on applique ordinairement avec succès, chez ceux qui n'en sont point encore atteints, un traitement préservatif qui consiste, non-seulement en moyens hygiéniques, mais aussi en médicaments choisis parmi ceux qui constituent le fond du traitement curatif de la maladie dont on veut préserver : ainsi *Arsenic.* et *Rhus.* comme prophylactiques de la fièvre typhoïde ; — *Belladona*, de la scarlatine ; — *Sulfur* et *Thuya*, de la variole (*Vaccininum* a été proposé) ; — *Cuprum* et *Veratr.*, du choléra ; — *Mercur.* et *Hepar s.*, du croup.

Quant au traitement abortif dont il a été question à propos de quelque maladies, l'expérience apprendra à l'appliquer dans d'autres cas ; car, s'il est possible d'arrêter ou de faire avorter le choléra déclaré, comme une multitude de faits l'ont démontré, jusqu'où ne pouvons-nous pas porter nos espérances, quand la matière médicale met à notre disposition tant de médicaments si spéciaux et si puissants !

FIN

TABLE ALPHABÉTIQUE DES MATIÈRES

T

FIN DE LA TABLE ALPHABÉTIQUE.

[Cachet: BIBLIOTHÈQUE NATIONALE — R.F.]

TABLE DES MATIÈRES

FIN DE LA TABLE DES MATIÈRES

ERRATA

Page 19, ligne 12, après le mot *symptôme*, ajoutez : *syndrome.*

Page 19, transformez ainsi les deux dernières lignes :

Nous complétons notre travail par de courtes notices sur les constitutions, les soins à donner aux malades et la prophylaxi.

Page 156, ligne 14, après le mot *d'ardeur*, ajoutez : ans la *miction.*

Page 289, avant-dernière ligne, après *du cerveau*, ajoutez : *périencéphalite.*

Page 362, ligne 11, *Hydroma*, lisez : *Hygroma.*

LIBRAIRIE J.-B. BAILLIÈRE ET FILS

Rue Hautefeuille, 19, près du boulevard Saint-Germain, à Paris.

PUBLICATIONS HOMŒOPATHIQUES

DERNIÈRES NOUVEAUTÉS

PREMIÈRES NOTIONS D'HOMŒOPATHIE

A L'USAGE DES FAMILLES

Par le docteur A. CLAUDE

1 vol. in-18, 200 pages........................... 1 fr. 50

FORMULAIRE PATHOGÉNÉTIQUE USUEL

ou

GUIDE HOMŒOPATHIQUE

Pour traiter soi-même les maladies

Par J. PROST-LACUZON

CINQUIÈME ÉDITION

1 vol. in-18 jésus, avec fig.......................... 6 fr.

TRAITEMENT HOMŒOPATHIQUE

DES

MALADIES DES ORGANES DE LA RESPIRATION

CAVITÉS NASALES, LARYNX, TRACHÉE
BRONCHES, POUMONS, PLÈVRES, TOUX ET CRACHATS

PAR

LE Dr A. CHARGÉ

Officier de la Légion d'honneur, etc.

Deuxième édition, revue et corrigée

1 vol. in-18 jésus de 500 pages........ 6 fr.

BEAUVAIS (DE SAINT-GRATIEN). **Clinique homœopathique,** ou Recueil de toutes les observations pratiques recueillies jusqu'à nos jours. Paris, 1836-1840, 9 forts vol. in-8.   45 fr.

— **Effets toxiques et pathogénésiques de plusieurs médicaments** sur l'économie animale dans l'état de santé. Paris, 1845, in-8, VII-420 p., avec 8 tabl. in-folio.   7 fr.

BERTHOLDI. Conseils d'un médecin homœopathe, ou Moyen de se traiter soi-même homœopathiquement dans les affections ordinaires, et premiers secours à administrer dans les cas graves. Importance d'une pharmacie homœopathique domestique. Traduit de l'allemand par Sarrazin. Paris, 1837, in-18, 180 pages.   2 fr.

BIGEL. Examen théorique et pratique de la méthode curative du docteur Hahnemann, nommée homœopathique. Varsovie, 1827, 3 vol. in-8 (9 fr.).   6 fr.

BOENNINGHAUSEN (C. DE). **Manuel de thérapeutique homœopathique** pour servir de guide au lit des malades et à l'étude de la matière médicale pure; traduit de l'allemand par le docteur D. Roth. Paris, 1846, 1 vol. grand in-12 LVI-570 p.   7 fr.

— **Les côtés du corps** ainsi que les affinités des médicaments. Etudes homœopathiques, traduit de l'allemand par PH. DE MOLINARI. Bruxelles, 1857, in-8 de VIII-22 pages.   1 fr. 50

— **Tableau de la principale sphère d'action et des propriétés caractéristiques des remèdes antipsoriques.** Trad. de l'allemand par T. de Bachmeteff et le docteur Rapou, précédé d'un mémoire sur la répétition des doses du docteur Héring (de Philadelphie), et de quelques considérations générales sur les remèdes homœopathiques, par T. Rapou. Paris, 1834, in-8. 352 p.   5 fr.

BOURGEOIS (L.-X.). **Les passions dans leurs rapports avec la santé et les maladies. L'amour** et **le libertinage.** 4e *édition*, augmentée. Paris, 1877, in-12, 214 pages.   2 fr.

— **De l'influence des maladies de la femme** pendant la grossesse sur la santé et la constitution de l'enfant. Paris, 1862, in-4 de 126 p.   3 fr. 50

— **De l'apoplexie et de son traitement.** Paris, 1868, grand in-8, 64 pages.   2 fr.

— **Recherches et considérations sur l'opération césarienne.** Anvers, 1859, in-8, 32 p.   75 c.

BRUNNER. La médecine basée sur l'examen des urines, suivie des moyens hygiéniques les plus favorables à la guérison, à la santé et à la prolongation de la vie, par le Dr A. BRUNNER. Paris, 1858, 1 vol. in-8 de 320 p.   5 fr.

CATELLAN (Ch.). **Histoire et statistique de l'homœopathie** en France. Paris, 1876, in-8, 20 pages.   1 fr. 25

CATELLAN frères. **Pharmacopée homœopathique** (en collaboration avec le docteur JAHR; voyez JAHR).

CATELLAN frères et **ESPANET** (A.). **Mémorial homœopathique,** comprenant : 1° l'indication des principaux médicaments à employer dans chaque maladie; 2° un coup d'œil sur le mode de préparation des remèdes homœopathiques et sur la manière de les formuler. Paris, 1877, in-18.   2 fr.

CHAUVET (N.-M.). **L'avenir de l'homœopathie.** Paris, 1860, in-8, 408 p. (Publié en 3 séries.)   6 fr.

— *Séparément,* séries deuxième et troisième. Prix de chacune. 2 fr.

— **La médecine officielle au dix-neuvième siècle,** considérée sous

---

le double rapport de l'économie sociale et de l'économie domestique. Paris, 1861, in-8, 48 p. 1 fr.

DAVASSE (JULES). **Des fièvres éphémère et synoque.** Paris, 1847, in-4, 88 p. 1 fr. 50

— **La syphilis,** ses formes, son unité. Paris, 1865, in-8 de XII-568 p. 8 fr.

DESCHAMPS (A.). **De la systématisation et de l'unification de l'œuvre universelle,** Saint-Lô, 1864, in-8 de 293 p. 3 fr.

DES GUIDI (COMTE S.). **Lettre aux médecins français sur la médecine homœopathique.** 4e édition, précédée d'une nouvelle préface, et suivie des biographies et portraits de S. Hahnemann et de S. des Guidi, par le docteur F. Perrussel. Paris, 1861, in-8 de XVI-144 p. 2 fr.

DESPINEY. De l'arsenic, considéré comme antidote des maladies infectieuses, choléra, variole noire, fièvre typhoïde, typhus des bêtes à cornes. etc., son emploi curatif et préservatif selon la méthode homœopathique, par le docteur C. DESPINEY. Paris, 1871, in-8 de 60 p. 3 fr.

Empirisme (de l') et du progrès scientifique en médecine, par un rationaliste. Paris, 1863, in-18 jésus, 174 p. 2 fr.

FINELLA. Nouvelle méthode homœopathique, basée sur l'application des remèdes complexes au traitement de toutes les maladies. Paris, 1877, 1 vol. in-8, 388 pages. 7 fr.

— **Nouvelle découverte en homœopathie.** Paris, 1866, in-8, 44 p. 1 fr.

FREDAULT (F.). **Physiologie générale. Traité d'anthropologie** physiologique et philosophique. Paris, 1863, in-8, XVI-854 p. 11 fr.

— **Histoire de la médecine.** Etude sur nos traditions. Paris, 1870-1873, 2 vol. in-8 de chacun 300 pages. 10 fr.

— Séparément. Tome II, 1873, in-8. 5 fr.

— **Des rapports de la doctrine médicale homœopathique** avec le passé de la thérapeutique. Paris, 1853, in-8 de 84 p. 1 fr. 50

GABALDA. De la contagion des symptômes secondaires de la syphilis. Paris, 1859, in-8 de 29 p. 1 fr.

— **De l'enseignement de la thérapeutique à l'École de Paris.** Paris, 1858, in-8 de 95 p. 2 fr.

— **Recherches sur l'asthme.** Paris, 1854, gr. in-8, 55 p. 2 fr. 50

Gazette homœopathique de Paris, publiée par le docteur Roth. Tome 1er. Paris, 1850, in-4 à 2 colonnes, de 572 p. (8 fr.) 4 fr.

GONNARD (CLAUDE). **Essai critique sur l'institution de la dualité chancreuse.** Paris, 1863, in-4 de 71 p. 2 fr. 50

— **L'Homœopathie** et M. le docteur Gubler. Paris, 1872, in-8 de 23 p. 50 c.

GOUT (F.). **L'école officielle devant son principe, l'allopathie** dans les faits, suivie d'un Essai de synthèse caractéristique sur le tartre stibié, l'aconit, l'arnica, l'arsenic et le quinquina. 2e édition. Paris, 1858, in-8 de 112 p. 2 fr. 50

GRANIER (MICHEL). **Conférences sur l'homœopathie.** Paris, 1858, in-8, VIII-524 p. 5 fr.

— **Des homœopathes et de leurs droits.** Paris, 1860, in-8 de 170 p. 2 fr. 50

GRIESSELICH. Manuel pour servir à l'étude critique de l'homœopathie, traduit de l'allemand par le docteur Schlesinger-Rahier. Paris, 1849, in-12, VIII-416 p. 3 fr.

GUANCIALI (Q.). **Hahnemannus, seu De homœopathiâ, novâ medicâ scientiâ** libri octo. Neapoli, 1840, in-8, 196 p.   5 fr.

GUÉRARD (Alph.). **De l'Homœopathie.** Paris, 1837, in-S, 17 pages.
1 fr. 50

GUÉRIN-MÉNEVILLE (J.). **L'homœopathie à l'hôpital Beaujon,** en mai 1871, in-8 de 23 p.   75 c.

GUEYRARD (H. G.). **Traitement homœopathique du choléra-morbus.** Lyon, 1832, in-8.   60 c.

— **La doctrine médicale homœopathique** examinée sous les rapports théorique et pratique. Paris, 1834, 1 vol. in-8, relié. (*Rare.*)
6 fr

GUNTHER (H.-A). **Nouveau manuel de médecine vétérinaire homœopathique,** traduit par P.-J. Martin. 2e *édition.* Paris, 1871, in-18, xii-504 p., avec 34 fig.   5 fr.

GUYARD (Aug.). **Quintessences.** 2c *édition.* Paris, 1854, in-18 jésus.
5 fr.

— **Guide des gens du monde** dans le choix d'une médecine. 2e *édition.* Paris, 1857, in-18 jésus.   3 fr. 50

— **Des droits, des devoirs et des constitutions** au point de vue de la doctrine fusionnienne. Paris, 1848, in-18 jésus.   2 fr. 50

— **L'allopathie et l'homœopathie** jugées par les médecins. 3e *édition.* Paris, 1869, in-18 de 200 pages.   3 fr.

HAAS (J.-L.). **Mémorial du médecin homœopathiste,** ou Répertoire alphabétique des traitements et d'expériences homœopathiques, pour servir de guide dans l'application de l'homœopathie au lit du malade; traduit de l'allemand par J.-L. Jourdan. 2e édition, revue et augmentée. Paris, 1850, in-18, 285 p.   3 fr.

HAHNEMANN (Samuel). **Exposition de la doctrine médicale homœopathique,** ou **Organon** de l'art de guérir, traduit de l'allemand sur la dernière édition par le docteur A.-J.-L. Jourdan. 5e *édition,* augmentée de commentaires et précédée d'une notice sur la vie, les travaux et la doctrine de Hahnemann, par le docteur Léon Simon père. Paris, 1873, in-8, 640 pages, avec un portrait gravé.   8 fr.

— **Études de médecine homœopathique.** Paris, 1856, 2 vol. in-8 de chacun 600 p.   14 fr.
Chaque volume se vend séparément.   7 fr.

— **Doctrine et traitement homœopathique des maladies chroniques.** Traduit de l'allemand, sur la dernière édition par A.-J.-L. Jourdan. 2e *édition* Paris, 1846, 3 vol. in-8, chacun de 600 p.   23 fr.

HAHNEMANN (Samuel). **Traité de matière médicale homœopathique,** comprenant les pathogénésies du *Traité de matière médicale pure* et du *Traité des maladies chroniques,* traduit sur les dernières éditions allemandes par Léon Simon, médecin de l'hôpital Hahnemann, et V.-P. Léon Simon, médecin adjoint de l'hôpital Hahnemann. Paris, 1877, tome I, in-8, xvi-700 p.   8 fr.
L'ouvrage doit former 3 vol. in-8. Il comprendra 101 pathogénésies.

— **Portrait d'Hahnemann,** belle gravure sur acier, in-4, papier de Chine.   2 fr. 50

HARTLAUB (Ch.). **Le médecin homœopathe des enfants,** ou Conseils aux pères et aux mères, aux maîtres et aux maîtresses de pension, sur la manière de les élever et de les traiter dans leurs indispositions; traduit de l'allemand par Sarrazin. Paris, 1837, in-18, 132 p. 1 fr. 50

HARTMANN. Thérapeutique homœopathique des maladies des enfants; traduit de l'allemand, avec des notes, par Léon Simon fils. Paris, 1853, in-8 de 700 p. 8 fr.

HÉRING. Médecine homœopathique domestique, par le docteur C. Héring. Traduction nouvelle, augmentée d'indications nombreuses et précédée de conseils d'hygiène et de thérapeutique générale par le docteur Léon Simon. *Sixième édition.* Paris, 1873, in-12 de xii-738 pages avec 169 figures. Cartonné. 7 fr.

HIRSCHEL (B). Guide du médecin homœopathe au lit du malade pour le traitement de plus de mille maladies, et Répertoire de thérapeutique homœopathique. Nouvelle traduction faite sur la 8e édition allemande, par le docteur V. Léon Simon. Paris, 1874, 1 vol. in-18 jésus, xxiv-540 pages. 5 fr.

— Le même, 1re *édition.* Paris, 1858, 1 vol. in-18 j. de 344 p. 3 fr. 50

HOFFMANN (Achille). L'homœopathie exposée aux gens du monde. Paris, 1870, in-18 jésus, 142 p. 1 fr. 25

HUGHES. Action des médicaments, ou éléments de pharmaco-dynamique, par Richard Hughes, traduit par J. Guérin-Méneville. Paris, 1874, 1 vol. in-18 jésus de 650 p. 6 fr.

IMBERT-GOURBEYRE. Lectures publiques sur l'homœopathie. Paris, 1865, in-8, 200 p. 3 fr.

— **Leçons sur le tabac.** Clermont-Ferrand, 1866, in-18 jés. 60 c.

— **De l'albuminurie puerpérale** et de ses rapports avec l'éclampsie. Paris, 1856, in-4 de 77 p. 2 fr. 50

— **Des paralysies puerpérales.** Paris, 1861, in-4 de 80 pages. 2 fr. 50

JAHR (G.-H.-R.). Principes et règles qui doivent guider dans la pratique de l'homœopathie. Exposition raisonnée des points essentiels de la doctrine médicale de Hahnemann. Paris, 1857, in-8, xvi-528 p. 7 fr.

— **Du traitement homœopathique des affections nerveuses et des maladies mentales.** Paris, 1854, in-12, viii-660 p. 6 fr.

— **Nouvelle pharmacopée et posologie homœopathique.** Paris, 1841, 1 vol. in-12. 3 fr.

— **Du traitement homœopathique des maladies des organes de la digestion,** comprenant un précis d'hygiène générale et suivi d'un répertoire diététique à l'usage de toutes les personnes qui veulent suivre le régime rationnel de la méthode de Hahnemann. Paris, 1859, in-8 jésus, xii-520 p. 6 fr.

— **Nouveau manuel de médecine homœopathique,** divisé en deux parties : 1° *Manuel de matière médicale,* ou Résumé des principaux effets des médicaments homœopathiques, avec indication des observations cliniques. 2° *Répertoire thérapeutique et symptomatologique,* ou Tables alphabétiques des principaux symptômes des médicaments homœopathiques, avec des avis cliniques. 8e *édition,* revue et considérablement augmentée. Paris, 1872, 4 vol. in-12. 18 fr.

— **Du traitement homœopathique du choléra,** avec l'indication des moyens de s'en préserver, pouvant servir de conseil aux familles en l'absence du médecin. *Nouveau tirage.* Paris, 1868, in-12. 1 fr. 50

JAHR (G.-H.-R.) et **CATELLAN** Frères. **Nouvelle Pharmacopée homœopathique**, ou Histoire naturelle, préparation et posologie ou administration des doses, des médicaments homœopathiques. 3e *édition*, revue et considérablement augmentée. Paris, 1862, in-18 jésus, x-436 p., avec 144 fig.   7 fr.

JOUSSET (P.). **Éléments de médecine pratique**, par le docteur P. Jousset, médecin de l'hôpital Saint-Jacques, à Paris. 2e *édition*. Paris, 1877, 2 vol. in-8 de chacun 600 pages.   15 fr.

— **Éléments de pathologie et de thérapeutique générales.** Paris, 1873, 1 vol. in-8 de 243 pages.   4 fr.

— **Leçons de clinique médicale**, professées à l'hôpital homœopathique Saint-Jacques, 1875, 1876, 1877. Paris, 1878, 1 vol. gr. in-8, xii-352 pag.   7 fr. 50

LAFITTE (P.-J.). **Symptomatologie homœopathique**, ou tableau synoptique de toute la matière médicale pure, à l'aide duquel se trouve immédiatement tout symptôme ou groupe de symptômes cherché. Paris, 1844, 1 vol. in-4, 975 p., rel.   120 fr.

LANDRY (Paul). **L'homœopathie vulgarisée**, guide médical des familles. Paris, 1870, in-18 jés., viii-364 pag.   3 fr. 50

LA POMMERAIS (Edm.). **Cours d'homœopathie.** Paris, 1863, in-8. 555 p.   4 fr.

— **De l'apoplexie.** Paris, 1855, in-8 de 32 p.   50 c.

LAVILLE. De la goutte et des rhumatismes. Exposé théorique et pratique d'un traitement curatif et préventif, avec les formules prescrites. 22e *édition*. Paris, 1876, in-18, 120 pag.   1 fr.

LETHIÈRE. Études médicales. Paris, 1869, in-8, 138 p.   3 fr.

LOTZBEK. Manuel de médecine vétérinaire homœopathique, à l'usage du vétérinaire, du propriétaire de troupeaux et du cultivateur, indiquant le traitement des maladies de tous les animaux domestiques, la composition d'une pharmacie vétérinaire et le moyen de se la procurer; traduit de l'allemand par Sarrazin. Paris, 1837, in-18.   3 fr. 50

MARCHANT (M.). **Étude sur les maladies épidémiques**, avec une réponse aux quelques réflexions sur le mémoire de l'angine épidémique. 2e *édition*. Paris, 1861, in-18 jésus, xii-92 pages.   1 fr.

MOLINARI (Ph. de). **Guide de l'homœopathiste**, indiquant les moyens de se traiter soi-même dans les maladies les plus communes en attendant la visite du médecin. *Seconde édition*. Bruxelles, 1861, in-18 jésus, 256 p., avec portrait.   5 fr.

MONESTROL (J. de). **De l'homœopathie** en dehors des préjugés de ses adversaires et des exagérations de ses partisans. Paris, 1861, in-18 jésus, 72 p.   1 fr.

MONTEVILLE. La vérité de l'homœopathie prouvée par le simple exposé de sa véritable doctrine, fortifiée par les tristes aveux des médecins allopathes, jugés par eux-mêmes, suivie d'un coup d'œil sur son utilité, ses progrès, ses obstacles, son avenir, et de quelques conseils pour la pratique homœopathique, par Frédéric Monteville. 1871, in-12 de xxvii-80 pages.   1 fr. 25

MURE (B.). **Doctrine de l'école de Rio-Janeiro**, et Pathogénésie brésilienne, contenant une exposition méthodique de l'homœopathie, la loi fondamentale du dynamisme vital, la théorie des doses et des maladies chroniques, les machines pharmaceutiques, l'algèbre symptomatologique, etc. Paris, 1840, in-12, lx-368 p., avec 37 fig.   6 fr.

NUNIZ (Joseph). **Étude médicale sur le venin de la tarentule,** d'après la méthode de Hahnemann, précédée d'un résumé historique du tarentulisme et du tarentisme, et suivie de quelques indications thérapeutiques et de notes cliniques, traduite par le docteur J. Perry. Paris, 1866, 1 vol. in-8, 268 p., avec 2 fig. 4 fr.

ORIARD (T.). **L'homœopathie mise à la portée de tout le monde.** 3e *édition.* Paris, 1863, in-18 jésus, 370 p. 4 fr.

PARSEVAL (A. de). **Médecine domestique homœopathique.** Marseille, 1850, 1 vol. in-8 de xviii-146 p. (Rare.) 6 fr.

PARSEVAL (Luc de). **Observations pratiques de Samuel Hahnemann,** et classification de ses recherches sur les propriétés caractéristiques des médicaments. Paris, 1857-1860, in-8, 398 p. 6 fr.

— **Homœopathie et allopathie.** Paris, 1856, in-8, 652 p. 8 fr.

PERRUSSEL (F.). **Guide du médecin** dans le choix d'une méthode pour guérir les maladies aiguës et chroniques, comprenant des études cliniques et thérapeutiques sur le cancer. Suivi d'un mémoire sur la valeur caractéristique des symptômes, par le docteur de Bœnninghausen. Paris, 1860, in-18, xvi-484 p. 3 fr.

PERRUSSEL (H.). **Cours élémentaire d'hygiène,** à l'usage des élèves des lycées, rédigé conformément au programme officiel, par Henri Perrussel, docteur en médecine de la Faculté de Paris. 1873, 1 vol. in-18 de viii-152 p., cart. 1 fr. 25

PÉTROZ. **Études de thérapeutique et de matière médicale,** précédées d'une introduction sur sa vie et ses travaux, par le docteur A. Crétin. Paris, 1864, 1 vol. grand in-8 de 736 p. 20 fr.

FORGES (H.). **Carlsbad, ses eaux thermales,** analyse physiologique de leurs propriétés curatives et de leur action spécifique sur le corps humain. Paris, 1858, in-8. 4 fr.

PROST-LACUZON (J.). **Formulaire pathogénétique usuel,** ou Guide homœopathique pour traiter soi-même les maladies. 7e *édition,* corrigée et augmentée. Paris, 1875, in-18 jésus, xii-582 p. 6 fr.

PROST-LACUZON (J.) et **BERGER** (H.). **Dictionnaire vétérinaire homœopathique,** ou Guide homœopathique pour traiter soi-même les maladies des animaux domestiques, par J. Prost-Lacuzon et H. Berger, élève des Ecoles vétérinaires, ancien vétérinaire de l'armée. Paris, 1865, in-18 jésus de viii-496 p. 4 fr. 50

RAU. Nouvel organe de la médecine spécifique, ou Exposition de l'état actuel de la médecine homœopathique, traduit de l'allemand par le docteur D. Roth. Paris, 1845, in-8 de 304 p. 5 fr.

ROTH. Histoire de la musculation irrésistible, ou de la Chorée anomale. Paris, 1850, in-8, iv-236 p. 3 fr. 50

— **Matière médicale pure.** 5 vol. in-8. *Ouvrage complet,* rare.

— Séparément, t. II. Paris, 1852, 1 vol. in-8, 572 p. 10 fr.

RUCCO. L'esprit de la médecine ancienne et de la nouvelle comparé. 4e *édition.* Paris, 1854, in-8 de 460 p. 4 fr. 50

— **Recherches sur la prolongation de la vie humaine.** 2e *édition.* Paris, 1813, in-8. 5 fr.

— **Introduction to the science of the pulse,** as applied to the practice of medicine. London, 1827, 2 vol. gr. in-8. 10 fr.

— **La médecine de la nature.** Paris, 1856, in-8. 2 fr.

SALEVERT DE FAYOLLE. Principes de la doctrine médicale homœopathique. Paris, 1853, in-8, 360 p. 5 fr.

SCHWABE (Wilmar). **Pharmacopœa homœopathica polyglottica,**

rédigé pour la France par le docteur Alphonse Noack. Leipzig, 1872, 1 vol. in-8 de XXXII-251 pages, cart.   9 fr.

SIMON (LÉON) FILS. **Des maladies vénériennes et de leur traitement homœopathique.** Paris, 1860, in-18 jésus, 744 pages.   6 fr.

— **Conférences sur l'homœopathie.** Paris, 1869, in-8 de LXIV-320 p. Broché.   5 fr.

— Cartonné.   6 fr. 50

TESSIER. Y a-t-il des sécrétions morbides sans altération appréciable des tissus qui en sont le siége. Paris, 1838, in-4, 22 p.   1 fr. 25

— **De l'enseignement de la médecine en France.** Paris, 1854, in-8 de 63 p.   1 fr.

— **Etude de médecine générale.** Paris, 1858, in-8, 222 p.   2 fr. 50

— **Recherches cliniques sur le traitement de la pneumonie** et du choléra, suivant la méthode de Hahnemann. Paris, 1850, in-8.   7 fr. 50

TESTE. Systématisation pratique de la matière médicale homœopathique. Paris, 1853, in-8, 600 p.   8 fr.

— **Traitement homœopathique des maladies aiguës et des maladies chroniques des enfants.** 2e *édition*, revue et augmentée. Paris, 1856, in-18 jésus, 416 p.   4 fr. 50

— **Comment on devient homœopathe.** 3e *édition*. Paris, 1873, in-18 jésus, 24 p.   3 fr. 50

— **Le magnétisme animal expliqué,** ou Leçons analytiques sur la nature essentielle du magnétisme, sur ses effets, son histoire, ses applications, les diverses manières de le pratiquer, etc. Paris, 1845, in-8.   7 fr.

— **Manuel pratique de magnétisme animal.** Exposition méthodique des procédés employés pour produire les phénomènes magnétiques et leur application à l'étude et au traitement des maladies. 4e *édition, augmentée.* Paris, 1853, in-12.   4 fr.

TIMBART. Les médecins statisticiens devant la question homœopathique. Paris, 1850, in-8, 122 p.   2 fr.

WEBER (GEORGES-P.-F.). **Codex des médicaments homœopathiques,** ou Pharmacopée pratique et raisonnée à l'usage des médecins et des pharmaciens. Paris, 1854, in-12, VII-440 p.   6 fr.

— **Manuel homœopathique du goutteux,** ou instruction pour se préserver et se guérir de la goutte. Paris, 1862, in-18 jésus, 124 p.   1 fr. 50

WERLHOFF. Plus de goutte ni rhumatismes. Exposé succinct d'une méthode d'emploi du soufre anti-goutteux et anti-rhumatismal. 2e *édition*. Paris, 1864, in-32, 16 p.   25 c.

Tous les ouvrages portés sur ce Catalogue seront expédiés par la poste, dans les départements, l'Algérie et les pays de l'union postale, FRANCO, sans augmentation sur les prix fixés. — Prière d'envoyer le montant soit en timbres-poste, soit en un mandat sur Paris.

Tous les ouvrages dont le poids dépassera un kilogramme pour l'union postale ou 3 kilos pour la France seront divisés pour l'envoi par la poste. — Toute personne qui désirera que l'envoi à elle fait soit recommandé à la poste devra joindre 25 centimes par paquet.

Coulommiers. — Imprimerie PAUL BRODARD.

www.ingramcontent.com/pod-product-compliance
Lightning Source LLC
LaVergne TN
LVHW050456060726
842526LV00001B/173